SCHMERZEN LINDERN DURCH RICHTIGE ERNÄHRUNG

DR. MED. NEAL BARNARD

Schmerzen lindern
durch richtige Ernährung

Wirksame Hilfe
gegen akute und chronische Schmerzen

Aus dem Englischen von
Theo Kierdorf in Zusammenarbeit
mit Hildegard Höhr

SCHERZ

Die Originalausgabe erschien 1998 unter dem Titel «Foods That Fight Pain». First published by Crown/Harmony, New York, N.Y. All rights reserved.

Erste Auflage 1999
Copyright © 1998 by Neal Barnard, M.D.
Copyright für Menüs und Rezepte © 1998 by Jennifer Raymond
Published by arrangement with Linda Michaels Limited,
International Literary Agents
Alle deutschsprachigen Rechte beim Scherz Verlag, Bern,
München, Wien
Alle Rechte der Verbreitung, auch durch Funk, Fernsehen,
fotomechanische Wiedergabe, Tonträger jeder Art und
auszugsweisen Nachdruck, sind vorbehalten.
Einbandgestaltung: Bachmann & Seidel unter Verwendung eines
Fotos der Bildagentur StockFood, München

Inhalt

Einleitung: Schmerzbekämpfung durch adäquate Ernährung

Wir alle leiden von Zeit zu Zeit unter Schmerzen, manche Menschen hin und wieder, andere ständig. Ich möchte Ihnen in diesem Buch eine andere Art des Umgangs mit Schmerz vorstellen, einen Ansatz, der vielleicht wirksamer ist als alles, was Sie jemals erprobt haben mögen, um mit Schmerzen fertig zu werden. Diese neue Methode basiert auf der These, daß normale Nahrungsmittel einen medizinischen Wert haben – eine Vorstellung, die in den traditionellen Heilkunden der Chinesen, Japaner und amerikanischen Ureinwohner ebenso wie in vielen anderen alten Kulturen auf der ganzen Welt seit langem existiert und die jetzt auch von der westlichen medizinischen Forschung zunehmend bestätigt wird.

Mit Nahrungsmitteln lassen sich Schmerzen bekämpfen. Wir werden uns in diesem Buch damit beschäftigen, wie dies möglich ist, und wir werden uns insbesondere darauf konzentrieren, welche Nahrungsmittel oder Nahrungsergänzungsstoffe bei bestimmten Arten von Schmerz am wirksamsten helfen können. Ein wichtiger Aspekt dabei ist natürlich, wie sich aus den betreffenden Nahrungsmitteln köstliche Mahlzeiten zubereiten lassen. Zunächst jedoch möchte ich an dieser Stelle auf etwas sehr Wichtiges hinweisen: Die These, daß sich mit Hilfe von Nahrungsmitteln Schmerzen bekämpfen lassen, ist alles andere als hochspekulativ oder weit hergeholt. Im Gegenteil: Die in diesem Buch vorgestellten Ideen werden durch die neuesten Erkenntnisse angesehener medizinischer Forschungszentren auf der ganzen Welt bestätigt.

Schon vor Jahren wurden aufgrund von Erkenntnissen über die Auswirkungen bestimmter Nahrungsmittel selbst auf starke Schmerzen einige zeitweise sehr umstrittene Theorien entwickelt. Später haben Wissenschaftler diese Thesen in umfassenden Studien mit Hilfe Freiwilliger erforscht. Nach jahrelangen und umfangreichen Untersuchungen sind wir mittlerweile zu revolutionär neuartigen Anschauungen über Schmerz gelangt. Die heute vorliegenden Untersuchungsergebnisse liefern uns nicht nur die Antwort auf die Frage, warum Nahrungsmittel beim Kampf gegen Schmerzen wahre Wunder wirken können, sondern sie geben auch Aufschluß darüber, wie sich diese Erkenntnisse praktisch nutzen lassen. Im vorliegenden Buch habe ich versucht, dieses neue Wissen über den Umgang mit Schmerz für die praktische Anwendung zu erschließen.

Nährstoffe können auf vier verschiedene Arten Schmerzen verringern oder beseitigen. Sie können heilend auf lokale Verletzungen oder Krankheitsherde wirken; sie können eine Entzündungsreaktion des Körpers lindern; sie können die Nerven, die den Schmerz übermitteln, betäuben; und sie können sogar direkt die Schmerzwahrnehmung des Gehirns verringern.

Welcher dieser vier Ansätze für Sie persönlich am wichtigsten ist, hängt von der Art von Schmerz ab, unter der Sie leiden. Wenn Sie unter Arthritis leiden, ist es für Sie wichtig, sowohl die Schädigung der betroffenen Gelenke zum Stillstand zu bringen als auch den Schmerz zu lindern. Wenn Sie aufgrund einer Krebserkrankung Schmerzen haben oder wenn Sie unter Schmerzen in der Brust leiden, können Sie die betreffenden Krankheitsprozesse selbst mit Hilfe bestimmter Nahrungsmittel beeinflussen. Bei einer Gürtelrose, durch Diabetes bedingten Nervenschmerzen oder beim Karpaltunnelsyndrom müssen Sie auf ein Problem im Bereich des Nervensystems einwirken. Bei chronischen Rückenschmerzen, Kopfschmerzen, Bauchschmerzen oder Krämpfen geht es Ihnen einfach darum, daß der Schmerz, unter dem Sie leiden, verschwindet. In all diesen Fällen können ganz bestimmte Nahrungsmittel Ihnen helfen, das jeweilige Ziel zu erreichen.

Es ist nie zu spät

Zu den aufsehenerregendsten neuen Erkenntnissen im Bereich der Medizin zählen überraschende Entdeckungen über die Ur-

sachen von Rückenschmerzen. Wohl kaum jemand würde Rückenschmerzen mit dem Konsum bestimmter Nahrungsmittel in Zusammenhang bringen. Nach allgemeinem Verständnis werden diese durch Druck auf gewisse Nerven, durch Muskelverhärtungen, Verletzungen oder Osteoporose verursacht. Mehr wußten die meisten von uns zu diesem Thema bisher nicht zu sagen.

Rückenschmerzen werden gewöhnlich mit Hilfe von entzündungshemmenden Medikamenten, Heizkissen, Bettruhe, physikalischer Therapie und – leider viel zu oft – durch chirurgische Eingriffe behandelt. Und praktisch in jedem wissenschaftlichen Bericht über Methoden zur Behandlung von Rückenschmerzen heißt es, daß die betreffenden Verfahren bei den meisten Menschen einfach nicht die erhoffte Wirkung haben.

Im Jahre 1995 berichteten Ärzte der University of Washington und des Medizinischen Zentrums der Veteranenbetreuung in Seattle, daß die Behandlung von Unterrückenschmerzen in den USA mittlerweile jährlich 24 Milliarden Dollar verschlingt und daß die meisten der Patienten, die wegen ihrer chronischen Schmerzen in Rückenkliniken behandelt würden, bereits zweimal operiert worden seien. Trotz dieses ungeheuren finanziellen Aufwandes und der gewaltigen Belastung, die derartige Behandlungen für die Patienten mit sich bringen, klagten die Ärzte, daß die chirurgischen Eingriffe nur in einer bedauerlich kleinen Anzahl von Fällen erfolgreich seien.

Eine völlig neue Perspektive für die Behandlung von Rückenschmerzen

Eine völlig neue Perspektive ergab sich durch eine genauere Betrachtung der Wirbelsäule selbst aus einem bisher vernachlässigten Blickwinkel. Forscher haben die Wirbelsäulen von Unfallopfern und anderen Verstorbenen untersucht, die in ihrem Leben unter starken Rückenschmerzen gelitten hatten und ihretwegen behandelt worden waren. Dabei stellte sich heraus, daß bei vielen dieser Untersuchten die Knorpelscheiben oder Bandscheiben, die als Puffer zwischen den einzelnen Wirbeln fungieren sollen, degeneriert waren. Wenn die harte äußere Schicht dieser Scheiben beschädigt wird, kann das weiche Innere herausquellen und auf Nerven drücken. Manchmal waren einzelne dieser Scheiben sogar völlig zerstört, so daß zwei Wirbel direkt aufeinanderstießen.

Nun ist natürlich seit langem bekannt, daß degenerierte Bandscheiben Druck auf Nerven ausüben können. Neu war den Forschern das, was sie entdeckten, als sie herauszufinden versuchten, *warum* die Bandscheiben und Wirbel degenerierten.

Zwei Lumbalarterien befördern Blut aus dem Lendenbereich zu den einzelnen Wirbeln. Wenn diese Arterien völlig störungsfrei ihre Aufgaben erfüllen, befördern sie ausreichende Mengen an Sauerstoff und Nährstoffen zu der ständig schwer arbeitenden Wirbelsäule. So wie jeder andere Teil des Körpers – Herz, Gehirn, Gelenke und sämtliche Organe und Gewebe – muß auch der Rücken mit einer ausreichenden Menge Blut versorgt werden, um sich von den Belastungen erholen zu können, denen er ständig ausgesetzt ist.

Doch bei den untersuchten Toten waren diese Arterien in vielen Fällen durch Plaques verstopft. Sie wiesen tatsächlich dieselbe Art von Blockierungen auf, die auch die Arterien am Herzen verstopfen und dadurch zum Herzinfarkt führen können und die in den zum Gehirn führenden Adern Schlaganfälle verursachen können.

Wenn die Arterien, die zur Wirbelsäule führen, blockiert sind, gelangen keine ausreichenden Mengen an Sauerstoff und Nährstoffen mehr zur Wirbelsäule. Dadurch wird die Regeneration von den alltäglichen Belastungen erschwert oder gar unmöglich, und die Abfallprodukte der Zellen häufen sich an und reizen die sensiblen Nerven. Die Autopsiestudien zeigten eindeutig, daß zwischen der Blockierung der Arterien durch Plaques und der Degeneration der Zwischenwirbelscheiben eine direkte Relation bestand, die wiederum die Degeneration der Wirbel selbst zur Folge hatte und jenen Druck auf die Nerven erzeugte, durch den chronische Rückenschmerzen entstehen.

Es wurde festgestellt, daß bei einem von zehn Bewohnern westlicher Länder *schon im Alter von zwanzig Jahren* eine Blockierung dieser Arterien im fortgeschrittenen Stadium besteht.

Falls Sie von alldem noch nie etwas gehört haben, sollte Sie das nicht überraschen. *Niemand*, nicht einmal die orthopädischen Chirurgen, wußten bis vor kurzem, was die Ursache für die so weit verbreitete Degeneration der Zwischenwirbelscheiben ist. Die Entdeckung des soeben beschriebenen Wirkungszusammenhangs eröffnete deshalb eine faszinierende Möglichkeit: Vielleicht ließen sich durch eine Verbesserung der Blutzirkulation in diesem Bereich Rückenschmerzen verhindern. Da wir mittlerweile eine Menge darüber wissen, wie sich Arterienblockierungen in anderen Bereichen des Körpers verhindern lassen, besteht eigentlich kein Grund, weshalb dies nicht auch im Bereich des Rückens möglich sein sollte.

Doch zwangen uns diese neuen Erkenntnisse auch, uns eine andere Frage zu stellen, die sich als noch wichtiger erweisen könnte: Können wir Arterienblockaden im Rückenbereich beseitigen und dadurch die Blutzufuhr zur Wirbelsäule verbessern?

Mitte der neunziger Jahre war bekannt, daß sich Arterienblockierungen zumindest in anderen Körperregionen beseitigen lassen. Dr. Dean Ornish, ein junger Arzt, der seine Ausbildung an der Harvard University erhielt und der heute an der University of California in San Francisco arbeitet, hat schlüssig bewiesen, daß Arterien *sich selbst*

reinigen, wenn wir unsere Ernährung auf eine bestimmte Weise verändern, außerdem zu rauchen aufhören, übermäßigen Streß meiden und unsere weitgehend sitzende Lebensweise aufgeben. Allein durch diese Maßnahmen gelang es Ornish, bei 82 Prozent der Teilnehmer seiner Forschungsprojekte bestehende Arterienblockierungen zu beseitigen. Die Methode erwies sich auch bei Blockaden in den Beinarterien als erfolgreich. Deshalb drängt sich eine weitere Frage, mit der sich erst seit sehr kurzer Zeit Forscher beschäftigen, geradezu auf: Könnte diese Methode auch funktionieren, wenn es um den Rücken geht?

Wir werden uns in Kapitel 1 detaillierter mit diesen zur Zeit noch nicht abgeschlossenen Forschungsprojekten beschäftigen. Ich habe das Thema hier nur kurz angeschnitten, um darauf hinzuweisen, daß die überkommene Vorstellung, chronischer Schmerz sei irreversibel, heute in einem dramatischen Wandel begriffen ist, wobei die Nährstoffe bei den natürlichen Regenerationsprozessen des Körpers die Schlüsselrolle spielen.

Unterschiedliche Nahrungsmittel für unterschiedliche Arten von Schmerzen

Man hat festgestellt, daß bestimmte Nahrungsmittel und Nährstoffe bestimmte Wirkungen haben. Beispielsweise können Reis und Pfefferminzöl beruhigend auf den Verdauungstrakt wirken; Ingwer und Mutterkraut können Migräne verhindern, und sogar Kaffee kann Migräneanfälle manchmal auflösen; natürliche Pflanzenöle können Arthritisschmerzen verringern; Moosbeerensaft kann Blaseninfektionen heilen; und Vitamin B_6 kann die Schmerzresistenz erhöhen. Dies sind nur einige Beispiele.

Drei Grundprinzipien für die Bekämpfung von Schmerzen

Ob es um Rückenschmerzen, Migräne, Krebsschmerzen oder welche Art von Schmerzen auch immer geht, der Verwendung von Nahrungsmitteln zur Bekämpfung von Schmerzen liegen drei Grundprinzipien zugrunde, die ich nun kurz umreißen werde. In den nachfolgenden Kapiteln wird dann erläutert werden, wie sich diese Prinzipien praktisch anwenden lassen.

1. Wählen Sie Nahrungsmittel, die keine Schmerzen verursachen. Bei Kopfschmerzen, Gelenkschmerzen und Verdauungsschmerzen beispielsweise geht es weniger darum, zusätzlich zu den gewohnten neue Nahrungsmittel zu konsumieren, sondern vielmehr darum, zunächst herauszufinden, welche der bisher bevorzugten Nahrungsmittel die Schmerzen verursacht haben, diese dann zu meiden und sich nur noch von Zutaten zu ernähren, die praktisch nie und bei keinem Menschen Schmerzen auslösen.

In der britischen medizinischen Fachzeitschrift *Lancet* erschien im Jahre 1991 ein Bericht über eine kontrollierte Studie, in der untersucht worden war, wie sich durch Meiden bestimmter Nahrungsmittel Entzündungen verhindern lassen. Oft waren scheinbar so harmlose Nahrungsmittel wie ein Glas Milch, eine Tomate, Weißbrot oder Eier die Übeltäter. Indem die Patienten, die an der Untersuchung teilnahmen, bestimmte Nahrungsmittel vermieden, gelang es ihnen, ihre Situation in erstaunlichem Maße zu verbessern: Ihre Schmerzen wurden wesentlich schwächer oder verschwanden völlig, und sie litten nicht mehr jeden Morgen unter Gelenksteifheit. Ähnlich positive Resultate wurden bei Migränefällen registriert. Obwohl auch die Einnahme bestimmter Nahrungsergänzungsstoffe – insbesondere entzündungshemmend wirkender pflanzlicher Öle – sich bei chronischen Schmerzen sehr positiv auswirken kann, ist für alle Schmerzpatienten der entscheidende erste Schritt auf dem Weg zur Heilung die Ermittlung etwaiger Nahrungsmittelunverträglichkeiten.

Was würde es bedeuten, wenn ein Teil der Nahrungsmittel, die Sie regelmäßig zu sich nehmen – ob Zucker (siehe dazu S. 193) oder irgendein anderer Stoff –, die Schmerzen, unter denen Sie leiden, verstärken würde, ohne daß Ihnen der Grund hierfür klar wäre? Tat-

sächlich verursachen viele Nahrungsmittel Schmerzen und verschlimmern
entzündliche Prozesse. Nahrungsmittel
auszuwählen, die mit Sicherheit keine
Schmerzen verursachen, ist ebenso
wichtig, wie spezifische Nahrungsmittel
zu finden, die die Heilung fördern.

2. Wählen Sie Nahrungsmittel, die auf Ihre
speziellen Schmerzen lindernd wirken.
Bei Angina pectoris, Rückenschmerzen
und Schmerzen in den Beinen sind dies
Nahrungsmittel, die die Durchblutung
des Körpers verbessern. Nahrungsmittel, die Entzündungen lindern, wirken
kühlend auf entzündete Gelenke. Andere Nahrungsmittel harmonisieren den
Hormonhaushalt und können deshalb
Menstruationsschmerzen, durch Endometriose oder Fasergeschwulste beding-
te Schmerzen oder Brustschmerzen lindern. Außerdem sind Nahrungsmittel,
die den Hormonhaushalt beeinflussen,
auch in der Krebsforschung eingehend
untersucht worden.

3. Benutzen Sie Nahrungsergänzungsstoffe, wenn Sie diese benötigen. Ich möchte Ihnen raten, sich mit den positiven
Wirkungen von Kräutern, Extrakten
und Vitaminen zu beschäftigen, die
Schmerzen zu lindern vermögen. Einige
darunter, die seit langer Zeit verwendet
werden, sind gründlich erforscht worden. Führen Sie solche Experimente jedoch stets unter der Aufsicht eines Arztes
durch, damit dieser die diätetischen

Maßnahmen auf die übrigen therapeuti-
schen Bemühungen abstimmen kann
und damit Sie in den Genuß einer fundierten Diagnose kommen.

Warum hat mein Arzt mir das nicht gesagt?

Bei den in diesem Buch vorgestellten Informationen handelt es sich in erster Linie
um diätetische Ansätze, die in umfassenden
Studien untersucht worden sind. Wissenschaftliche Arbeit beginnt immer mit Ein-
zelbeobachtungen, die dann zunächst in
kleineren Forschungsprojekten überprüft
werden, welche wiederum die Grundlage
für umfassendere Untersuchungen bilden.
Wenn in bestimmten Bereichen nur die
beiden genannten Vorformen wissenschaftlicher Arbeit zur Verfügung standen, habe
ich natürlich auf diese zurückgegriffen. Die
Ergebnisse gründlicherer Studien sind
selbstverständlich generell vorzuziehen,
weil sie – und damit auch die Wirkungs-
zusammenhänge, die sie beschreiben –
zuverlässiger sind. Dennoch möchte ich
meine Leser auch über neue Behandlungsmethoden informieren, die gerade erst entwickelt und deshalb noch nicht gründlich
untersucht worden sind.

Wahrscheinlich wird Ihnen Ihr Arzt zu
den meisten Dingen, die in diesem Buch
beschrieben werden, nicht viel sagen können. Von vielem hat er wahrscheinlich noch
nie etwas gehört. Bei der Behandlung von

Schmerzen beschränken sich die meisten Ärzte auf eine sehr kleine Anzahl von Maßnahmen. Über die vielen neu entwickelten Methoden der Schmerzbehandlung, die ständig in den medizinischen Fachzeitschriften vorgestellt werden, sind sie in der Regel nur unzureichend informiert, und diese wichtigen Informationen liegen oft jahrelang in Bibliotheken und Archiven brach.

Völlig anders verhält es sich natürlich mit der Publizität, wenn eine wissenschaftliche Untersuchung die positive Wirkung eines neuen Medikaments bestätigt. In diesem Fall beauftragt die Herstellerfirma eine Werbeagentur, die eine Kampagne in medizinischen Zeitschriften durchführt, Ärzte aggressiv mit Informationen über die Novität eindeckt und das Mittel durch eigens zu diesem Zweck organisierte Konferenzen und Symposien bekannt macht. Wo es um Millionen Dollar potentiellen Profits geht, scheuen Arzneimittelfirmen weder Mühe noch Aufwand. Doch kann kein Unternehmen Geld daran verdienen, daß es Patienten dazu bringt, Migräne verursachende Nahrungsmittel *nicht* mehr zu essen. Kein Hersteller chirurgischer Geräte verdient auch nur einen einzigen Dollar daran, daß er Ihnen hilft, Ihre Arterien auf natürliche Weise von Plaques zu befreien: durch Veränderung Ihrer Ernährung und Ihrer gesamten Lebensweise. Und der Gewinn eines pharmazeutischen Unternehmens steigt auch nicht, wenn Sie statt teurer Medikamen-

te entzündungshemmende Nahrungsmittel bevorzugen. Ohne Werbekampagnen, wie sie die Pharmaindustrie durchführt, gelangen jedoch einige der wichtigsten neuen medizinischen Erkenntnisse nie auf den Schreibtisch Ihres Arztes. Patienten, die unter Arthritis, Migräne, Menstruationskrämpfen oder gar Krebs leiden und die ihren Arzt fragen, was sie essen sollen, um wieder gesund zu werden, bekommen gewöhnlich einfach deshalb keine Antwort, weil sich niemand die Mühe gemacht hat, den Ärzten die neuesten Erkenntnisse über solche Möglichkeiten zu vermitteln.

Doch trotz dieser durch ökonomische Prozesse bedingten, sachlich unnötigen Verlangsamung des Fortschritts haben wir allen Grund zum Optimismus, was den Siegeszug innovativer und für die Patienten schonenderer Methoden in der Medizin anbetrifft. Immer mehr Ärzte beziehen mittlerweile den Aspekt der Ernährung in ihre Behandlungsmaßnahmen ein, und wissenschaftliche Zeitschriften unterstützen diese erfreuliche Tendenz durch Berichte über die erstaunlichen Erfolge, die mit Hilfe diätetischer Ansätze erzielt werden.

Nutzen Sie alles, was Ihnen hilft

Wenn es um unsere Gesundheit geht, sollten wir auf alles zurückgreifen, was uns hilft. Oft müssen wir dazu unsere Ernährung verändern, da alle Hormone, Neurotransmitter und Blutzellen im Körper Nährstoffe benötigen, um ihre Funktion erfüllen zu können. Andererseits ist in manchen Fällen zweifellos ein Medikament die wirksamste Behandlungsmaßnahme. Die meisten Magengeschwüre beispielsweise werden durch eine bakterielle Infektion verursacht, und keine «Magengeschwürdiät» der Welt ist bei diesem Problem auch nur annähernd so wirksam wie eine zweiwöchige Antibiotikakur. Deshalb empfehle ich in diesem Buch bei Magengeschwüren eine konventionelle Behandlung mit Antibiotika, damit Sie so schnell wie möglich wieder all die Dinge essen können, die Sie während Ihrer Krankheit haben meiden müssen.

Bitte nutzen Sie die in diesem Buch enthaltenen Informationen generell nur nach Rücksprache mit Ihrem Arzt. Wenn Sie Schmerzen haben, sollte Ihr Arzt unbedingt eine Diagnose erstellen. Für welche Behandlung Sie sich auch entscheiden mögen, Ihr Arzt sollte Ihnen die Alternativen erklären, den Fortschritt Ihrer Genesung verfolgen und beobachten, ob die Behandlung, für die Sie sich entscheiden, unerwünschte Nebenwirkungen hat – und natürlich kann er sich auf diese Weise auch von der Effektivität der von Ihnen bevorzugten innovativen Methoden überzeugen.

Sich einer ärztlichen Begleitung anzuvertrauen bedeutet jedoch nicht, auf Ihr eigenes gutes Urteilsvermögen zu verzichten. Es ist in jedem Fall von Vorteil, eine zweite – und nötigenfalls sogar eine dritte – Meinung einzuholen, wenn Sie irgendwelche Zweifel daran haben, ob die von Ihrem Arzt bevorzugte oder die von Ihnen selbst gewählte Behandlungsmethode in Ihrem Fall wirklich die richtige ist.

Sie brauchen keine untragbaren Verpflichtungen einzugehen

Wenn Sie mit dem Gedanken spielen, die in diesem Buch beschriebenen Ansätze zu nutzen, sollten Sie sich bei der Umstellung Ihrer Ernährung vorerst auf kurze Zeitspannen konzentrieren. Sie brauchen sich nicht zu einer lebenslangen Veränderung Ihrer Ernährung zu verpflichten. In den meisten Fällen können Sie die wunderbare Wirkung einer solchen Behandlung schon nach wenigen Wochen beobachten. Da jeder Mensch einzigartig ist, kann das, was bei dem einen zum Erfolg führt, bei einem anderen völlig wirkungslos bleiben. Das gilt für diätetische Behandlungsmaßnahmen ebenso wie für chirurgische Eingriffe und Behandlungen mit Medikamenten. Die Konzentration auf eine kurze Zeitspanne erleichtert es Ihnen, sich auf ein solches Experiment überhaupt erst einmal einzulassen. Erweist sich der Versuch dann als erfolgreich, so entwickelt sich die Motivation zum Weitermachen von selbst. Versuchen Sie es einfach. Das ist alles, worum ich Sie bitten möchte.

Kürzlich habe ich zusammen mit Ärzten des medizinischen Zentrums der Georgetown University und des Ärztekomitees für verantwortliche Medizin eine Studie durchgeführt, in der untersucht wurde, wie sich eine sehr fettarme Diät bei Frauen auswirkt, die unter starken Menstruationsschmerzen leiden. Die meisten Teilnehmerinnen erschraken ein wenig, als sie hörten, daß sie im Rahmen der Untersuchung ihre Ernährung drastisch verändern sollten. Doch die Tatsache, daß sie sich nur für acht Wochen zu verpflichten brauchten, dies zu tun (also zwei Menstruationszyklen lang), erleichterte ihnen die Entscheidung erheblich. Während der ersten beiden Wochen probierten sie verschiedene Rezepte aus und versuchten herauszufinden, was sie während der Arbeit oder in Restaurants essen konnten. Auf diese Weise entwickelten sie allmählich neue Geschmackspräferenzen. Nachdem sie sich an ihre neue Diät gewöhnt hatten, merkten sie, daß diese ihnen half abzunehmen und daß sie mehr Energie hatten als vorher, und bei vielen ließen auch die Menstruationsschmerzen deutlich nach.

Nach acht Wochen wurden sie im Rahmen der Studie aufgefordert, wieder zu ihrer vorherigen Ernährungsweise zurückzukehren und dann die Wirkung der neuen Diät mit derjenigen der alten zu vergleichen. Doch viele der Frauen mochten die neue Diät mittlerweile nicht mehr missen. Sie fragten: «Muß ich denn wirklich zu meinen alten Eßgewohnheiten zurückkehren? Kann ich die neue Diät denn nicht zumindest teilweise beibehalten?» Was sie früher einmal gern gegessen hatten, hatten sie schnell vergessen, nachdem sie eine gesündere Art der Ernährung kennengelernt hatten. Dies zeigt, daß die Konzentration auf kurze Zeiträume Veränderungen erleichtern kann.

Wie entsteht Schmerz?

Biologisch betrachtet ist Schmerz kein lokales Ereignis, sondern eine Reaktionssequenz, die am Ort einer Verletzung oder Störung beginnt. Wenn Ihnen jemand auf den Zeh tritt, wenn Ihre Gelenke sich entzünden oder wenn Sie einen Migräneanfall erleiden, sendet der Bereich, in dem die Störung aufgetreten ist, Ihrem Gehirn über das Nervensystem ein Signal. Erst wenn das Gehirn dieses Signal empfangen und interpretiert hat, empfinden Sie Schmerz. Wenn sich der verletzte oder anderweitig geschädigte Bereich oder die damit verbundenen Nerven entzünden, kann sowohl die Schädigung als auch der Schmerz stärker werden.

Wir können auf Schmerzen über jeden der vier wichtigen Punkte in dieser Kette einwirken: am Ort der Schädigung, bei der Entzündungsreaktion, bei der Schmerzbotschaft, die durch das Nervensystem zum Gehirn übermittelt wird, und sogar bei der Schmerzwahrnehmung im Gehirn selbst.

In den folgenden Kapiteln werden wir je nach der Art von Schmerz, um die es geht, alle diese Strategien anwenden.

Die Verwendung von Nahrungsmitteln bei Verletzungen und Reizungen

Natürlich ist Schmerz ein wichtiger Bestandteil des Lebens. Wenn Sie beim Berühren eines heißen Ofens oder beim Stich einer Biene keinen Schmerz empfinden würden, könnte ein wesentlich größerer Schaden entstehen, als dies aufgrund der schnellen Warnung durch den Schmerz normalerweise der Fall ist. Schmerz ist ein Gefahrensignal, das uns zu schnellem Handeln veranlaßt. Wenn der Schmerz nicht von selbst wieder aufhört, versuchen wir dies durch irgendeine Maßnahme zu erreichen.

Bei vielen Arten von Schmerz bemühen wir uns, die ursächliche lokale Schädigung oder Störung zu beheben. Wenn Sie beispielsweise unter Schmerzen im Brustbereich leiden, werden Sie wahrscheinlich nicht versuchen, die Nerven an der Übermittlung der Schmerzbotschaft zum Gehirn oder letzteres am Empfangen der Botschaft zu hindern, sondern Sie werden sich darum bemühen, einen Herzinfarkt zu vermeiden oder zumindest den Schaden, der durch einen solchen entstehen kann, zu begrenzen. Manchmal erfordert dies lebensrettende Sofortmaßnahmen und eine Notfallbe-

handlung unter Einsatz der neuesten technologischen Methoden zur Beseitigung von Ablagerungen in den Blutgefäßen. In Kapitel 2 wird gezeigt, daß Veränderungen der Ernährung und der Lebensweise auf längere Sicht bessere Dienste leisten als Medikamente oder chirurgische Eingriffe, wenn es darum geht, den Blutkreislauf zu verbessern und Schädigungen des Herzens zu verhindern.

Das gleiche gilt übrigens auch für Migräne, Gelenkschmerzen, Nierensteine, Schmerzen im Verdauungstrakt und bei Herpes sowie vielen anderen Arten von Schmerzen.

Nahrungsmittel können nicht nur die Entstehung derartiger Störungen verhindern, sondern auch die Reaktion Ihres Körpers auf bereits bestehende Probleme positiv beeinflussen. Wenn beispielsweise Ihre Gelenke schmerzen, so werden Schmerz und Steifheit und sogar die Gelenkschädigungen durch eine Entzündungsreaktion verursacht. In Kapitel 5 wird dargestellt, wie Entzündungen durch natürliche chemische Verbindungen – Prostaglandine genannt – und deren chemische Verwandten beeinflußt werden, die alle aus Spuren des in den Körperzellen gespeicherten Fetts entstehen. Manche Fette begünstigen die Ausbreitung von Entzündungen, andere dämmen sie ein, und wir können durch jede Mahlzeit, die wir essen, die Situation auf die eine oder andere Weise beeinflussen.

Ebenso werden Migräneanfälle und Menstruationsschmerzen durch chemische Stoffe in unserem Körper verursacht, die Schmerzen und Entzündungen hervorrufen. Dabei spielen Sexualhormone eine wichtige Rolle, und dies gilt möglicherweise auch für bestimmte Formen von Arthritis. Nahrungsmittel beeinflussen entscheidend die Konzentration dieser Hormone im Blut sowie die Stärke ihrer Aktivität.

Bei allen genannten Problemen zielt die Behandlung nicht darauf ab, die Schmerzempfindlichkeit des Gehirns zu beeinflussen, sondern die Störung oder Schädigung selbst zu beheben.

Nahrungsmittel und die Funktion der Nerven

Eine Reizung oder Störung irgendeines Teils Ihres Körpers spüren Sie erst, wenn die Schmerzbotschaft Ihr Gehirn erreicht. Schmerzsignale werden von feinen Nervenfasern übermittelt, die in der Wirbelsäule mit anderen, direkt zum Gehirn führenden Nervenzellen zusammentreffen.

In gewissen Fällen konzentrieren sich Strategien der Schmerzlinderung auf die Nerven selbst. Das gilt beispielsweise für bestimmte Schmerzen, die bei Diabetikern auftreten. Menschen, die schon seit einigen Jahren Diabetes haben, leiden manchmal unter Schmerzen in den Beinen und Füßen. Dies hängt entweder mit einer toxi-

schen Wirkung im Nervensystem aufgrund eines zu hohen Blutzuckerspiegels zusammen oder mit der schlechten Durchblutung der winzigen Blutgefäße, die die Nerven mit Blut versorgen. Bei den meisten Diabetikern werden diese Nervenschmerzen ebenso wie die schlechte Durchblutung der peripheren Blutgefäße im Laufe der Zeit stärker. Doch wurde festgestellt, daß bei den meisten dieser Patienten der Konsum bestimmter Arten von Nahrungsmitteln in Verbindung mit Körperübungen den Blutzuckerspiegel senkt, die Durchblutung verbessert und den Schmerz deutlich lindert.

Ebenso ist es auch gelungen, die Nervenschmerzen, die beim Karpaltunnelsyndrom auftreten, mit Vitamin B_6 zu behandeln, wobei dieser Stoff seine Wirkung wahrscheinlich sowohl in den Nerven selbst als auch im Gehirn entfaltet.

Cayenne-Pfeffer (Spanischer Pfeffer) enthält einen interessanten Stoff mit dem Namen *Capsaicin*, der den Pfeffer erst zu dem macht, was wir an ihm schätzen. Wichtiger für die im vorliegenden Buch behandelte Thematik ist jedoch, daß Capsaicin, in der richtigen Dosis verabreicht, die vom Nervensystem übermittelten Schmerzsignale blockiert. Er erreicht dies, indem er einen chemischen Stoff mit dem Namen *Substanz P* neutralisiert, den chemischen Boten, mit dessen Hilfe ein Schmerznerv seine Botschaft an einen anderen übermittelt. Capsaicin ist der entscheidende Wirkstoff in vielen schmerzlindernden Salben, die zur Behandlung von Arthritis, Gürtelrose und Schmerzen infolge einer Brustamputation benutzt werden.

Übrigens sind die Nerven, die Schmerzsignale übermitteln, sehr fein, und sie befördern die Information relativ langsam – sie sind sozusagen die Landstraßen des Nervensystems –, wohingegen Berührungs- und Drucksignale von wesentlich größeren und schneller arbeitenden Nervenzellen übermittelt werden. Deshalb merken wir um Bruchteile einer Sekunde schneller, daß wir mit einem Zeh oder mit einem Knie irgendwo angestoßen sind, als wir den durch einen solchen Aufprall verursachten Schmerz spüren.

Verstärken der Schmerztoleranz

Unser Körper stellt selbst natürliche Schmerzmittel her, die sogenannten *Enzephaline* (was wörtlich «im Kopf» bedeutet) und *Endorphine* («endogene, d.h. körpereigene Morphine»). Enzephaline werden in den Nebennieren produziert, kleinen Drüsen, die sich direkt auf den Nieren befinden. Endorphine hingegen stammen aus der Hirnanhangdrüse (Hypophyse), die sich an der Basis des Gehirns befindet. Endorphine ähneln in ihrer Wirkung tatsächlich Morphin. Sie wirken auf das Gehirn selbst und auf die Nerven, und sie gelangen auch in den Blutkreislauf.

Die Halluzinationen, über die Menschen manchmal nach Nahtoderfahrungen berichten, entstehen vermutlich durch die Wirkung der nach einem Trauma oder Schock ausgeschütteten Endorphine und Enzephaline.

Die Produktion dieser natürlichen «Schmerzmittel» können wir durch Körpertraining beeinflussen. In Kapitel 16 wird über Untersuchungen der Schmerztoleranz von Athleten berichtet. Durch einen Lauf über ca. 10 Kilometer wird eine Endorphinmenge ausgeschüttet, die etwa 10 mg Morphin entspricht. Man kommt allerdings auch schon wesentlich früher in den Genuß der Endorphine.

Auch die Aminosäure *Tryptophan* ist zur Schmerzlinderung eingesetzt worden. Aus ihr entsteht im Gehirn *Serotonin*, ein Stoff, der Schmerzempfindlichkeit, Stimmungslage und Schlaf beeinflußt. Tryptophan war in den Vereinigten Staaten sehr beliebt, bis Tryptophantabletten auf den Markt gelangten, die aufgrund einer Verunreinigung bei der Produktion eine sehr seltene Blutkrankheit verursachten. Daraufhin wurde der Verkauf von Tryptophan verboten. Die Tryptophankonzentration im Blut läßt sich jedoch auch durch kohlehydratreiche Nahrung erhöhen. Diese Methode ist ebenso zuverlässig wie ungefährlich, und die Wirkung auf das Gehirn ist exakt die gleiche wie beim isolierten Konsum des Stoffs in Tablettenform. Bei manchen Menschen lindern kohlehydratreiche Nahrungsmittel depressive Gefühle, und sie können außerdem auch den Schlaf fördern und Schmerzen lindern.

Schmerzlindernde Medikamente, Hitzebehandlungen und Massagen zählen zu den wichtigsten traditionellen Methoden der Schmerzbehandlung, und in vielen Fällen wirken sie auch tatsächlich ausgezeichnet. Auch die Akupunktur, die in Asien seit Jahrtausenden unter anderem zur Schmerzbehandlung benutzt wird, ist mittlerweile auch bei uns im Westen als wirksam anerkannt und hat sich in vielen Fällen bewährt. Chiropraktiker und Osteopathen hatten zunächst größere Schwierigkeiten, mit ihren neu entwickelten Methoden Anerkennung zu finden, aber ihre Methoden spielen mittlerweile ebenfalls eine wichtige Rolle bei der Behandlung bestimmter Arten von Schmerz.

Doch auch bestimmte Nahrungsmittel und Nahrungsergänzungsstoffe eröffnen uns neue Möglichkeiten zur lokalen Schmerzbehandlung, zur Linderung der Schmerzimpulse im Nervensystem und sogar zur Verringerung der Schmerzwahrnehmung im Gehirn selbst. Die Anwendung dieser Möglichkeiten bei bestimmten Arten von Schmerzen wird später ausführlich beschrieben.

Wie Sie von diesem Buch am meisten profitieren

Die Kapitel dieses Buches sind in sechs Hauptteile gegliedert. Wir beginnen mit Beschwerden, die mit Störungen des Blutkreislaufs in Zusammenhang stehen, darunter Rückenschmerzen und Schmerzen im Brustbereich. Dabei liegt der Schwerpunkt unserer Betrachtung darauf, wie man bestimmte Nahrungsmittel und andere Dinge nutzen kann, um die Blutzirkulation zu verbessern. Außerdem werden wir uns mit der erstaunlich wohltuenden Wirkung beschäftigen, die bestimmte Nahrungsmittel – abgesehen von ihrer positiven Wirkung auf den Blutkreislauf – haben.

Im zweiten Teil werden wir uns damit beschäftigen, wie Nahrungsmittelunverträglichkeiten Migräne sowie andere Arten von Kopfschmerzen, Arthritis, Verdauungsprobleme und Fibromyalgie verursachen können. Doch geht es in diesem zweiten Teil keineswegs nur um Nahrungsmittelunverträglichkeiten, sondern wir werden uns auch damit beschäftigen, wie bestimmte Nahrungsmittel Entzündungen und Schmerzen verschiedenster Art lindern können. Wir werden sehen, welchen Einfluß Hormone auf Menstruationsschmerzen, Brustschmerzen und Krebsschmerzen haben und wie bestimmte Nahrungsmittel auf den Hormonhaushalt wirken. Schließlich werden wir uns auch Problemen des Stoffwechsels und des Immunsystems zuwenden und uns in diesem Zusammenhang mit Störungen wie dem Karpaltunnelsyndrom, Diabetes, Herpes, Gürtelrose und Nierensteinen auseinandersetzen.

Sie werden bei der Lektüre feststellen, daß sich die einzelnen Abschnitte teilweise stark überschneiden. Die Verbesserung des Blutkreislaufs ist nicht nur für Rücken und Herz wichtig, sondern sie wirkt auch lindernd auf Nervenschmerzen, die häufig bei Diabetes auftreten. Und das für die Linderung von Menstruationsschmerzen so wichtige hormonelle Gleichgewicht spielt auch bei Migräne, Arthritis und dem Karpaltunnelsyndrom eine Schlüsselrolle. Sie können jedes Kapitel dieses Buches separat lesen. Falls in einem bestimmten Zusammenhang Informationen aus einem anderen Kapitel für Sie wichtig sind, so werden Sie an der betreffenden Stelle einen entsprechenden Hinweis finden.

Den Abschluß des Buches bilden Informationen über die Bedeutung von Körpertraining, Ruhe und Schlaf sowie ein Rezeptteil, in dem die zuvor erläuterten Ernährungsprinzipien praktisch umgesetzt werden. Außerdem werden Sie im Laufe des Buches immer wieder Erläuterungen dazu finden, weshalb bestimmte Nahrungs-

mittel, von denen man eigentlich denken könnte, daß sie für uns alle gesund sind, bei vielen Menschen Probleme verursachen.

Ich rate Ihnen, sich alle Kapitel des Buches gründlich anzuschauen, unabhängig davon, unter welchen Symptomen Sie im Augenblick leiden. Insbesondere die Prinzipien, die eine Verbesserung der Blutzirkulation und die Harmonisierung der Hormone ermöglichen, sind für viele Aspekte unseres gesundheitlichen Allgemeingefühls wichtig – ganz abgesehen davon, daß sie auch einen entscheidenden Einfluß auf die Dauer unseres Lebens haben. Und darüber hinaus könnte es sein, daß Sie mit dem, was Sie hier lesen werden, irgendwann Freunden und Menschen, die Ihnen nahestehen, helfen können.

Um von den empfohlenen Maßnahmen optimal zu profitieren, sollten Sie die Anweisungen in den einzelnen Kapiteln ebenso sorgsam befolgen wie die Anweisungen eines Arztes. Schon bald werden Sie dann die wundervollen Wirkungen einer gesundheitsfördernden Ernährung spüren. Ich hoffe, daß es Ihnen Freude machen wird, diese natürlichen Heilkräfte zu erforschen, und ich wünsche Ihnen die bestmögliche Gesundheit.

TEIL I

Schmerzen infolge von Störungen
der Blutzirkulation

1. Rückenschmerzen

Daß sich Schmerzen mit Hilfe bestimmter Nahrungsmittel beeinflussen lassen, wird im Fall der Rückenschmerzen wohl am meisten überraschen. Schließlich nehmen wir seit langem an, daß solche Beschwerden durch das Heben schwerer Gewichte, durch Beugungen und Drehungen unter hoher Belastung, durch Verletzungen, durch Schlafen auf einer zu weichen Unterlage, durch Osteoporose oder durch Verschleiß eines Wirbels – wodurch auch immer dieser verursacht sein mag – entstehen, jedoch nicht durch irgendwelche Dinge, die wir essen. Doch gibt es heute tatsächlich Indizien dafür, daß bestimmte Nahrungsmittel die Fähigkeit unseres Rückens, sich von den Belastungen des Alltagslebens zu erholen, entscheidend beeinflussen.

In den westlichen Ländern leiden heutzutage 60 bis 80 Prozent aller Menschen irgendwann in ihrem Leben unter Rückenproblemen, und 20 bis 30 Prozent leiden ständig unter derartigen Beschwerden.

Wenn Schmerzen des unteren Rückens nur einige Tage anhalten, werden sie gewöhnlich auf eine Überanstrengung bestimmter Muskeln zurückgeführt, obwohl sich bei einer körperlichen Untersuchung nur in den seltensten Fällen eine eindeutige Verletzung feststellen läßt, die eine solche Diagnose bestätigen würde.

Länger anhaltende Rückenschmerzen lassen sich häufig auf ein Problem zurückführen, das mit einer bestimmten Bandscheibe oder Zwischenwirbelscheibe zusammenhängt, einem jener ledrigen Kissen, die als Puffer zwischen den einzelnen Wirbeln sitzen. Jede dieser Scheiben hat eine feste äußere Schicht, die das weiche Gewebe in ihrem Inneren umgibt. Wird die äußere Schicht beschädigt, kann das Innere nach außen gelangen und auf einen Nerv oder sogar auf das Rückenmark drücken. Dadurch entstehen Schmerzen, und es treten Taubheitsgefühle und andere Symptome auf. Eine beschädigte Bandscheibe kann auch eine Entzündung verursachen, wodurch es zu einer Nervenreizung und infolgedessen zu einer Kontraktion der Rückenmuskulatur kommt. Bei etwa zwei Dritteln der Menschen, die unter permanenten Rückenschmerzen leiden, sind bestimmte Nerven eingeklemmt oder gereizt.

Degenerative Veränderungen der Zwischenwirbelscheiben können auch zur Folge haben, daß zwei Wirbel aufeinanderdrücken oder daß sie leicht zur Seite verrutschen. Bei einer *Spinalstenose* genannten Störung drücken infolge der Degeneration einer Zwischenwirbelscheibe zwei Wirbel, die eigentlich durch die Bandscheibe voneinander getrennt werden sollten, aufeinander und verändern ihre Position so, daß sie den im unteren Bereich der Wirbelsäule ohnehin sehr engen Kanal, in dem sich die Nerven befinden, noch weiter verengen.

Manchmal haben Menschen auch Schmerzen, obwohl es keinerlei Anzeichen für Druck auf die Nerven oder für eine Nervenreizung gibt. Die Schmerzen können dann von Nerven ausgehen, die in die beschädigte Bandscheibe hineingewachsen sind, so wie Wurzeln ins Erdreich wachsen. Gewöhnlich dringen solche Nerven nicht unter die Oberflächenschicht der betreffenden Bandscheibe vor. Doch ist bei der Untersuchung operativ entfernter beschädigter Bandscheiben festgestellt worden, daß ein tieferes Vordringen von Nerven durchaus möglich ist und vorkommt, da solche Ner-

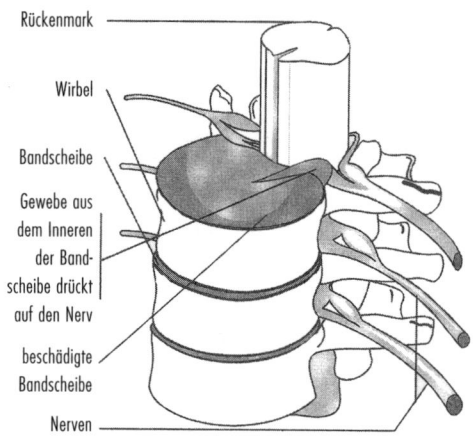

Rückenmark

Wirbel

Bandscheibe

Gewebe aus dem Inneren der Bandscheibe drückt auf den Nerv

beschädigte Bandscheibe

Nerven

Die ledrige äußere Schicht der Bandscheibe umhüllt einen weichen Kern. Bei einer Beschädigung der äußeren Schicht kann Gewebe aus dem Inneren quellen und an der Stelle, wo die Nerven aus der Wirbelsäule austreten, auf diese drücken. Außerdem kann das innere Gewebe auch eine Entzündungsreaktion hervorrufen, durch die eine Nervenreizung entsteht.

ven den Blutgefäßen folgen, die der Körper in seinem Bemühen, den Schaden zu beheben, neu entwickelt.

Außerdem können auch die für rheumatoide Arthritis typischen Veränderungen in der Wirbelsäule auftreten, eine Störung, die *ankylosierende Spondilitis* genannt wird (*ankylosierend* bedeutet «versteifend»; *Spondylitis* ist die Bezeichnung für eine Wirbelentzündung). In Kapitel 5 wird beschrieben, wie verschiedene Nahrungsmittel sich auf Arthritis auswirken, wobei auch ihre Wirkung auf arthritische Entwicklungen an der Wirbelsäule berücksichtigt wird. Manchmal werden Rückenschmerzen auch durch Fibromyalgie verursacht (siehe Kapitel 7) oder durch Komplikationen nach einem chirurgischen Eingriff.

Kinder und Rückenschmerzen

Bei Kindern auftretende Rückenschmerzen können unter anderem durch Muskeltraumata, Brüche, Infektionen und Tumore entstehen. Weil einige dieser Störungen eine schnelle Behandlung erfordern, sollten Kinder, wenn sie über Rückenschmerzen klagen, möglichst schnell von einem Arzt untersucht werden.

Manchmal sind Kinder auch der Grund für die Rückenschmerzen ihrer Eltern. Solche Beschwerden treten häufig während einer Schwangerschaft oder nach einer Entbindung auf, insbesondere wenn eine Mutter noch sehr jung oder übergewichtig ist oder wenn sie schon früher Rückenprobleme gehabt hat. Sowohl Väter als auch Mütter leiden aus naheliegenden Gründen oft unter Rückenproblemen. Bei einer im Jahre 1995 mit Feuerwehrleuten und Polizisten durchgeführten Untersuchung wurde festgestellt, daß, ganz abgesehen von der hohen Belastung, unter der alle, die diese Berufe ausüben, stehen, Angehörige dieser Berufsgruppen, die Kinder hatten, fast doppelt so häufig unter Rückenschmerzen litten wie die übrigen.

Lassen Sie sich möglichst nicht operieren

Als ich in der medizinischen Ausbildung war, zuckte ich jedesmal zusammen, wenn ich einen Patienten untersuchen mußte, der unmittelbar vor einer Rückenoperation stand. Was mich in einer solchen Situation so sehr belastete, war nicht nur die schwere Operation selbst – bei der beispielsweise eine Bandscheibe entfernt werden sollte –, sondern vor allem mein Wissen, daß nach solchen Eingriffen viele der Operierten genauso starke Schmerzen haben wie vorher und manchmal sogar noch stärkere. Manche kamen Wochen oder Monate später mit den unterschiedlichsten Komplikationen wieder in die Klinik zurück und mußten erneut operiert werden. Natürlich bin ich nicht der einzige, der dies bemerkt hat. Obwohl es manchmal notwendig und sogar unvermeidlich ist, eine beschädigte Bandscheibe zu entfernen, haben wissenschaftliche Untersuchungen drei interessante Tatsachen zutage gefördert:

Bei vielen Patienten werden die Schmerzen nach einer Operation nicht geringer. In seltenen Fällen sind Operationen unvermeidlich, wenn Nervenschädigungen verhindert werden sollen, doch ist dies wirklich nur sehr selten der Fall, und häufig verschlimmern Operationen die Situation eines Patienten sogar.

Zweitens haben Forscher bei völlig gesunden Menschen, die unter keinerlei Rückenbeschwerden litten, durch Röntgenaufnahmen, Computertomographien und MIR-Scans festgestellt, daß mindestens 20 Prozent von diesen ebenfalls beschädigte Bandscheiben und andere «Abnormitäten» hatten.

Drittens bessert sich der Zustand beschä-

digter Bandscheiben oft von selbst. Sogar
Gewebe, das aus dem Inneren der Bandscheibe nach außen gedrungen ist, wird oft
von selbst resorbiert.

Eine kürzlich veröffentlichte statistische
Untersuchung, in der Daten aus elf Ländern ausgewertet wurden, ergab, daß die
Zahl der durchgeführten Rückenoperatio-
nen keineswegs in einem direkten Zusammenhang mit der Dringlichkeit solcher
Eingriffe steht. Der entscheidende Faktor
war vielmehr die Pro-Kopf-Versorgung der
Bevölkerung mit orthopädischen Chirurgen und Neurochirurgen, wobei die Vereinigten Staaten die Spitzenposition auf der
Liste innehatten. Die einzige Ausnahme
bildete Schweden, wo es zwar viele Chirurgen für dieses Spezialgebiet gibt, deren Ge-
halt jedoch nicht von der Zahl der von ihnen durchgeführten Operationen abhängt,
sondern von der Ableistung einer vertrag-
lich festgelegten 40- bis 48-Stunden-Woche.

In den USA ist die Zahl der Rücken-
operationen in den Jahren von 1979 bis
1990 um 55 Prozent gestiegen, und die
Zahl der chirurgischen Eingriffe wegen
Spinalstenose stieg im gleichen Zeitraum
um 400 Prozent. Mittlerweile treten auch
Chirurgen für eine verstärkte Anwendung
sogenannter konservativer Maßnahmen ein
sowie für die Beschränkung chirurgischer
Eingriffe auf Fälle, in denen permanente
oder stärker werdende Nervensymptome
auftreten.

Bleiben Sie aktiv, und legen Sie sich nicht ins Bett

Ein ähnlicher Meinungswandel ist hinsichtlich der bekanntesten und scheinbar harm-
losesten aller Empfehlungen für den Umgang mit Rückenschmerzen eingetreten –
der Empfehlung, sich ein bis zwei Tage
Bettruhe zu gönnen. In einer 1995 in England durchgeführten Studie wurden 20 Patienten, die an akuten, seit längstens einer
Woche bestehenden Rückenschmerzen litten, aufgefordert, 48 Stunden lang im Bett
zu bleiben. Eine zweite Gruppe mit den
gleichen Beschwerden sollte zwischen 9.00
und 21.00 Uhr jede Bettruhe *vermeiden*.
Der Zustand der meisten Angehörigen *beider* Gruppen verbesserte sich innerhalb einer Woche deutlich, was für akute Anfälle
von Rückenschmerzen typisch ist. Doch
waren in der zur Aktivität angehaltenen
Gruppe nach sieben Tagen mehr Patienten
vollständig kuriert als in der Gruppe, der
strikte Bettruhe empfohlen worden war.
Auch aus anderen Studien geht hervor, daß
Bettruhe bei den meisten Menschen die
Genesung geradezu verzögert. Wenn Patienten trotz der Beschwerden aktiv sind,
bleibt ihr Rücken beweglicher und wird
außerdem besser mit Blut versorgt.

Norwegische Forscher empfahlen in
Oslo einer Gruppe von 463 Menschen, die
unter so starken Rückenbeschwerden litten, daß sie seit mindestens acht Wochen
nicht arbeiten konnten, das Gegenteil von

Bettruhe. Die Teilnehmer dieser Studie sollten sich keine Ruhe gönnen, sondern aktiv und in Bewegung bleiben, um die Durchblutung des Rückens zu verbessern und dadurch die Genesung zu beschleunigen. Sie mußten also ihrem Drang widerstehen, ihren Rücken durch Inaktivität zu schonen. Ihnen wurde gesagt, das Schlimmste, was sie tun könnten, sei, zu vorsichtig zu sein. Der Hintergrund für diese Studie ist die Erfahrungstatsache, daß Menschen, die bereits acht Wochen nicht gearbeitet haben, mit 60prozentiger Wahrscheinlichkeit auch nach sechs Monaten noch nicht wieder arbeiten können. Die Norweger stellten fest, daß sich diese Ausfallquote um 30 Prozent verringern ließ, indem man die Betroffenen dazu anhielt, aktiv zu bleiben. Auch aerobische Übungen haben sich bei Spinalstenose als nützlich erwiesen, und sie werden mittlerweile anstelle der zuvor üblichen strikten Verordnung von Bettruhe empfohlen.

Während viele Ärzte allmählich zu der Überzeugung gelangten, daß die Methoden, mit denen sie bisher chronische Rückenschmerzen behandelt hatten, nutzlos waren, entdeckten wir, daß der Körper in der Lage ist, sich selbst zu heilen. Diese Selbstheilungsmöglichkeiten sind zwar nicht unfehlbar, doch wenn die herkömmliche Praxis, Menschen mit Rückenproblemen ruhigzustellen oder sie zu operieren, wann immer möglich vermieden wird, werden sich aus einer intensiven Beschäftigung mit den tieferen Ursachen dieser Probleme mit Sicherheit konstruktivere Ansätze zur Behandlung derartiger Beschwerden entwickeln.

Ein neuartiges Verständnis der Rückenschmerzen

Immer wenn wir gehen, aufstehen, uns hinsetzen, etwas aufheben oder uns plötzlich drehen, sind unsere Bandscheiben und Wirbel geringfügigen Belastungen ausgesetzt – Hunderte von Malen pro Tag. Zur Regeneration von diesen Anstrengungen benötigt die Wirbelsäule eine gut funktionierende Blutversorgung, denn nur dadurch können der wichtige Sauerstoff und die notwendigen Nährstoffe herangeschafft und Abfallstoffe aus den Zellen abtransportiert werden. Die Versorgung des Rückens mit Blut obliegt den Lumbalarterien, die von der Aorta, der Hauptschlagader des Körpers, dort abzweigen, wo die vom Herzen aus entlang der Wirbelsäule verlaufende Aorta sich teilt und in die Beine verzweigt. Alle Arterien befördern Sauerstoff und Nährstoffe in die verschiedenen Körperbereiche, wohingegen die Venen Abfallstoffe aus den Zellen abtransportieren.

Unglücklicherweise ist die Aorta unter den Arterien des menschlichen Körpers eine der ersten, in denen sich *arteriosklerotische Plaques* ablagern, Hindernisse, die allmählich größer werden und den Fluß des Blutes schließlich völlig unmöglich machen.

Ein finnisches Forscherteam hat in Helsinki Autopsien an Menschen durchgeführt, die alle aus Gründen verstorben waren, bei denen Rückenprobleme nicht die geringste Rolle gespielt hatten. Die Forscher untersuchten bei diesen Toten den Zustand der Wirbelsäule und der zur Wirbelsäule führenden Arterien. Erstaunlich häufig waren diese Arterien verschlossen. Bei fast allen unter den Toten, die in ihrem Leben unter chronischen Rückenschmerzen gelitten hatten, wurde festgestellt, daß zwei der zum Unterrücken führenden Arterien völlig blockiert waren und zumindest noch eine weitere stark verengt, jedoch noch nicht gänzlich verstopft. Bei denjenigen unter den Toten, die in ihrem Leben nicht über Rückenschmerzen geklagt hatten, wurden weniger Blockierungen der betreffenden Arterien gefunden.

Schon in früheren Studien waren bereits bei Kindern im Alter von zehn Jahren erste Anfänge von Arteriosklerose in den Baucharterien gefunden worden, und es wurde festgestellt, daß bei möglicherweise 10 Prozent aller Menschen *bereits im Alter von 20 Jahren* in diesen Arterien fortgeschrittene Blockierungen bestehen. Ein Bereich, in dem sich offenbar besonders häufig Plaques bilden, liegt unmittelbar an der Öffnung einer der Lumbalarterien.

Welche Folgen eine solche Blockierung hat, läßt sich leicht voraussagen. Wirbel und Bandscheiben, die normalerweise durch jeden Herzschlag mit Nährstoffen und Sauer-stoff versorgt werden, erhalten immer geringere Mengen der für sie lebenswichtigen Stoffe. Deshalb verschaffen sie sich aus kleineren Blutgefäßen in der Nähe soviel Sauerstoff und Nährstoffe wie möglich. Dadurch kommt es nach Ansicht einiger Forscher zur Degeneration der Bandscheiben. Wenn Sie dieses Stadium der degenerativen Entwicklung erreicht haben und einen Karton mit Büchern aufheben oder sich zu heftig bewegen, können, weil die belastete Bandscheibe nicht robust genug ist, um die Erschütterung abzufangen, die Wirbel eine abnorme Position einnehmen, oder eine Bandscheibe kann beschädigt werden, so daß Gewebe aus ihrem Inneren hervortritt. Außerdem können in der Nähe befindliche Nerven eingeklemmt werden, und durch die Verringerung der Blutversorgung können sich in den Geweben Abfallstoffe ansammeln, die die sensiblen Nervenenden reizen.

Könnte es sein, daß Rückenschmerzen nicht in der Rückenmuskulatur oder in der Wirbelsäule, sondern in den Arterien ihren Anfang nehmen? Könnte der gleichen Art von Arterienblockaden, die im Bereich der Koronargefäße Herzinfarkte und im Bereich der zum Gehirn führenden Arterien Schlaganfälle hervorrufen, auch die Degeneration der Bandscheiben und die dadurch entstehenden Rückenschmerzen zuzuschreiben sein?

Tatsächlich fanden die finnischen Forscher bei Toten, die in ihrem Leben unter chronischen Rückenschmerzen gelitten hatten, wesentlich häufiger verstopfte Lumbalarterien als bei denjenigen, die keine Rückenprobleme gehabt hatten, und *die Degenerationserscheinungen an den Bandscheiben waren um so größer, je blockierter die Arterien waren.*

Diese Erkenntnisse trugen zur Erklärung eines Sachverhalts bei, der Forscher seit langem irritiert hatte: Menschen, die unter Rückenschmerzen leiden, haben oft Charakteristika, die auf ähnliche Arterienprobleme hindeuten, wie sie bei Herzpatienten auftreten. Sie rauchen oft, stehen unter starkem Streß und weisen andere Anzeichen für eine schlechte Blutzirkulation auf, beispielsweise Schmerzen in der Brust und in den Waden. Rauchen und Streß sind natürlich Faktoren, die die Bildung von Ablagerungen in den Arterien fördern, und Schmerzen im Brust- und Wadenbereich lassen erkennen, daß bereits Blockierungen bestehen.

Arteriosklerose ist kein Schicksal!

Und genau an diesem Punkt kommt die Bedeutung der Ernährung ins Spiel. Arterienblockierungen sind nicht unvermeidlich. *Eine gesunde Ernährung und andere Elemente einer gesunden Lebensweise können die Entstehung von Arteriosklerosen von vornherein verhindern*, und dies gilt für die Aorta ebenso wie für die Arterien, die zum Herzen führen.

Arterienblockierungen in einem bestimmten Bereich des Körpers sind oft ein Zeichen dafür, daß das gleiche Problem auch in anderen Körperbereichen besteht. Wenn bei einem Menschen die zum Herzen führenden Arterien durch Ablagerungen blockiert sind, so ist dies mit hoher Wahrscheinlichkeit auch in den Beinarterien der Fall. Ein Mann, der in seiner Lebensmitte impotent wird – ein Zeichen für eine Beeinträchtigung der Blutzufuhr –, läuft mit einer Wahrscheinlichkeit von eins zu vier Gefahr, innerhalb der folgenden beiden Jahre einen Herzinfarkt zu erleiden. Impotenz zeigt im Grunde an, daß sich im Arteriensystem des Betreffenden massive Blockaden gebildet haben.

Wenn Rückenschmerzen tatsächlich durch eine Blockade der Lumbalarterien entstehen, sollte mit allen Mitteln versucht werden, die Entstehung solcher Blockaden zu verhindern. Dies läßt sich auf die gleiche Weise verhindern wie bei Blockierungen der Herzkranzgefäße: durch eine fettarme, cholesterinfreie Ernährung in Verbindung mit regelmäßiger körperlicher Aktivität, generellem Verzicht auf Tabakkonsum und Reduzieren von Streß. Diese Maßnahmen werden in Kapitel 2, in dem es um Schmerzen im Brustbereich geht, ausführlich beschrieben.

Ernährungsunterschiede erklären teilweise, warum ältere amerikanische Frauen japanischer Herkunft wesentlich seltener unter Rückenschmerzen leiden als Amerikanerinnen europäischer Abstammung. Die traditionelle japanische Ernährung ist wesentlich ärmer an Fett und Cholesterin als die typische amerikanische Ernährung, denn bei den Japanern ist der Anteil an Getreide (insbesondere Reis), Gemüse und Bohnenprodukten in der Nahrung wesentlich höher als bei den Amerikanern, und Japaner essen außerdem generell wesentlich weniger tierische Nahrungsmittel. Natürlich hat eine optimale Ernährung noch wesentlich mehr Vorteile als den, daß sie die Arterien von Ablagerungen frei hält. Beispielsweise vermag sie auch Übergewicht, Arthritis und Osteoporose zu verhindern – Störungen, die mit Rückenproblemen in einem engen Zusammenhang stehen.

Lassen sich Rückenschmerzen völlig beseitigen?

Daß wir mit Hilfe von Nahrungsmitteln unsere Arterien vor Blockierungen bewahren und die Degeneration von Bandscheiben und Wirbeln verhindern können, kann aufgrund vorliegender Erkenntnisse als gesichert gelten. Doch eröffnen diese neuen Erkenntnisse auch noch eine andere faszinierende Möglichkeit. Wir wissen heute, daß es in den meisten Fällen möglich ist, Arterienblockierungen *aufzulösen* und die Durchblutung zu *verbessern*. Dr. Dean Ornish und andere Forscher haben dies im Fall der Herzarterien bewiesen, und es wurde auch im Fall der Beinarterien bestätigt. Be-

züglich der Rückenarterien steht dieser Beweis zwar noch aus, doch erscheint die Annahme, daß es auch in diesem Bereich möglich ist, bestehende Blockaden aufzulösen, als durchaus begründet.

Wenn sich durch die Verringerung der Blutzufuhr in den Geweben Abfallstoffe angesammelt haben, die Nervenenden reizen und Schmerzen verursachen, können diese durch Regeneration der Arterien mittels einer grundlegenden Veränderung der Ernährung und durch andere Veränderungen der Lebensweise gelindert oder sogar völlig beseitigt werden.

Wenn bereits Bandscheiben und Wirbel degeneriert sind, so läßt sich dies allein durch Beseitigung der Plaques nicht rückgängig machen (obwohl es durchaus möglich ist, Knochen zu stärken, die durch Osteoporose geschwächt sind), doch kann dadurch zumindest eine weitere Schädigung vermieden werden. Es wurde allerdings noch nicht eingehend erforscht, ob eine die Beseitigung von Plaques fördernde Lebensweise in Verbindung mit der natürlichen Fähigkeit des menschlichen Körpers, aus beschädigten Bandscheiben ausgetretenes Gewebe zu beseitigen, den Zustand der Wirbelsäule zu verbessern vermag.

Bestimmte Nahrungsmittel senken den Cholesterinspiegel

Zu den Nahrungsmitteln, die den Plaqueabbau in den Arterien fördern, zählen weder Huhn noch Fisch noch «fettarmes»

Fleisch. Selbst im günstigsten Fall enthalten alle diese Dinge noch so viel Cholesterin und Fett, daß die Ablagerungen in den Adern dadurch weiter wachsen können. Getreide, Gemüse, Obst und Hülsenfrüchte hingegen enthalten keinerlei Cholesterin, und sie sind in ihrer natürlichen Form fast fettfrei. Sie initiieren im Körper einen völlig neuartigen Prozeß. Eine sehr fettarme vegetarische Ernährung in Verbindung mit leichtem Körpertraining, Verzicht auf Tabakkonsum und bewußte Reduzierung von Alltagsstreß vermag bei den meisten Menschen den Cholesterinspiegel drastisch zu senken und die weitere Ausbreitung von Plaqueablagerungen zu verhindern. Darüber hinaus kommt es sogar zum Abbau bereits bestehender Plaques und dadurch zu einer allmählichen Verbesserung der Durchblutung. Wie sich dieses Ziel erreichen läßt, wird in Kapitel 2 ausführlich beschrieben. Die Methode ist ebenso einfach und elegant wie effektiv.

Die Verbesserung der Durchblutung mit Hilfe einer speziellen Ernährung hat den zusätzlichen Vorteil, daß dies eine der erfolgversprechendsten Methoden der Gewichtsreduzierung und der langfristigen Gewichtskontrolle ist, und schon allein durch die Verringerung des Körpergewichts wird die Belastung des Rückens und damit auch der Rückenschmerz reduziert.

Übrigens belasten nicht nur Gewichte wie die von Einkaufstaschen, die Sie vom Lebensmittelgeschäft nach Hause tragen, Ihren Rücken. Auch das Auto, in dem Sie das Eingekaufte nach Hause fahren, spielt dabei eine wichtige Rolle. Bestimmte Vibrationsfrequenzen können Bandscheibenprobleme verschlimmern. Nun wird Ihr Autohändler Sie wohl kaum über die genauen Vibrationswerte Ihres Wagens informieren, doch werden von Zeit zu Zeit entsprechende Tests durchgeführt und ihre Ergebnisse veröffentlicht. Nach den neuesten Untersuchungen dieser Art, die aus den achtziger Jahren stammen, schneiden die Automarken Volvo, Subaru und Peugeot bezüglich der Vibrationen am besten ab. Es wurde festgestellt, daß die Fahrer von Autos dieser Marken wesentlich seltener an Bandscheibenschäden leiden als die Besitzer von Fahrzeugen anderer Marken. Die Fahrer von Traktoren und Lastwagen werden generell wesentlich stärkeren Vibrationen ausgesetzt als die Fahrer von Personenwagen.

Sicherlich ist die Ernährung nicht der einzige wichtige Faktor, wenn es um Rückenprobleme geht. Auch starke körperliche Belastungen tragen häufig zur Entstehung solcher Beschwerden bei, insbesondere wenn Menschen in ihrem Beruf ständig schwere Lasten tragen müssen, wenn sie in einem Krankenhaus Patienten heben, für den Körper sehr belastende Sportarten ausüben oder andere körperlich anstrengende Aktivitäten ausführen. Doch hilft eine gute Ernährung in Verbindung mit anderen sinnvollen Vorsorgemaßnahmen uns, mit den

unvermeidlichen Belastungen des Alltagslebens besser fertig zu werden.

Vitamin B₆, Tryptophan und Ingwer

Seit einiger Zeit untersuchen Forscher, ob
bestimmte Nahrungsergänzungsstoffe Rük-
kenschmerzen zu lindern vermögen. Obwohl diese Untersuchungen noch nicht ab-
geschlossen sind, lohnt sich ein Blick auf die
bereits vorliegenden Ergebnisse.

Vitamin B_6, das schon seit langem zur
Behandlung des Karpaltunnelsyndroms (siehe Kapitel 11) benutzt wird, wird auch bei
Rückenschmerzen eingesetzt, und offenbar
mit Erfolg. Es entspannt weder die ver-
krampften Muskeln, noch vermag es eine
beschädigte Bandscheibe zu reparieren,
doch erhöht es offenbar die Schmerztoleranz. Wenn Patienten zusätzlich zu entzündungshemmenden Medikamenten Vitamin B_6 einnehmen, benötigen sie zur
Bekämpfung ihrer Schmerzen eine geringere Medikamentendosis.

Außerdem verhindert Vitamin B_6 möglicherweise auch Rückfälle. Beim Einsatz
von Vitamin B_6 in Verbindung mit anderen
Vitaminen zur Behandlung akuter Rük-
kenschmerzen wurde festgestellt, daß durch
diese Maßnahme die Häufigkeit der Rückfälle während der folgenden 6 Monate auf
die Hälfte sank. Allerdings ist diese Entdeckung noch nicht durch umfassende klinische Untersuchungen erhärtet worden.

Eine tägliche Vitamin-B_6-Dosis von
50–150 mg kann bedenkenlos eingenommen werden. Eine Tagesdosis von 200 mg
oder mehr sollte jedoch vermieden werden,
da sie zu Nervenschädigungen führen kann.

Auch die Aminosäure Tryptophan kann
bei Rückenschmerzen hilfreich sein, weil
sie den Serotoninspiegel im Gehirn erhöht.
Serotonin ist ein chemischer Stoff, der im
Gehirn produziert wird und der schmerz-
lindernd, schlaffördernd und beruhigend
wirkt.

Die ratsamste Art, den Tryptophanspiegel im Körper zu erhöhen, besteht darin, kohlehydratreiche Nahrungsmittel wie
Kartoffeln, Reis, Nudeln und Brot zu essen. Diese stimulieren die Konzentration
von Tryptophan im Gehirn, wo dieser Stoff
automatisch in Serotonin umgewandelt
wird. Nähere Einzelheiten dieses Prozesses
werden in Kapitel 7 beschrieben.

Das bekannte Gewürz Ingwer scheint
ebenfalls bei Problemen der Skelettmusku-
latur entzündungshemmend zu wirken.
Ingwer hat sich bei Arthritis und vielen anderen Beschwerden als nützlich erwiesen,
doch sind bisher noch keine kontrollierten Untersuchungen über seine Wirkung
durchgeführt worden. Die gewünschte
Wirkung läßt sich durch tägliche Einnahme eines halben bis eines ganzen Teelöffels
(1–2 Gramm) pulverisierten Ingwers erzielen. Sie tritt gewöhnlich innerhalb von
4–12 Wochen ein.

Verhindern und Heilen von Osteoporose

Osteoporose, eine Krankheit, bei der die Knochen allmählich schwächer werden, kann kleinere und auch größere Wirbelfrakturen verursachen. Wenn die Zahl dieser Schäden zunimmt, kann sich die Wirbelsäule stark nach vorn beugen. Ärzte verschreiben Osteoporosekranken häufig Kalziumpräparate oder empfehlen ihnen Hormonbehandlungen, die den Knochenschwund verlangsamen sollen. Es gibt jedoch einen anderen Ansatz, der viel direkter an die wahren Ursachen des Problems herangeht.

Bei den meisten Osteoporosefällen spielt eine zu geringe Kalziumaufnahme gar keine Rolle. Vielmehr wird der Knochenabbau durch einen zu schnellen Kalziumverlust verursacht, zu dem es wiederum durch fünf verschiedene Faktoren kommen kann:

1. *Tierisches Eiweiß* Die Proteine in Fisch, Geflügel und rotem Fleisch sowie in Eiern entziehen den Knochen Kalzium. Dieses Kalzium gelangt ins Blut und wird dann von den Nieren ausgefiltert und mit dem Urin aus dem Körper ausgeschieden. Pflanzliches Protein scheint diese Wirkung nicht zu haben. Dies ist einem 1994 im *American Journal of Clinical Nutrition* veröffentlichten Bericht über eine Untersuchung zu entnehmen, bei der Freiwillige sich von der typisch amerikanischen Ernährung auf eine rein vegetarische umstellten. Es wurde festgestellt, daß dadurch der Kalziumverlust bei ihnen auf weniger als die Hälfte des vorherigen Werts sank. Auch bei einer rein pflanzlichen Ernährung kann der Körper genügend Protein bekommen, und der zusätzliche Vorteil ist, daß das Kalzium in den Knochen bleibt, wo es sein sollte.

2. *Natrium* Auch Natrium (Salz) begünstigt die Ausscheidung von Kalzium durch die Nieren. Menschen, die ihren Natriumkonsum auf ein bis zwei Gramm täglich reduzieren, verringern dadurch ihren Kalziumbedarf auf 160 mg täglich. Um dies zu erreichen, sollten Sie salzige Snacks und konservierte Nahrungsmittel meiden, denen oft Natrium zugefügt wird, und außerdem sollten Sie bewußt salzarm kochen und auch beim Essen wenig nachsalzen.

3. *Koffein* Kaffee fördert durch seine harntreibende Wirkung die Wasserausscheidung und dadurch auch den Verlust von Kalzium. Wenn Sie täglich mehr als zwei Tassen Kaffee trinken, sollten Sie zu einer koffeinfreien Sorte überwechseln.

4. *Tabak* Raucher verlieren Kalzium. Eine Untersuchung, die mit eineiigen Zwillingen durchgeführt wurde, von denen der eine seit langem rauchte und der andere nicht, ergab, daß bei den Rauchern die Gefahr von Knochenbrüchen um 40 Prozent höher lag als bei den Nichtrauchern.

5. *Bewegungsmangel* Bei aktiven Menschen bleibt das Kalzium in den Knochen, wohingegen Menschen, die in ihrem Leben sehr viel sitzen, Kalzium verlieren.

Auch Zucker fördert den Kalziumverlust. Allerdings ist dies noch nicht so gründlich untersucht worden wie die zuvor genannten fünf Faktoren. Wir werden uns in Kapitel 15 mit der Frage beschäftigen, wie die Wirkung von Zucker auf Kalzium das Risiko der Bildung von Kalziumoxalat-Steinen in den Harnwegen erhöht.

Vitamin D spielt im Hinblick auf Kalzium ebenfalls eine wichtige Rolle, da es die Aufnahme und Konzentration dieses Stoffes im Körper beeinflußt. Wenn Sie Ihre Haut täglich ein paar Minuten lang dem Sonnenlicht aussetzen, produziert sie normalerweise soviel Vitamin D, wie Sie brauchen. Wenn Sie zu wenig oder gar nicht mit Sonnenlicht in Berührung kommen, können Sie Vitamin D auch in Form eines Multivitaminpräparats einnehmen. Die empfohlene Tagesdosis sind 200 I.E. (Internationale Einheiten) = 5 mcg.

Durch ständige Kontrolle der genannten Faktoren haben Sie einen entscheidenden Einfluß darauf, ob das Kalzium Ihrem Körper entzogen wird oder nicht.

Bessere Kalziumquellen

Lebensmittelhersteller, die Milchprodukte und Kalziumtabletten produzieren, erwekken gern den Eindruck, daß zusätzlicher Kalziumkonsum zwangsläufig eine Stärkung der Knochen zur Folge hat. Natürlich brauchen unsere Knochen Kalzium, doch führt die zusätzliche Kalziumaufnahme zu nichts, wenn wir nicht gleichzeitig etwas gegen den ständigen Kalziumverlust tun, indem wir den Konsum von tierischem Protein vermeiden und auch die anderen weiter oben erwähnten Faktoren im Auge behalten.

Ein aufsehenerregender Forschungsbericht der *Harvard Nurses' Health Study* zeigte, wie verfehlt es ist, sich zum Schutz der Knochen auf den Konsum von Milchprodukten zu verlassen. In dieser Untersuchung wurde das Leben von 77 761 Frauen im Alter zwischen 34 und 59 Jahren über 12 Jahre verfolgt und festgestellt, daß es bei denjenigen, die drei oder mehr Gläser Milch täglich tranken, im Vergleich mit denjenigen, die kaum oder gar keine Milch tranken, zu keiner Verringerung des Risikos von Hüft- oder Armbrüchen kam. Die Zahl der Brüche bei den Milchtrinkerinnen war sogar etwas *höher* als bei den übrigen Teilnehmerinnen der Untersuchung.

Andere Untersuchungen bestätigen dieses Ergebnis. Aus Statistiken geht sogar hervor, daß in den Ländern mit dem höchsten Kalziumkonsum das Osteoporoserisiko höher ist als in Ländern, in denen weniger Kalzium konsumiert wird.

Dies ist gar kein so verblüffender Widerspruch, wie es im ersten Augenblick scheinen mag. Länder, in denen die Bevölkerung besonders viel Kalzium konsumiert, sind diejenigen mit einer großen Milchindustrie. Nach etwa vier Lebensjahren nimmt die Fähigkeit von Milchkühen, große Mengen von Milch zu produzieren, ab, und die Tiere werden dann bald zu Hamburgern verarbeitet. Da es in allen Ländern mit einer großen Milchindustrie auch eine große fleischverarbeitende Industrie gibt, ist wohl der ebenfalls sehr hohe Fleischkonsum für die weite Verbreitung von Osteoporose verantwortlich. Milchprodukte enthalten außerdem wie Fleisch tierisches Protein, das dem Körper einen Teil des in diesen Produkten enthaltenen Kalziums sofort wieder entzieht.

Es ist nicht schwer, unserem Körper viel gesundes Kalzium zuzuführen, ohne tierisches Protein zu konsumieren. Die gesündesten Kalziumquellen sind grüne Blattgemüse und Hülsenfrüchte.

Brokkoli, Rosenkohl sowie generell alle Kohlsorten, Blattsenf (Amsoi), Mangold und andere Arten von grünem Gemüse enthalten viel Kalzium, das unser Körper problemlos aufnehmen kann. Eine Ausnahme ist Spinat; er verfügt zwar über große Mengen Kalzium, das sich jedoch nicht so leicht absorbieren läßt.

Hülsenfrüchte sind ideale Kalziumspender

Hülsenfrüchte sind sehr anspruchslose Nahrungsmittel, die große Mengen an Kalzium enthalten. Ein Teller *Baked Beans* enthält mehr als 100 mg Kalzium. Wenn Sie lieber Kichererbsen, Tofu oder andere Hülsenfrüchte sowie Bohnenprodukte essen, können Sie durch diese ebenfalls große Mengen an Kalzium aufnehmen. Außerdem enthalten Hülsenfrüchte Magnesium, das Ihr Körper zusätzlich zum Kalzium benötigt, um die Knochen stärken zu können.

Wenn Sie nach einer Möglichkeit suchen, Kalzium in hochkonzentrierter Form zu sich zu nehmen, können Sie einen mit Kalzium angereicherten Orangensaft wählen. Ein 0,2-Liter-Glas davon enthält etwa 300 mg Kalzium in einer Form, die der menschliche Körper gut aufnehmen kann. Milchprodukte enthalten zwar ebenfalls viel Kalzium, aber eben in Verbindung mit tierischem Protein, Milchzucker, tierischen Wachstumshormonen, Rückständen zahlreicher Medikamente und anderer chemischer Stoffe und einer großen Menge Fett und Cholesterin, sofern es sich nicht um fettarme Varianten dieser Produkte handelt.

Wenn Sie den Kalziumverlust Ihres Körpers einschränken, kommen Sie mit wesentlich weniger neu aufgenommenem Kalzium aus. Nach Richtlinien der Weltgesundheitsorganisation (WHO) brauchen Menschen täglich 400–500 mg Kalzium. Die amerikanischen Gesundheitsbehörden

Kalzium und Magnesium in Lebensmitteln	Kalzium (mg)	Magnesium (mg)
Aprikosen, roh (3 mittlere)	15	8
Gerste (1 Tasse)	57	158
Schwarze Bohnen (1 Tasse, gekocht)	103	91
Brokkoli (1 Tasse, gekocht)	94	38
Vollkornreis (1 Tasse, gekocht)	20	86
Rosenkohl (8 Röschen)	56	32
Butternußkürbis (1 Tasse, gekocht)	84	60
Kichererbsen (1 Tasse, als Konserve)	80	78
Kohl (1 Tasse, gekocht)	358	52
Maisbrot (340 g)	133	–
Datteln, getr. (10 mittlere)	27	29
Englischer Muffin	92	11
Feigen, getr. (10 mittlere)	269	111
Grüne Bohnen (1 Tasse, gekocht)	58	32
Grünkohl (1 Tasse, gekocht)	94	24
Linsen (1 Tasse, gekocht)	37	71
Limabohnen (1 Tasse, gekocht)	32	82
Blattsenf (1 Tasse, gekocht)	150	20
Navel-Orangen (1 mittlere)	56	15
Perlbohnen (1 Tasse, gekocht)	128	107
Haferflocken, Schmelzflocken instant (2 Portionen)	326	70
Orangensaft, kalziumangereichert (1 Tasse)	270	–
Erbsen (1 Tasse, gekocht)	44	62
Pintobohnen (1 Tasse, gekocht)	82	95
Rosinen (²/₃ Tasse)	53	35
Sojabohnen (1 Tasse, gekocht)	175	148
Spinat (1 Tasse, gekocht)	244	158
Süßkartoffeln (1 Tasse, gekocht)	70	32
Mangold (1 Tasse, gekocht)	102	152
Tofu (½ Tasse)	258	118
Vegetarische Baked Beans (1 Tasse)	128	82
Weiße Bohnen (1 Tasse, gekocht)	161	113

Quelle: J.A.T. Pennington, *Bowes and Church's Food Values of Portions Commonly Used,* 16. Aufl. (Philadelphia: J.B. Lippincott, 1994).

geben einen höheren Wert an, doch hängt dies teilweise damit zusammen, daß der starke Konsum von Koffein und Tabak und der weitverbreitete Bewegungsmangel der amerikanischen Bevölkerung einen unverhältnismäßig hohen Verlust von Kalzium zur Folge haben, und sicherlich spielt der große und keineswegs segensreiche Einfluß der amerikanischen milchverarbeitenden Industrie auf derartige Empfehlungen dabei ebenfalls eine wichtige Rolle.

Schutz der Knochen ohne die Risiken einer Hormonbehandlung

Wenn Sie eine Frau sind, wird Ihr Arzt Ihnen wahrscheinlich nach der Menopause die Einnahme eines Östrogenpräparats empfehlen, was den Prozeß des Knochenabbaus aufhalten soll. Die Wirkung solcher Präparate ist jedoch auf lange Sicht ziemlich gering, und sie vermögen den Prozeß der Osteoporose nur selten aufzuhalten oder gar rückgängig zu machen.

Viele Frauen empfinden es als unangenehm, diese Hormone einzunehmen, weil das am häufigsten verschriebene Mittel, *Premarin*, aus dem Urin schwangerer Stuten hergestellt wird, die – wie der amerikanischen Öffentlichkeit wohlbekannt ist – unter grauenhaften Bedingungen gehalten werden.

Viele Ärzte beunruhigt die Tatsache, daß Östrogene das Brustkrebsrisiko erhöhen. In der bereits erwähnten *Harvard Nurses' Health Study* wurde festgestellt, daß bei Frauen, die Östrogene einnehmen, das Risiko einer Erkrankung an Brustkrebs um 30–80 Prozent höher liegt als bei anderen Frauen. Auch die zusätzliche Einnahme von Progesteronderivaten vermag an diesem erhöhten Risiko nichts zu ändern. Angesichts der Tatsache, daß bei nordamerikanischen Frauen ohnehin ein sehr hohes Brustkrebsrisiko besteht, sollte alles, was dieses Risiko noch zusätzlich erhöht, mit größtem Mißtrauen betrachtet werden.

Die Einschränkung des Kalziumverlustes ist sicherlich wesentlich ungefährlicher als die Einnahme von Hormonpräparaten. Auch wenn Sie bereits an Osteoporose leiden, können Sie etwas tun, wodurch sich der Prozeß des Knochenabbaus möglicherweise sogar rückgängig machen läßt.

Wie Osteoporose rückgängig gemacht werden kann

Eine der faszinierendsten Errungenschaften der neuesten medizinischen Forschung ist die Entdeckung, daß ein natürlicher, nicht verschreibungspflichtiger Stoff – pflanzliches Progesteron – bei Knochenabbau tatsächlich die Bildung neuen Knochengewebes fördern kann.

Man kann es nur als ein Geschenk der Natur bezeichnen, daß in wilden Yamswurzeln, Sojabohnen und bestimmten anderen

Pflanzen eine exakte Kopie des menschlichen Hormons Progesteron enthalten ist. Zwar reicht die in gekochter Nahrung enthaltene Menge dieses Stoffs nicht aus, um die gewünschte Wirkung zu erzielen, doch ist es nicht schwer, dieses Progesteron zu isolieren, so daß es in Form einer Hautcreme aufgetragen werden und über die Haut in die Blutbahn gelangen kann. Sobald der Stoff die Knochen erreicht, regt er die Produktion von Osteoblasten an, die bei der Bildung neuer Knochensubstanz eine entscheidende Rolle spielen. In einer über drei Jahre laufenden Untersuchung wurden Frauen, die ihre Menopause bereits hinter sich hatten, mit pflanzlichem Progesteron behandelt. Dadurch konnte die Knochendichte der Untersuchungsteilnehmerinnen um 15 Prozent verbessert werden, was mehr als ausreichend ist, um das Knochenbruchrisiko deutlich zu verringern.

Leider enthalten viele Produkte, auf deren Etiketten «Extrakt aus wilder Yamswurzel» zu lesen ist, nicht genug Progesteron, um die erwünschte Wirkung erzielen zu können. Achten Sie deshalb darauf, daß Sie eine Creme mit ausreichender Wirkstoffmenge verwenden.

Osteoporose bei Männern

Osteoporose ist bei Männern weniger verbreitet als bei Frauen, und auch die Ursachen für die Entstehung dieser Störung sind bei Männern nicht genau die gleichen. In etwa der Hälfte aller Fälle läßt sich eine bestimmte Ursache identifizieren:

• Kortikosteroide wie *Prednison* sind bei Männern häufig der Grund für Knochenschwund und Knochenbrüche. Wenn Sie solche Medikamente einnehmen, sollten Sie mit Ihrem Arzt darüber sprechen, ob und wie sich die Dosis verringern läßt und ob es andere Behandlungsmöglichkeiten gibt.

• Alkohol kann die Knochen schwächen, offenbar indem er die Fähigkeit des Körpers, neues Knochengewebe zum Ausgleich normaler Verluste zu erzeugen, einschränkt. Diese Wirkung stellt sich wahrscheinlich nur dann ein, wenn Sie täglich mehr als zwei Gläser hochprozentige Alkoholika, Bier oder Wein trinken.

• Ein unter dem Normalniveau liegender Testosteronspiegel kann Osteoporose begünstigen. Bei ungefähr 40 Prozent der Männer über 70 liegt der Testosteronspiegel unter dem Normalniveau.

In anderen Fällen sind die Ursachen für Osteoporose bei Männern erheblicher Kalziummangel und unzureichende Vitamin-D-Reserven. Der erste Schritt auf dem Weg zur Lösung ist dann, tierisches Protein, übermäßigen Salzkonsum sowie generell Koffein und Tabak zu meiden und körperlich aktiv zu bleiben. Zweitens sollten Sie nach Absprache mit Ihrem Arzt ein Vitamin-D-Präparat einnehmen. Gewöhnlich enthalten solche Tabletten 200 I.E. (5 mcg), aber Sie können die doppelte Menge einnehmen, wenn Sie gar nicht mit Sonne in Berührung kommen. Falls Sie aufgrund einer zu geringen Magensäureproduktion Schwierigkeiten haben, Kalzium aufzunehmen, kann Ihr Arzt Ihnen ein Salzsäurepräparat verschreiben.

Was kann man gegen normale Rückenschmerzen tun?

1. Suchen Sie Ihren Arzt auf. Eine gute Diagnose ist wichtig. Meist verschwinden Rückenschmerzen von selbst wieder, doch manchmal zeigen sie eine Infektion, Krebs oder andere schwere Krankheiten an, die eine sofortige gezielte Behandlung erfordern. Wenn Sie unter neu auftretenden starken oder akuten Nervenbeschwerden leiden oder unter solchen, die mit einem Mal stärker werden oder auf beiden Körperseiten auftreten, oder wenn sich bei Ihnen plötzlich Inkontinenz oder Schwierigkeiten beim Urinieren einstellen, sollten Sie sofort einen Arzt aufsuchen. Auch wenn bei Kindern Rückenschmerzen auftreten, sollten diese sofort von einem Arzt untersucht werden.

2. Stellen Sie sich auf eine Ernährung und Lebensweise um, die den Plaqueabbau in Ihren Arterien fördert. Dies erfordert eine sehr fettarme Ernährung, regel-

mäßiges Körpertraining, Reduzierung von Alltagsstreß und gänzlichen Verzicht auf Tabakkonsum. Nähere Einzelheiten hierzu finden Sie in Kapitel 2. Dies ist ein wichtiger Rat für jedermann, der für Menschen, die unter Rückenschmerzen leiden, besonders wichtig ist. Wenn Sie sich ausschließlich von pflanzlichen Nahrungsmitteln ernähren, so begünstigt dies nicht nur die Auflösung von Plaques in Ihren Arterien, sondern verhindert auch, daß Ihren Knochen ständig Kalzium entzogen wird.

3. Verwenden Sie beim Kochen so wenig Salz wie eben möglich, und verzichten Sie auf ein Nachsalzen der Speisen am Tisch. Ein maximaler Salzkonsum von 1–2 Gramm ist ideal. Wenn Sie täglich mehr als zwei Tassen Kaffee trinken, sollten Sie eine koffeinfreie Sorte wählen. Auch diese Maßnahmen tragen dazu bei, das Kalzium in Ihrem Körper zu halten.

4. Betreiben Sie nach Absprache mit Ihrem Arzt ein regelmäßiges Körpertraining. Dadurch werden Ihre Schmerzen verringert, Ihre Rückenmuskeln gestärkt, die Regeneration Ihrer Arterien wird gefördert, und Ihre Knochen werden vor Osteoporose geschützt. Bettruhe schadet bei Rückenproblemen gewöhnlich mehr, als sie nützt.

5. Vitamin B$_6$ (50–150 mg täglich) und pulverisierter Ingwer (ein halber bis ein ganzer Teelöffel bzw. 1–2 Gramm täg-

lich) können sich bei Rückenschmerzen ebenfalls als nützlich erweisen.

6. Seien Sie sehr vorsichtig, wenn Ihnen eine Rückenoperation empfohlen wird, und lassen Sie sich in einem solchen Fall zusätzlich von einem zweiten Experten beraten. Allerdings sind Operationen in manchen Fällen unvermeidlich, insbesondere wenn Nerven beschädigt worden sind und wenn Ihr Arzt Ihre Symptome vor diesem Hintergrund beurteilt.

7. Chiropraktische Behandlungen können bei Rückenbeschwerden manchmal helfen. Sie wurden lange von der Schulmedizin abgelehnt, doch liegen mittlerweile Untersuchungsergebnisse vor, die bei Unterrückenschmerzen in manchen Fällen die Anwendung chiropraktischer Methoden nahelegen.

8. Auch einfache Schmerzmittel wie *Ibuprophen* können helfen. Generell sollten betäubende Schmerzmittel bei der Behandlung von Rückenschmerzen vermieden werden. Narkotika erfüllen bei der Behandlung von Krebsschmerzen eine wichtige Funktion, und weil sie dann ohnehin für den permanenten Gebrauch verschrieben werden, spielt der Aspekt der Entzugserscheinungen keine Rolle. Bei Rückenschmerzen jedoch, die manchmal sehr hartnäckig sind und immer wieder auftreten, können bei Verwendung dieser Stoffe leicht Abhängigkeiten entstehen.

9. Frauen können zur Heilung von Osteoporose pflanzliches Progesteron verwenden. Cremes zur Absorption des Stoffes über die Haut sind besonders empfehlenswert. Normalerweise wird dabei jeden Monat über zwei bis drei Wochen ein Topf, der 60 Gramm der Creme enthält, auf Bereichen der Körperoberfläche verteilt, an denen die Haut besonders dünn ist. Anschließend wird die Behandlung bis zum folgenden Monat unterbrochen.

2. Schmerzen in der Brust und Reinigung der Arterien

Wir sind es gewöhnt, Schmerzen in der Brust für einen chronischen Zustand zu halten, der eine ständige medikamentöse Behandlung erfordert und häufig im Operationssaal endet. Wenn die Arterien, die den Herzmuskel mit Blut versorgen, allmählich durch Ablagerungen von Cholesterin, Fett, Zellen und Abfallstoffen blokkiert werden, gelangt nicht mehr genug Sauerstoff zum Herzmuskel. Dadurch entstehen Schmerzen, die durch Medikamente zeitweilig verringert werden können. Früher oder später wird jedoch ein Eingriff mit einem Ballonkatheter (eine Angioplastie) oder eine Bypass-Operation erforderlich, um die Blutzufuhr zum Herzmuskel wieder zu verbessern. Wird kein derartiger Eingriff vorgenommen, kommt es meist früher oder später zu einem Herzinfarkt.

Bypass-Operationen sind mittlerweile in westlichen Ländern eine Routineangelegenheit, obwohl durchaus das Risiko besteht, einen solchen Eingriff nicht zu überleben. In etwa 6 Prozent der Fälle tritt eine Schädigung des Gehirns ein. Außerdem löst auch eine solche Operation das Problem nur zeitweilig, und nach 6–8 Jahren ist oft eine Wiederholung erforderlich.

Vor diesem düsteren Szenario haben sich mittlerweile wesentlich attraktivere Möglichkeiten entwickelt. Wir werden uns in diesem Kapitel damit beschäftigen, wie sich ausschließlich mit Hilfe einer bestimmten Ernährungsweise der Cholesterinspiegel drastisch senken läßt. Knoblauch, Hafer, Sojaprodukte und erstaunlicherweise auch Hülsenfrüchte und Walnüsse zählen zu den Nahrungsmitteln, die nach gesicherten wissenschaftlichen Erkenntnissen diese cholesterinsenkende Wirkung haben.

Der bei weitem wichtigste Fortschritt ist jedoch Untersuchungen zu verdanken, die gezeigt haben, daß ein Vier-Schritte-Programm, das aus einer einfachen Diät und bestimmten Veränderungen der Lebensweise besteht, einen Selbstreinigungsprozeß der Arterien einzuleiten vermag, ohne daß irgendein Medikament eingenommen oder ein chirurgischer Eingriff vorgenommen werden muß. Die Schmerzen in der Brust verschwinden dadurch völlig, und innerhalb eines Jahres werden auch die Ablagerungen in den Arterien wesentlich verringert.

Als erstes stellten Forscher fest, daß sich Ablagerungen in den Beinarterien beseitigen lassen. Blockierungen dieser Arterien verursachen schon nach kurzem Gehen Muskelschmerzen, ein Zustand, der Klaudikation oder volkstümlich «Schaufensterkrankheit» genannt wird. Durch den Nachweis der Möglichkeit, Arterienblockierungen im Bein aufzulösen, rückte die Beseitigung solcher Ablagerungen selbst in den Herzarterien in den Bereich des Möglichen.

Plaques lassen sich beseitigen – eine aufsehenerregende Studie

Dr. Dean Ornish, einem jungen Arzt, der an der Harvard University ausgebildet wurde, gelang der Nachweis, daß sich Plaques in den Herzkranzgefäßen beseitigen lassen. Seine Veröffentlichungen, die 1990 in der Zeitschrift *Lancet* und 1995 im *Journal of the American Medical Association* erschienen, sind wichtige Meilensteine der modernen Medizin. An den von Dr. Ornish durchgeführten Studien nahmen Herzkranke aus dem Gebiet der San Francisco Bay teil. Die Mitglieder einer Kontrollgruppe wurden gebeten, den Anweisungen ihrer Hausärzte zu folgen. In den meisten Fällen wurden diese Patienten dazu angehalten, statt rotem Fleisch Fisch und Huhn zu bevorzugen, das Huhn vor dem Kochprozeß zu enthäuten, das Rauchen aufzugeben und körperlich aktiv zu bleiben.

Die eigentliche Testgruppe wurde völlig anders behandelt. Ihre Mitglieder sollten sich vegetarisch ernähren, also von Spaghetti mit Knoblauch und Tomatensoße, Minestrone, Bohnen-Burritos, vegetarischem Chilli, Reis-Pilaw usw., jedoch keinesfalls von rotem Fleisch, Geflügel oder Fisch. Der Sinn dieser Anweisungen war, daß die Untersuchungsteilnehmer jeglichen Konsum von tierischem Fett und Cholesterin vermeiden sollten. Dies war

zwar sehr ungewohnt für sie, doch wurde ihnen in speziellen Kursen gezeigt, wie sie sich auch unter Berücksichtigung dieser Einschränkungen schmackhafte Mahlzeiten zubereiten konnten, und manche von ihnen nahmen die während der Kurse zubereiteten Speisen auch mit nach Hause. Außerdem wurden die Mitglieder dieser Testgruppe aufgefordert, nicht zu rauchen, jeden Tag eine halbe Stunde (oder dreimal wöchentlich eine Stunde) spazierenzugehen und regelmäßig Übungen zur Reduzierung von Streß auszuführen, beispielsweise Yoga- oder Meditationsübungen.

Ein Jahr später wurde bei allen Patienten eine Angiographie (eine spezielle Röntgenaufnahme des Herzens und der umgebenden Blutgefäße) durchgeführt, um den Zustand der Arterien zu überprüfen. Die Ergebnisse dieser Untersuchung wurden mit den Ergebnissen eines vor Beginn der Studie durchgeführten gleichartigen Tests verglichen. Das Ergebnis dieses Vergleichs war ein wichtiger Meilenstein in der Geschichte der modernen Medizin. Bei den Mitgliedern der Kontrollgruppe, die täglich Hühnerfleisch ohne Haut oder Fisch gegessen hatten, hatte sich die Situation nicht gebessert, zum Teil sogar verschlechtert. Obwohl sie sich an die Empfehlungen ihrer Ärzte gehalten hatten, waren die Plaques noch größer geworden. Dies zeigte, daß die althergebrachte «Herzdiät» einfach nicht ausreicht, um der Plaqueentwicklung Einhalt zu gebieten.

Bei der zweiten Gruppe hingegen sah das Ergebnis völlig anders aus. Als die Angiogramme dieser Untersuchungsteilnehmer an den Leuchtflächen befestigt und die noch bestehenden Plaques gemessen wurden, stellte sich heraus, daß die Arterien tatsächlich angefangen hatten, *sich selbst zu reinigen*, und zwar so effektiv, daß *der Unterschied bei 82 Prozent der Patienten in dieser Gruppe bereits im ersten Jahr zu erkennen war.*

Dieses erstaunliche Resultat wurde ohne Medikamente und ohne chirurgische Eingriffe erreicht. Die Plaques waren durch nichts anderes als eine strikt vegetarische Ernährung in Verbindung mit einem leichten, regelmäßigen Körpertraining, Übungen zur Streßreduzierung und durch völligen Verzicht auf Tabakkonsum verringert worden.

Die Schmerzen in der Brust ließen bereits nach wenigen Wochen nach und waren lange vor Ende des Jahres völlig verschwunden. Außerdem nahmen die Untersuchungsteilnehmer in dieser Gruppe auch ab – durchschnittlich mehr als zwanzig Pfund –, und sie fühlten sich vitaler als seit vielen Jahren.

Und die Patienten sind begeistert

Als die Berichte über diese Studie erstmals veröffentlicht wurden, bezweifelten einige Kritiker, ob es möglich sei, eine solche Diät

zu befolgen. Sie waren der Meinung, wenn dies schlicht zu anstrengend sei, sei die Frage, ob sie ihren Zweck erfülle, ohnehin zweitrangig. Ich ging diesem Problem in einer Studie nach, die ich gemeinsam mit Dr. Ornish und seinem Kollegen Dr. Larry Scherwitz durchführte. Wir befragten zu diesem Zweck alle Patienten der beiden Gruppen, die an der oben erwähnten Untersuchung teilgenommen hatten, wobei wir durch quantitative Messungen feststellten, wie sehr den Teilnehmern die Ernährung, der sie folgen mußten, gefiel, wieviel Mühe es sie kostete, die betreffenden Speisen zuzubereiten, wie ihre Familien darauf reagiert hatten, ob sie die von Ornish empfohlene Diät oder eine medikamentöse Behandlung vorzogen und ob sie vorhatten, sich auch in Zukunft auf die neue Weise zu ernähren.

Die Resultate dieser Befragung waren sehr aufschlußreich. Die Gruppe der strengen Vegetarier hatte anfangs ein wenig über ihre Diät gemurrt. Die Mitglieder der Testgruppe mußten eine neue Einstellung zur Ernährung entwickeln und neue Zubereitungsmethoden erlernen. Es hatte etwa sechs Wochen gedauert, bis ihnen dies keine Probleme mehr bereitete. Doch hatte sich in dieser Zeit auch ihr Geschmack verändert. Sie lernten, feinere Geschmäcke zu schätzen, und fingen an, die für sie neuartigen Speisen zu genießen.

Ihre Erfahrung entsprach etwa derjenigen von Menschen, die von Vollmilch zu fettarmer Milch überwechseln: Zunächst empfinden sie die fettarme Milch als wäßrig und geschmacklos, doch nach ein paar Wochen haben sie sich daran gewöhnt, die Vollmilch erscheint ihnen als zu dick, und sie erinnert sie ein wenig an Wandfarbe. Damit kein Mißverständnis aufkommt: Fettarme Milch sollte ebensowenig Bestandteil einer Herzdiät sein wie alle anderen Milchprodukte. Ich wollte mit Hilfe dieses Beispiels nur veranschaulichen, wie schnell wir uns an fettärmere Nahrungsmittel und neuartige Geschmäcke gewöhnen können*.

Was mich an den Ergebnissen dieser Untersuchung überraschte, war die Reaktion der Kontrollgruppe, die Huhn, Fisch und «mageres» Fleisch gegessen hatte. Auch ihre Mitglieder murrten über ihre Diät. Einige sagten, sie hätten keine Freude mehr am Leben, und sie würden Abend für Abend Huhn oder Fisch essen. Das Schlimmste war jedoch, daß all ihre Mühe zu nichts geführt hatte. Sie benötigten nach wie vor Medikamente und hatten auch immer noch Schmerzen.

Die Moral dieser Geschichte ist, daß Menschen über *jede* Veränderung ihrer alltäglichen Gewohnheiten murren, daß sie sich jedoch nach einigen Wochen an eine neue Situation gewöhnen. Und wenn eine solche Veränderung ihnen deutliche Vorteile bringt, haben sie gewöhnlich nichts dagegen, den neuen Regeln auch weiterhin zu folgen. Deshalb können Ärzte ihren Patienten ruhig eine konsequentere und wirksamere Diät als die alte «Herzdiät» empfehlen, die im Grund nicht viel mehr als ein Placebo ist.

Während der Interviews teilten mir mehrere Patienten mit, wie viel ihnen die neue Diät bedeute. Einer von ihnen, dessen Cholesterinwert durch die Diät von 250 auf 100 gesunken war, betonte, Ärzte sollten nie annehmen, ihre Patienten seien nicht bereit, etwas Neues auszuprobieren. «Zu viele Ärzte projizieren ihre eigenen Vorstellungen auf ihre Patienten, die jedoch oft eine völlig andere Sicht der Dinge haben», sagte er. Ein anderer bekannte: «Ich hätte nie geglaubt, was diese Diät bei mir bewirkt hat. Ich würde sie jedem empfehlen.»

In diesem Kapitel werde ich erläutern, wie diese hochwirksame Methode zur Reinigung der Arterien funktioniert und wie leicht es ist, sie umzusetzen. Sollten Sie auch nur im geringsten zögern, sie zu erproben, empfehle ich Ihnen, den Versuch zunächst auf drei Wochen zu begrenzen. In dieser kurzen Zeitspanne kann die Methode zwar nicht ihre volle Wirkung entfalten, aber Sie können zumindest die ersten positiven Auswirkungen beobachten. Und vielleicht werden Sie über die Stärke der Wirkung überrascht sein.

---

* Obwohl fettarme Milch wesentlich weniger Fett enthält als Vollmilch, enthält sie immer noch Milchprotein, Laktosezucker und chemische Verunreinigungen. Anders als pflanzliches Protein erhöht Milch den Cholesterinspiegel. Welche Auswirkungen diese Stoffe auf die Gesundheit haben, lesen Sie auf den Seiten 117f. und 223f.

Nutzen Sie die natürlichen Heilfähigkeiten Ihres Körpers
Ihre Arterien sind bereit und in der Lage, sich zumindest von einem Teil der angesammelten Plaques zu befreien. Solange Ihr Blut jedoch mit Cholesterin- und Fettpartikeln gesättigt ist, die die natürlichen Heilungsmechanismen in ihrer Wirkung behindern, wird es nicht zu einem Abbau der Plaques kommen. Einfache Veränderungen der Ernährung können die ständige Irritation unterbinden und den Heilungsprozeß einleiten.

Um die Bedeutung dieses Prozesses deutlich zu machen, werden wir uns nun eingehender damit beschäftigen, was Cholesterin und Fett im Körper bewirken und warum entsprechende Ernährungsumstellungen eine so positive Wirkung haben.

Cholesterinfreie Nahrungsmittel

Die Leber des Menschen produziert normalerweise eine kleine Menge Cholesterin, die unser Körper als eine Art Zement für die Zellmembranen benötigt. Außerdem fungiert Cholesterin als Rohmaterial für die Produktion von Hormonen wie Östrogen und Testosteron. Doch begünstigt schon eine leichte Erhöhung der Cholesterinteilchen im Blut die Plaquebildung in den Arterien. Das Cholesterin dringt durch die Wände der Blutgefäße und regt die Muskelzellen, die die Arterienwände stärken sollen, zu verstärktem Wachstum an.

Dadurch passiert etwas ähnliches, wie wenn man einen Reifen mit einem Stahlband einschnürt. In Kulturen, in denen viel Fleisch gegessen wird, beginnt dieser Prozeß bereits in der Kindheit und setzt sich im weiteren Verlauf des Lebens langsam, aber sicher fort, bis bestimmte Arterien schließlich völlig blockiert sind und die Betroffenen sich in der Notaufnahme eines Krankenhauses wiederfinden.

Manche Nahrungsmittel enthalten selbst Cholesterin, andere regen die Leber zur Cholesterinproduktion an. Die Folge ist in beiden Fällen, daß eine zu große Menge von diesem «Zement» in die Blutbahn gelangt und sich an Stellen ablagert, wo er weder benötigt wird noch erwünscht ist: Er heftet sich in Form von Plaques an die Arterienwände und blockiert früher oder später die Blutzirkulation in den betreffenden Adern vollständig.

Nahrungsmittel, die Cholesterin enthalten, sind tierischen Ursprungs. Huhn, Rind, Fisch und alle anderen Tiere, die ebenso wie wir Menschen eine Leber haben, produzieren während ihres ganzen Lebens Cholesterin, das sich in ihren Zellen sammelt. Deshalb wird durch jedes tierische Nahrungsmittel, das wir konsumieren – Fleisch, Milch, Eier und tierisches Gewebe jeder Art – unserem eigenen Cholesterin tierisches hinzugefügt.

Und so beeinflußt das Cholesterin, das wir mit der Nahrung zu uns nehmen, das Cholesterin in unserem Blut: 110 g Rindfleisch enthalten ungefähr 100 mg Cholesterin. Und pro 100 mg Cholesterin, die wir täglich zu uns nehmen, steigt unser Cholesterinspiegel um 5 Punkte (das sind 5 mg pro Deziliter). Die meisten Menschen nehmen 500–600 mg Cholesterin täglich zu sich, was ihren Cholesterinspiegel um etwa 25–30 Punkte erhöht. Und das ist nur die Wirkung des Cholesterins, das wir mit der Nahrung aufnehmen. Das in Nahrungsmitteln enthaltene Fett vergrößert das Problem noch zusätzlich. Wie dies vor sich geht, werden Sie gleich hören.

110 g Rindfleisch sind eine kleine Portion, ungefähr von der Größe einer Schachtel Zigaretten. *Doch erstaunlicherweise enthält Huhn ungefähr die gleiche Cholesterinmenge wie Rindfleisch.* Hühnerfleisch enthält je nach Zubereitung etwas weniger Fett, aber auch eine Portion Huhn von 110 g enthält ungefähr 100 mg Cholesterin. Und auch in ca. 0,6 Liter Vollmilch oder in einem halben Ei sind 100 mg Cholesterin enthalten.

Pflanzen hingegen sind völlig frei von Cholesterin – denn sie haben keine Leber, die diesen Stoff produziert. Spaghetti, Tomaten, Baked Beans, Bananen, Brokkoli, Warzenmelonen sowie auch alle anderen pflanzlichen Nahrungsmittel enthalten keinerlei Cholesterin. Dies ist der erste Grund für die Empfehlung, tierische Nahrungsmittel generell durch pflanzliche zu ersetzen. Der zweite und noch wichtigere hängt mit dem Fett zusammen.

Beschränken Sie Ihren Fettkonsum auf ein Minimum

Als ich in Nord-Dakota aufwuchs, briet meine Mutter Streifen von Schinkenspeck, die sie mir zusammen mit Eiern und Toast auftischte. Wenn der Speck gar war, goß sie das heiße Fett, das beim Braten aus dem Speck ausgetreten war, in einen Behälter und bewahrte ihn auf, um am folgenden Tag Eier darin zu braten. Wenn dieses ausgelassene Fett kalt wird, verwandelt es sich in eine wachsartige feste Masse, ein Zeichen dafür, daß es eine große Menge an *gesättigten Fettsäuren* enthält. Diese Art von Fett macht Kardiologen die größten Sorgen, weil es die Leber zur Produktion von zusätzlichem Cholesterin anregt. Die gesättigten Fettsäuren, die sich im Fleisch befinden, haben sogar einen noch stärkeren Einfluß auf den Cholesterinspiegel im Blut als das fertige Cholesterin, das wir mit tierischer Nahrung zu uns nehmen.

Pflanzliche Öle hingegen enthalten große Mengen *ungesättigter Fettsäuren.* Deshalb bleiben sie bei Raumtemperatur flüssig, und durch ihren Verzehr wird auch der Cholesterinspiegel nicht erhöht. Ausnahmen sind tropische Öle (Kokosöl, Palmöl und Palmkernöl) sowie gehärtete (hydrierte) Öle, die reich an gesättigten Fettsäuren und manchmal in speziellen Backfetten für Bäcker enthalten sind.

Diäten, deren Ziel die Reinigung der Arterien ist, empfehlen deshalb ausschließlich pflanzliche Nahrungsmittel, weil alle tierischen Nahrungsmittel – Geflügel, Fisch, Rind, Eier und Milchprodukte – *sowohl* Cholesterin als auch gesättigte Fettsäuren enthalten. Durch ausschließliche Ernährung von fettarmen pflanzlichen Nahrungsmitteln vermeiden Sie jeden Cholesterinkonsum und nehmen außerdem so gut wie keine gesättigten Fettsäuren zu sich.

Aus der weiter unten folgenden Tabelle ist zu entnehmen, daß Hühnerfleisch in seinem Fett- und Cholesteringehalt Rindfleisch ähnelt. Bei Fischen ist die Situation unterschiedlich. Einige Arten enthalten weniger Fett als Rindfleisch, andere mehr, und alle enthalten ziemlich viel Cholesterin. Pflanzliche Nahrungsmittel hingegen – ganz gleich, ob Gemüse, Obst, Getreide oder Hülsenfrüchte – enthalten allesamt *kein Cholesterin*, und bei fast allen liegt der Fettanteil unter 10 Prozent.

Ein Wechsel vom Rindfleisch- zum Geflügelkonsum senkt also den Cholesterinspiegel nicht sonderlich. Eine umfassende Studie, die von fünf Kliniken gemeinsam durchgeführt wurde, ergab, daß die typischen «Herzdiäten», die den Konsum geringer Mengen von Huhn und Fisch gestatten, den Cholesterinspiegel nur um 5 Prozent senken. Das reicht nicht aus, um einen Herzinfarkt zu verhindern oder Patienten die Einnahme cholesterinsenkender Medikamente zu ersparen, ganz zu schweigen von einer Heilung.

Tierische und pflanzliche Produkte im Vergleich	Fett (% der Kal.)	Cholesterin (mg)
Rind, mager, 110 g	25	103
Schweinelende, mager, 110 g	26	106
Hühnerbrust, ohne Haut, 110 g	23	97
Putenbrust, ohne Haut, 110 g	18	79
Heilbutt, 110 g	19	47
Königslachs, 110 g	52	96
Baked Beans	4	0
Blumenkohl	6	0
Linsen	3	0
Kartoffeln	1	0
Reis	2	0
Spaghetti	4	0
Spinat	9	0
Süßkartoffeln	1	0

Quelle: J.A.T. Pennington, *Bowes and Church's Food Values of Portions Commonly Used*, 16. Aufl. (Philadelphia: J.B. Lippicott, 1994)

Wenn es einem Patienten nicht gelingt, mit Hilfe einer Diät seinen Cholesterinspiegel zu senken, machen die Ärzte gewöhnlich genetische Einflüsse dafür verantwortlich und empfehlen ihnen statt einer wirksameren Diät Medikamente. Alle Herzpatienten sollten jedoch einen Versuch mit einer rein vegetarischen Diät machen.

Probieren Sie die im weiteren Verlauf dieses Kapitels beschriebenen Empfehlungen drei Wochen lang aus. Sehr wahrscheinlich wird es Ihnen danach schon besser gehen. Sie werden überflüssige Pfunde verlieren, und wenn Sie nach dieser Zeit Ihren Cholesterinspiegel überprüfen lassen, wird er wahrscheinlich niedriger sein. Und dies ist nur der Anfang. Das volle Ausmaß der Wirkung einer solchen Diät wird sich erst nach einigen Monaten einstellen. Der Rezeptteil am Ende dieses Buches soll Ihnen die Gewöhnung an die neue Ernährungsweise erleichtern. Die Rezepte stammen von Jennifer Raymond, die in Dr. Ornishs bahnbrechendem Behandlungsprogramm als Kochlehrerin mitarbeitet.

Die Planung von Mahlzeiten, die die Selbstreinigung der Arterien fördern

Ein Menü zu planen, das gesund für das Herz ist, ist leicht. Ihre Arterien übernehmen die restliche Arbeit dann selbst.
1. Ihre Mahlzeiten sollten vier Gruppen von Nahrungsmitteln umfassen:

Getreide und Getreideprodukte: Reis, Pasta, Brot, Hafergrütze, Zerealien usw.
Hülsenfrüchte (Leguminosen): Bohnen, Erbsen, Kichererbsen und Linsen
Gemüse: Spargel, Brokkoli, Karotten, Blumenkohl, Kartoffeln, Spinat, Süßkartoffeln, Mangold usw.
Obst: Äpfel, Bananen, Orangen, Birnen, Erdbeeren usw.
2. Meiden Sie alle tierischen Nahrungsmittel. Rotes Fleisch, Geflügel, Fisch, Eier und Milchprodukte enthalten alle Cholesterin und sehr viel Fett. Es ist wichtig, all dies *völlig* zu meiden. Schon der Konsum kleiner Mengen davon kann den Cholesterinspiegel erstaunlich beeinflussen, einmal ganz abgesehen davon, daß die Geschmacksknospen auf der Zunge dadurch zum vermehrten Konsum fetter Geschmäcke verführt werden.
3. Verwenden Sie auch pflanzliche Öle nur sehr sparsam. Auch das Öl und Fett, das Sie zum Kochen und Backen und für den Salat verwenden, trägt zur Erhöhung des Cholesterinspiegels bei. Obwohl pflanzliche Fette generell besser sind als tierische, enthalten auch sie gesättigte Fettsäuren, weil alle Fette und Öle sich aus verschiedenen Fettsäurearten zusammensetzen.
Wir bezeichnen zwar Olivenöl und auch andere Öle als rein (oder sogar als «jungfräulich»), doch sollten wir dabei nicht vergessen, daß sie hochkonzentriert und

somit im biologischen Sinne unnatürlich sind. Olivenöl wird durch Auspressen Tausender Oliven hergestellt, und die ausgepreßten Gewebereste werden weggeworfen. Ebenso wird Maisöl aus zahllosen Maiskolben gewonnen, wobei die komplexen Kohlehydrate, die pflanzlichen Fasern und das Protein dieser Getreideart ungenutzt bleiben. Wenn Sie größere Mengen dieser pflanzlichen Öle verwenden, so kann auch dadurch der Cholesterinspiegel steigen.

4. Zur Abrundung Ihrer Ernährung brauchen Sie eine Vitamin-B$_{12}$- Quelle. Diesen Zweck kann ein normales Multivitaminpräparat ebenso erfüllen wie mit Vitamin B$_{12}$ angereicherte Sojamilch oder ein spezielles B$_{12}$-Präparat, das als Tagesdosis 5 mcg oder mehr enthält.

Bei der Zusammenstellung von Mahlzeiten aus den empfohlenen Zutaten ziehen manche Menschen einfache und bekannte Gerichte vor: Salate, *Baked Beans*, Kartoffelpüree, Grüne-Bohnen-, Brokkoli-, Linsen-, Gemüse oder Erbsensuppe. Andere greifen gern auf jene Fleischersatzprodukte zurück, die seit einigen Jahren in Geschäften für biologische Lebensmittel verkauft werden: vegetarische Hamburger und ähnliche Dinge, die meist aus Sojabohnen und Weizengluten hergestellt werden. Andere beziehen ihre Anregungen aus den traditionellen Küchen der verschiedensten Länder, weshalb sie Gerichte wie Minestrone, Spaghetti Marinara, Pasta mit Bohnen, mexikanische Bohnen-Burritos mit spanischem Reis, Curries, Hummus, vegetarische Sushis und dergleichen zubereiten.

Der Anteil gesättigter Fettsäuren in Ölen und Fetten

Die Tabelle zeigt, wie groß der Anteil der gesättigten Fettsäuren am Gesamtfettgehalt der einzelnen Produkte ist.

Tierische Fette	%	Pflanzliche Öle	%	Tropische Öle	%
Rindertalg	50	Rapsöl	7	Kokosöl	87
Hühnerfett	30	Maisöl	13	Palmkernfett	82
Schweineschmalz	39	Baumwollsaatöl	26	Palmkernöl	49
Putenfett	30	Olivenöl	13		
		Erdnußöl	17		
		Distelöl	9		
		Sesamöl	14		
		Sojaöl	15		
		Sonnenblumenöl	10		

Quelle: J.A.T. Pennington, *Bowes and Church's Food Values of Portions Commonly Used*, 16. Aufl. (Philadelphia: J.B. Lippicott, 1994)

Wenn Sie eine besondere Vorliebe für sehr sämige Soßen haben, gibt es dafür eine erstaunliche Anzahl gesünderer Alternativen. Essen Sie auf Ihrem Toastbrot Marmelade oder Zimt statt Butter oder Margarine. Essen Sie Dijonsenf zu Folienkartoffeln. Schauen Sie sich einmal das Regal mit den fettfreien Salatsoßen in Ihrem Supermarkt genauer an. Lesen Sie aber bei industriell hergestellten Nahrungsmitteln stets genau das Etikett. Gehärtete und teilgehärtete Fette in Snacks, Backwaren und Margarine haben die gleichen negativen Eigenschaften wie tierische Fette und erhöhen ebenfalls den Cholesterinspiegel.

Nahrungsmittel mit spezifischen Wirkungen

Einige Nahrungsmittel senken den Cholesterinspiegel noch stärker und schützen außerdem gegen die Schäden, die Cholesterin verursacht. Sie sind zwar kein Ersatz für eine fettarme vegetarische Ernährung, die allein Plaques aufzulösen vermag, doch können sie einen zusätzlichen günstigen Einfluß ausüben.

- Haferprodukte enthalten *lösliche Faserstoffe*, die den Cholesterinspiegel senken. Solche Faserstoffe sind auch in Bohnen, Gerste, Gemüse und Obst enthalten. Eine 110-Gramm-Portion Bohnen senkt den Cholesterinspiegel beträchtlich.
- Sojaprodukte wirken besonders cholesterinsenkend, einmal ganz abgesehen davon, daß sie kein Cholesterin und kein tierisches Fett enthalten. Wenn Sie Burger aus Sojabohnen statt aus Rindfleisch essen, vermeiden Sie nicht nur den Konsum von tierischem Fett und Cholesterin, sondern profitieren außerdem von der cholesterinsenkenden Wirkung der Sojabohnen.
- Knoblauch senkt schon in relativ kleinen Mengen den Cholesterinspiegel deutlich. Diese Wirkung läßt sich bereits durch den Konsum einer halben bis einer Knoblauchzehe täglich erzielen.
- Auch Walnüsse senken den Cholesterinspiegel. Sie enthalten soviel Fett wie alle anderen Nüsse, doch aus bisher nicht völlig geklärten Gründen verringern sie die Cholesterinmenge im Blut. In wissenschaftlichen Untersuchungen wurde festgestellt, daß sich diese Wirkung durch den Konsum von ca. 90 Gramm täglich über vier Wochen erzielen läßt.
- Nahrungsmittel, die reich an Beta-Carotin, Vitamin E und Vitamin C sind, verringern die schädlichen Wirkungen des Cholesterins im Blut. Ob Sie es glauben oder nicht: Dies erreichen die genannten Stoffe, indem sie eine Schädigung der Cholesterinteilchen im Blut verhindern. Sind diese beschädigt, werden sie von den Arterienwänden absorbiert, und es entstehen Plaques. Wenn es dem Cholesterin ermöglicht wird, dorthin zu gelangen, wohin es gehört, ohne daß es auf dem Weg beschädigt wird, wird das Risiko der

Blockadenbildung verringert. Orangefarbene Gemüsesorten wie Karotten, Süßkartoffeln und Kürbisse sind reich an Beta-Carotin, und dies gilt auch für grüne Blattgemüse. Getreide, Gemüse und Hülsenfrüchte sind reich an Vitamin E.

Einige medizinische Fachbegriffe

Angina ist die Bezeichnung für Schmerzen im Brustbereich, die durch eine unzureichende Blutversorgung des Herzens verursacht werden.

Arteriosklerose, manchmal auch Arterienverhärtung genannt, ist ein Zustand, bei dem Cholesterin, Fett und Zellen in den Arterien Plaques bilden und dadurch den Blutfluß einschränken.

Klaudikation oder volkstümlich «Schaufensterkrankheit» ist eine Bezeichnung für Schmerzen in den Beinen, die entstehen, wenn die Beinarterien durch Plaques blockiert sind. Diese Schmerzen können beim Gehen oder Treppensteigen auftreten, und sie verschwinden gewöhnlich wieder, wenn man sich ausruht. Blockierungen in den Beinarterien lassen sich ebenso wie Blockierungen der Koronararterien nachweislich auflösen.

Koronararterien versorgen den Herzmuskel mit Nährstoffen. Ihr Name basiert darauf, daß sie das Herz wie eine Krone umgeben.

Ein *Herzinfarkt* tritt ein, wenn die Koronararterien blockiert sind und ein Teil des Herzmuskels durch Sauerstoffmangel abstirbt.

Bei einem *Schlaganfall* stirbt infolge einer Blockierung oder einer Schädigung der zum Kopf führenden Arterien ein Teil des Gehirngewebes ab.

Zitrusfrüchte enthalten ebenso wie viele andere Früchte und Gemüsearten viel Vitamin C.

• Seien Sie vorsichtig mit dem Konsum von Eisen, denn dieses Spurenelement beschleunigt die Entstehung von Herzkrankheiten, indem es als Katalysator für die Produktion freier Radikaler fungiert, die Cholesterinpartikel beschädigen und dadurch die Gefahr der Plaquebildung erhöhen. Die roten Blutkörperchen benötigen etwas Eisen, um den Sauerstoff zu transportieren, doch kann ein Zuviel gefährlich werden.

Es ist vorteilhaft, Eisen aus pflanzlichen Quellen (grünen Blattgemüsen und Hülsenfrüchten) statt aus Fleisch zu beziehen. Das in pflanzlichen Nahrungsmitteln enthaltene Eisen vermag der menschliche Körper, wenn er unter Eisenmangel leidet, besser aufzunehmen, und er nimmt weniger davon auf, wenn er über mehr Eisen verfügt. Fleisch hingegen enthält eine Form von Eisen, deren Aufnahme der menschliche Körper nicht beeinflussen kann. Dieses Eisen gelangt selbst dann in das Blut, wenn der Körper bereits über genügend Eisen verfügt, so wie es bei den meisten Männern und bei Frauen nach der Menopause der Fall ist. Auf Seite 105 wird erklärt, wie Sie Ihren Eisenbedarf überprüfen und sich die Eisenmenge, die Sie brauchen, zuführen können.

• Bestimmte B-Vitamine können vorbeugend gegen Herzinfarkt wirken. Vitamin

B_6, B_{12} und Folsäure unterstützen die Aufschließung einer Aminosäure namens *Homozystin*, die sich bei manchen Menschen im Blut ansammelt und Arterienblockaden fördert. Bei Menschen mit einem besonders hohen Homozystinspiegel ist das Herzinfarktrisiko unter Umständen dreimal so hoch wie bei Menschen, in deren Blut sich nur eine geringe Menge dieses Stoffs befindet.

Bohnen, Gemüse und Obst sind reich an Folsäure und Vitamin B_6. Handelsübliche Multivitaminpräparate für den täglichen Gebrauch enthalten ausreichende Mengen dieser Vitamine sowie auch von Vitamin B_{12}. Tierische Nahrungsmittel enthalten nur sehr wenig Folsäure und große Mengen der Aminosäure Methionin, aus der das gefährliche Homozystin entsteht.

Überprüfung des Cholesterinspiegels

Ein Cholesterintest kann über die Wahrscheinlichkeit des Risikos von Herzproblemen Aufschluß geben. Dabei ist jedoch zu bedenken:

• Ein Cholesterintest ist immer nur ein allgemeiner Indikator für das Bestehen eines Risikos, jedoch kein absolut zuverlässiger Maßstab.

• Cholesterintests geben über nichts anderes als über das Risiko von Herzerkrankungen Aufschluß. Wenn der Cholesterinspiegel niedrig ist, so ist dies noch kein

Grund, sich an Hähnchenschenkeln und Fisch-Sandwiches gütlich zu tun. Die gleichen fettreichen Nahrungsmittel, die Herzkrankheiten verursachen, sind auch für Darm-, Brust- und Prostatakrebs, Diabetes, Gallensteine, Gewichtsprobleme und viele andere Krankheiten und Beschwerden verantwortlich, und ein niedriger Cholesterinspiegel sagt nichts über ein eventuell bestehendes Risiko einer solchen Erkrankung aus.

• Das Cholesterin in den Nahrungsmitteln, die Sie essen, erhöht das Risiko einer Arterienblockade, und zwar unabhängig von der Wirkung dieser Speisen auf den Cholesterinspiegel im Blut. Eine Langzeitstudie mit Männern, die für die Western Electric Company in der Nähe von Chicago arbeiteten, wurde 1957/58 begonnen und erstreckte sich über 25 Jahre. Im Verlauf dieser Untersuchung stellte sich heraus, daß diejenigen unter den Teilnehmern, deren Nahrung höhere Cholesterinmengen enthielt, *unabhängig vom Cholesterinspiegel im Blut* doppelt so oft Herzkrankheiten bekamen wie die übrigen. Daraus läßt sich nur der Schluß ziehen, daß es in jedem Fall gut ist, Nahrungsmittel zu meiden, die Cholesterin enthalten – also alle tierischen Produkte –, ganz gleich, wie hoch Ihr Cholesterinspiegel ist.

• Ihr Arzt überprüft nicht nur die Gesamtcholesterinmenge in Ihrem Blut, sondern auch den Anteil der Lipoproteine hoher

Dichte (HDL). HDL ist die Form von Cholesterin, die Ihr Körper benutzt, um das Cholesterin zur Ausscheidung zu transportieren. Manchmal wird es auch als «gutes Cholesterin» bezeichnet. Wenn Ihr HDL-Spiegel niedrig ist, so bedeutet dies, das das Cholesterin, das sich in Ihrem Körper befindet, eine Weile darin bleiben wird. Zum Glück können Sie dagegen etwas unternehmen. Durch Körpertraining und Vitamin-C-reiche Nahrung läßt sich der Anteil an «gutem» HDL erhöhen. Rauchen und Übergewicht hingegen verringern die HDL-Menge tendenziell.

Seien Sie nicht beunruhigt, wenn Sie feststellen, daß eine gesunde vegetarische Ernährung alle Formen von Cholesterin in Ihrem Körper, also auch das HDL verringert. Dies zeigt nur, daß sich weniger Cholesterin in Ihrem Körper befindet und daß deshalb auch weniger Cholesterin abtransportiert werden muß. Der relative Anteil an Cholesterin in HDL-Form gemessen an der Gesamtmenge wird mit Sicherheit höher werden.

- In Nahrungsmitteln ist niemals «gutes» Cholesterin enthalten. Deshalb sind Cholesterinvorkommen in Nahrungsmitteln immer nachteilig. Das HDL in Ihrem Blut wird nur deshalb als «gut» bezeichnet, weil sicher ist, daß es den Körper verlassen wird.
- Triglyzeride sind spezielle Fettmoleküle, die in der Leber produziert werden und die in das Blut gelangen. Wenn sie in großen Mengen vorhanden sind, erhöhen sie das Risiko einer Herzerkrankung. Fettarme Diäten verringern generell sowohl die Triglyzerid- als auch die Cholesterinmenge, und insbesondere Bohnen und andere Hülsenfrüchte sowie Knoblauch senken den Triglyzeridspiegel deutlich. Durch Körpertraining und Gewichtsreduktion kann das gleiche Ergebnis erzielt werden. Hingegen hat Zuckerkonsum, auch der Konsum von natürlichem Fruchtzucker, eine Erhöhung der Triglyzeridmenge zur Folge.

Wie man einen Cholesterintest interpretiert

Ärzte überprüfen gewöhnlich zunächst die Gesamtmenge der verschiedenen Arten von Cholesterin, die sich im Blut befinden. Es folgt eine Faustregel zur Interpretation der Ergebnisse solcher Tests. In den USA werden Cholesterinspiegel in Milligramm pro Deziliter gemessen. Die meisten anderen Länder verwenden eine andere Maßeinheit, Millimol (mmol) pro Liter, für welche die Werte jeweils in Klammern angegeben sind.

- *über 240 mg/dl (6,2 mmol/l):* hohes Risiko
- *200–240 mg/dl (5,2–6,2 mmol/l):* überdurchschnittliches Risiko
- *205 mg/dl (5,3 mmol/l):* Durchschnittswert amerikanischer Erwachsener
- *150 mg/dl (3,9 mmol/l) oder weniger:* sehr geringes Risiko

Wenn Ihr Gesamtcholesterinspiegel unter 150 mg pro Deziliter (oder 3,9 mmol pro Liter) liegt, ist Ihr Risiko einer Herzerkrankung extrem niedrig. Jeder Mensch sollte einen Cholesterinwert in diesem Bereich anstreben. Die von den Gesundheitsbehörden festgelegten Durchschnittswerte (z. B. 200 mg/dl bzw. 5,2 mmol/l) sind irreführend.

Wenn Ihr Gesamtcholesterinspiegel über 150 mg/dl liegt, überprüft Ihr Arzt, wie hoch der HDL-Anteil ist. Im Idealfall sollte er etwa ein Drittel der Gesamtcholesterinmenge ausmachen. Bei den meisten Nordamerikanern liegt der HDL-Wert jedoch bei nur 20 Prozent der Gesamtcholesterinmenge. Das bedeutet, daß nicht genug Cholesterin aus dem Körper ausgeschieden wird.

Ein Triglyzeridspiegel von mehr als 150 mg/dl (1,7 mmol/l) wird als hoch angesehen, und er erhöht das Risiko einer Herzerkrankung.

Die folgenden Zahlen, die aus der *Framingham Heart Study* stammen, zeigen, wie hoch der «gute» HDL-Anteil an der Gesamtcholesterinmenge bei verschiedenen Bevölkerungsgruppen ist.

- Durchschnittsmann
  mit Herzkrankheit   17 %
- Durchschschnittsfrau
  mit Herzkrankheit   19 %
- Durchschnittsmann
  ohne Herzkrankheit   20 %
- Durchschnittsfrau
  ohne Herzkrankheit   23 %
- durchschnittlicher Teilnehmer
  des Bostoner Marathons   29 %
- Ideal um   33 %
- durchschnittlicher Vegetarier   34 %

Niacin, wenn Sie es brauchen

Wenn Sie sich rein vegetarisch ernähren, große Mengen von Hülsenfrüchten, Gemüse und Getreide essen, sorgsam den Konsum verborgener Fette in Gebäck und Snacks meiden und trotzdem noch einen hohen Cholesterinspiegel haben, werden Sie sich vermutlich fragen, was Sie denn sonst noch tun sollen. Bei etwa 5–10 Prozent der Menschen, die einen hohen Cholesterinspiegel haben, basiert das Problem auf genetischer Veranlagung. Wenn Sie dieser Gruppe angehören, vermag auch die beste Diät der Welt nichts gegen die verstärkte Cholesterinproduktion Ihrer Leber auszurichten.

Gehen Sie aber nicht von einer genetischen Ursache Ihres Problems aus, bis Sie wirklich versucht haben, es durch eine rein vegetarische Diät und durch radikale Einschränkung auch des Konsums von pflanzlichen Fetten und Ölen in den Griff zu bekommen. Nachdem Sie diese Diät sechs bis acht Wochen lang streng befolgt haben, sollten Sie einen Cholesterintest durchführen lassen. Dieser sollte eine Besserung anzeigen. Allerdings bewirken schon geringfügige Abweichungen von einer solchen Diät bei vielen Menschen einen Anstieg des Cholesterins.

Wenn Ihr Problem tatsächlich genetische Ursachen hat, ist ein generelles Meiden von Cholesterin und Fett ebenfalls zu empfehlen. Es gibt Hinweise darauf, daß eine starke Einschränkung des Cholesterinkonsums das Risiko einer Erkrankung am Herzen verringert, *auch wenn der Cholesterinspiegel nicht sinkt.* Außerdem werden durch eine solche Ernährung auch andere Krankheitsrisiken verringert.

Falls Sie eine Behandlung mit Medikamenten in Erwägung ziehen, ist zweifellos Vitamin B$_3$, auch Niacin genannt, die beste Wahl. Die positive Wirkung dieses Stoffs bei Herzproblemen ist mittlerweile wissenschaftlich erwiesen. Der Gesamtcholesterinspiegel läßt sich durch regelmäßige Einnahme von Niacin um 15–20 Prozent senken, der Triglyzeridspiegel um 20–50 Prozent und der HDL-Spiegel um 15–20 Prozent.

Eine Niacinbehandlung beginnt gewöhnlich mit einer Dosis von 100–250 mg 1–3mal täglich zu den Mahlzeiten, die später allmählich gesteigert wird. Die meisten Menschen benötigen 1–3 Gramm des Stoffs täglich, die in 2–3 Portionen aufgeteilt werden.

Die häufigsten Nebenwirkungen von Niacin sind eine unangenehme Rötung und Jucken. Sie treten fast bei jedem auf, der das Mittel einnimmt. Diese Unannehmlichkeiten lassen im Laufe der Zeit nach, und sie lassen sich noch weiter reduzieren, indem man das Vitamin zu den Mahlzeiten einnimmt, es mit Aspirin kombiniert und zur Zeit der Einnahme keinen Alkohol und keine heißen Getränke trinkt.

In selteneren Fällen verursacht Niacin Leberstörungen, Gastritis und Gicht, und Diabetes kann dadurch verschlimmert werden. Diese Nebenwirkungen treten bei einer Tagesdosis von mehr als 3 Gramm häufiger auf und insbesondere dann, wenn Retardformen (die der Körper erst allmählich absorbiert) benutzt werden.

Niacin sollte stets zusätzlich zu einer fettarmen, rein vegetarischen Diät eingesetzt werden, nie als Ersatz für eine solche.

Eine Zusammenfassung aller nützlichen Maßnahmen

Obwohl die Veränderung der Ernährung die wichtigste Rolle spielt, wenn Sie Ihre Arterien von Plaques befreien wollen, umfaßt ein sinnvolles Programm zum Erreichen dieses Ziels noch weitere Maßnahmen:

1. *Körperliche Aktivität* Zur Bekämpfung von Herzkrankheiten wird gewöhnlich ein halbstündiger schneller Spaziergang täglich oder ein einstündiger dreimal wöchentlich empfohlen. Wenn Sie un-

ter Schmerzen in der Brust leiden oder bereits früher Probleme mit dem Herzen gehabt haben, sollten Sie Ihre Trainingsaktivitäten nur nach Absprache mit Ihrem Arzt steigern. Jedes Training ist eine zusätzliche Belastung für Ihr Herz. Wenn Sie mit einem regelmäßigen Training beginnen, werden Sie wahrscheinlich zunächst einen Zuwachs an Energie verspüren und deshalb den Wunsch haben, sich noch etwas mehr ins Zeug zu legen. Widerstehen Sie diesem Drang, bis Ihr Arzt Ihnen dafür das Okay gegeben hat. Genesende Herzkranke bringen sich leicht in Gefahr, wenn sie zuviel zu schnell erreichen wollen.

2. *Hören Sie auf zu rauchen.* Nikotin ist für Ihre Arterien Gift. Wenn Sie mit dem Rauchen aufhören, fällt Ihr Risiko einer Herzerkrankung innerhalb eines Jahres auf den Normalwert zurück. Ganz gleich, ob Sie versuchen, Ihr Ziel mit Hilfe von Nikotinkaugummis oder Nikotinpflastern zu erreichen, oder ob Sie ganz einfach aufhören, versuchen Sie es einfach immer wieder, bis es Ihnen dauerhaft gelungen ist. Ich habe selbst einige Jahre lang Zigaretten geraucht und schon bald feststellen müssen, daß es sehr schwer ist, wieder damit aufzuhören. Versuchen Sie es immer wieder. Wenn Sie erst einmal eine oder zwei Wochen lang Nichtraucher sind, wird es leichter, und irgendwann werden Sie Ihr Ziel dann dauerhaft erreicht haben.

3. *Streß reduzieren.* Bei emotionalem Streß werden Hormone für die Kampf-oder-Flucht-Reaktion in die Blutbahn ausgeschüttet. Auch diese können den Cholesterinspiegel und damit das Risiko einer Herzerkrankung erhöhen. Übungen zur Streßreduzierung werden in Kapitel 17 beschrieben.

4. *Bringen Sie Ihren Blutdruck unter Kontrolle.* Bluthochdruck erhöht die Gefahr der Plaquebildung in den Arterien. Deshalb sollte jede Tendenz zum Bluthochdruck bekämpft werden. Die Einschränkung des Salzkonsums ist in dieser Hinsicht von Nutzen, doch hat die weiter oben vorgestellte fettarme vegetarische Diät zur Reinigung der Arterien eine noch stärkere blutdrucksenkende Wirkung. Es wurde nachgewiesen, daß viele Menschen, die regelmäßig Medikamente gegen Bluthochdruck einnehmen, auf diese Mittel verzichten können, wenn sie sich eine fettarme vegetarische Diät angewöhnen. Niemand weiß genau, warum diese Maßnahme so zuverlässig ist, doch wahrscheinlich wird durch das Vermeiden von Fleisch, Milchprodukten und Fetten die Viskosität (oder «Dicke») des Blutes verringert und dadurch wiederum der Blutdruck gesenkt.
Wenn Sie Medikamente gegen Bluthochdruck einnehmen, so werden Sie wahrscheinlich eine geringere Dosis davon benötigen, nachdem Sie eine Weile das soeben beschriebene Programm zur

Reinigung der Arterien befolgt haben – oder Sie werden ganz auf diese Mittel verzichten können.

Frei von Schmerzen

Wenn Sie seit langem unter Schmerzen in der Brust leiden, sollten Sie unbedingt schnell etwas tun, um sich von diesen Schmerzen zu befreien. Selbst seit langem bestehende Arterienblockaden lassen sich durch eine adäquate Ernährung und durch unterstützende Veränderungen der Lebensweise beseitigen. Dabei spielt es keine Rolle, wie alt Sie sind. Ob Sie in den Vierzigern oder in den Neunzigern sind, Sie können von Ihrer Herzkrankheit genesen, sich von Ihren Schmerzen befreien und Ihr Leben wieder genießen.

TEIL II

NAHRUNGSMITTELEMPFINDLICHKEITEN
UND ENTZÜNDUNGSBEDINGTE SCHMERZEN

3. Migräne

Mit dem Problem Migräne wurde ich das erste Mal als Assistenzarzt am George Washington University Hospital in Washington, D.C., konfrontiert. Eine junge Frau hatte am Vortag plötzlich Lichtblitze gesehen, und dann spürte sie einen heftigen und hämmernden Schmerz in ihrem Kopf. Etwas ähnliches hatte sie noch nie zuvor erlebt. Als der Schmerz stärker wurde, überkam sie die Angst, es könnte sich um einen Schlaganfall handeln. Doch hatte sie sich schließlich wieder etwas beruhigt und dann zu schlafen versucht. Nach einer unruhigen Nacht war der Schmerz noch genauso stark wie zuvor.

Unglücklicherweise war an diesem Tag in der Notaufnahme wieder einmal Hochbetrieb. Deshalb hatte sie fast den ganzen Morgen im Wartezimmer verbringen müssen, wo ein Fernsehgerät so laut plärrte, daß selbst der schwerhörigste Patient dem unablässigen Bombardement mit Werbespots nicht entgehen konnte. Später war die Frau von einem skeptischen Medizinstudenten ins Kreuzverhör genommen worden, dem man beigebracht hatte, daß Drogensüchtige manchmal Kopfschmerzen vortäuschen, um narkotisierend wirkende Schmerzmittel verschrieben zu bekommen.

Nach mehreren notwendigen, aber ergebnislosen Tests, die schwerwiegendere Gründe für die Kopfschmerzen ausschließen sollten, konnten wir der Frau schließlich ein Schmerzmittel verschreiben. Dieses erwies sich als ungefähr so wirksam wie jene altägyptische Migränebehandlung, die darin besteht, daß die Patienten Getreide in das Maul eines Krokodils aus Ton legten und dieses dann mit Hilfe eines Leinenstreifens, auf den die Namen der Götter geschrieben waren, an ihrem Kopf befestigten.

Das soeben geschilderte Erlebnis hatte ich 1980. Erst drei Jahre später wurde durch eine kontrollierte Studie etwas bekannt, das jener Frau in der Notfallambulanz möglicherweise sehr geholfen hätte: Migräne wird häufig durch bestimmte Nahrungsmittel ausgelöst. Etwa ein Dutzend sehr gebräuchlicher Nahrungsmittel kann Kopfschmerzen verursachen, und daß dies der Fall ist, wird häufig erst bemerkt, wenn die Betroffenen den Auslöser aus irgendeinem Grund meiden und dann feststellen, daß die Kopfschmerzen seltener werden oder sogar völlig verschwinden.

Spätere Untersuchungen ergaben, daß Migräne nicht nur durch bestimmte Nahrungsmittel verursacht werden kann, sondern daß sich diese Krankheit auch mit Hilfe bestimmter Nahrungsmittel behandeln und sogar beheben läßt. Beispielsweise kann Kaffee einen Migräneanfall manchmal beenden. Zur Heilung von Migräne hat man Nahrungsmittel benutzt, die reich an Magnesium, Kalzium, komplexen Kohlehydraten und Faserstoffen sind, denn diese wirken harmonisierend auf die chemischen Prozesse im Gehirn. Auch liegen klinische Berichte darüber vor, daß gewöhnlicher Ingwer die Entstehung von Migräneanfällen verhindern und dieselben nach ihrem Ausbruch beheben kann, ohne daß dieses Mittel ähnliche Nebenwirkungen wie viele Medikamente hervorruft. In kontrollierten Studien wurde nachgewiesen, daß die Blätter einer Wildpflanze mit Namen Mutterkraut bei vielen Menschen die Häufigkeit von Migräneanfällen deutlich zu verringern vermögen. Nicht jeder Mensch, der unter Kopfschmerzen leidet, profitiert von Verän-

derungen seiner Ernährung oder von den genannten Naturstoffen, doch bei vielen ist dies der Fall.

Welche Art von Kopfschmerzen haben Sie?

Zunächst muß festgestellt werden, unter welcher Art von Kopfschmerzen Sie leiden. Das ist deshalb wichtig, weil einige Störungen, die Kopfschmerzen hervorrufen, eine schnelle medizinische Behandlung erfordern. Außerdem sind Ernährungsveränderungen bei einigen Kopfschmerzenarten hilfreich, bei anderen jedoch unwirksam, und das gleiche gilt auch für Schmerzmittel. So läßt sich beispielsweise mit den meisten Methoden der Migränebehandlung bei Spannungskopfschmerzen nichts erreichen.

Eine *Migräne* ist nicht nur eine besonders schwere Form von Kopfschmerzen, sondern sie weist auch ein charakteristisches Muster auf. Gewöhnlich befällt sie nur eine Seite des Kopfes, und es handelt sich um einen eher pochenden, also nicht um einen dumpfen und permanenten Schmerz. Häufig wird dieser von Übelkeitsgefühlen, Erbrechen und Empfindlichkeit gegen Licht und Geräusche begleitet. Eine Migräne ist keine schnell vorübergehende Störung. Sie dauert gewöhnlich mindestens vier Stunden, kann sich aber auch über drei Tage hinziehen. Manchmal kündigt sie sich durch das kurzzeitige Auftreten blitzender Lichter oder schwarzer Flecken oder durch eine verschwommene Sicht an, doch meist setzt sie ohne jede Vorwarnung ein. Die Tendenz zu Migräneanfällen kann in jedem Alter entstehen, und gewöhnlich liegt bei den Betroffenen eine familiäre Veranlagung vor.

Die gängige Theorie über die Ursachen von Migräne besagt, daß sich in Reaktion auf einen Auslöser – das können bestimmte Nahrungsmittel, aber auch Zigarettenrauch, Streß, Sonnenlicht, zuviel oder zu wenig Schlaf und Wetterumschwünge sein – Blutgefäße im Gehirn verengen. Manchmal hat dies zur Folge, daß die Betroffenen Auren oder andere ungewöhnliche visuelle Phänomene wahrnehmen. Durch die spätere Weitung der Blutgefäße übermitteln die Nervenenden ein Schmerzsignal an die Gehirnzentren, die Schmerz registrieren.

Ein sogenannter *Cluster-Kopfschmerz* dauert gewöhnlich nur etwa eine Stunde, ist aber sehr qualvoll. Er konzentriert sich auf ein Auge, das rot wird und später zu tränen anfängt. Seinen Namen hat er, weil er in Clustern auftritt: Er manifestiert sich eine Zeitlang Tag für Tag an der gleichen Seite des Kopfes und verschwindet dann für einige Monate. Bei Cluster-Kopfschmerzen treten nicht jene Lichtempfindlichkeit und auch nicht die ungewöhnlichen visuellen Phänomene auf, die für Migräne typisch sind. Und während Migräne oft abklingt, nachdem die Betroffenen geschlafen haben, ist dies bei Cluster-Kopfschmerzen nicht der Fall.

Spannungskopfschmerz ist ein diffuser, konstanter Schmerz, im Gegensatz zu einem pochenden oder stechenden Schmerz. Wie der Name vermuten läßt, handelt es sich dabei um eine Reaktion auf Streß, die wieder abklingt, wenn man sich entspannt.

Kopfschmerzen im Stirnbereich oder unter den Augen werden häufig durch Umweltallergien verursacht. Bestimmte Nahrungsmittel können als Auslöser fungieren oder die Wirkung anderer Allergene verstärken. Cluster-, Spannungs- und Stirnkopfschmerzen werden in Kapitel 4 ausführlich erläutert.

Koffeinentzug verursacht dumpfe Kopfschmerzen, die sich leicht diagnostizieren lassen. Wenn Sie regelmäßig Kaffee trinken, tritt diese Art von Kopfschmerzen auf, sobald Sie einmal auf Ihre Tagesdosis Kaffee verzichten. Das Problem läßt sich dann durch eine Tasse Kaffee lindern.

Weniger häufige Ursachen

Ärzte halten auch nach anderen Ursachen für Kopfschmerzen Ausschau, beispielsweise nach Verletzungen, Fieber, bisher unentdeckten Krankheiten, Zahnproblemen und anderen, weniger häufigen Beschwerden.

Temporalarteriitis ist ein einseitiger pochender Kopfschmerz, der durch die Entzündung einer Arterie auf einer Kopfseite verursacht wird, die sich bei Berührung hart anfühlt und die empfindlich ist. Außerdem fühlt sich ein Patient, bei dem eine solche Entzündung besteht, gewöhnlich seit einiger Zeit ausgelaugt und müde, und er leidet unter Muskel- und Gelenkschmerzen. Der Arzt führt in solchen Fällen einen Bluttest durch, bei dem die Blutsenkungsgeschwindigkeit festgestellt wird, und das Ergebnis dieser Untersuchung wird ihn wahrscheinlich beunruhigen, weil sie bei einer Temporalarteriitis meist hoch ist. Er verschreibt dann vermutlich Kortikosteroide, um schwere Komplikationen wie Erblinden zu verhindern, und man sollte eine derartige Empfehlung in diesem Fall ernst nehmen.

Wann Sie einen Arzt aufsuchen sollten

Ihr Arzt sollte Kopfschmerzen, unter denen Sie leiden, insbesondere dann gründlich untersuchen, wenn Sie noch nie unter Kopfschmerzen gelitten haben, wenn die Schmerzen ungewöhnlich stark oder hartnäckig sind oder wenn sie in Begleitung irgendwelcher der folgenden Charakteristika auftreten:

- Fieber,
- einer Veränderung Ihrer Kondition, Koordinationsfähigkeit oder Sinneswahrnehmung,
- eines chronischen Gefühls der Abgespanntheit in Verbindung mit Muskel- und Gelenkschmerzen,
- Benommenheit,
- Schwierigkeiten zu denken und sich zu konzentrieren
- einer allmählichen Verschlimmerung des Zustandes,
- wenn die Kopfschmerzen Sie aus dem Schlaf reißen,
- wenn die Kopfschmerzen nach einem Kopftrauma aufgetreten sind.

Auch *Grüner Star* (Glaukom) kann sich in Form von Kopfschmerzen manifestieren, die in Verbindung mit Augenschmerzen und Erbrechen auftreten.

Abnormitäten der Blutgefäße können Kopfschmerzen verursachen, die wiederholt an der gleichen Seite des Kopfs auftreten. Im Gegensatz dazu manifestiert sich Migräne zumindest gelegentlich auf beiden Kopfseiten, und Cluster-Kopfschmerzen wechseln bei Beginn eines neuen Clusters (einer neuen Serie) oft von der einen zur anderen Seite. Doch treten normalerweise bei keiner dieser Arten von Kopfschmerzen jene Nervensymptome auf, die im Zusammenhang mit Abnormitäten der Blutgefäße entstehen können.

Wenn Sie unter Kopfschmerzen leiden, ohne jemals zuvor derartige Probleme gehabt zu haben, und wenn die Schmerzen allmählich stärker und häufiger geworden sind und nicht den typischen Mustern von Migräne-, Cluster- und Spannungskopfschmerzen entsprechen, wird Ihr Arzt durch Tests feststellen, ob der Druck innerhalb Ihres Schädels erhöht ist oder ob der Schmerz andere Ursachen hat.

Bekämpfung von Migräne mit Hilfe der Ernährung

Obwohl erst kürzlich nachgewiesen wurde, daß die Ernährung bei Migräne eine wichtige Rolle spielt, hat bereits im Jahre 1778

John Fothergill in einer Abhandlung über «*sick headache*» (Kopfschmerzen, die mit Übelkeitsgefühlen einhergehen) geschrieben: «Meine Meinung über diese Krankheit ist, daß sie meist durch Unachtsamkeit in der Ernährung entsteht, was sich entweder auf die Art oder auf die Menge der aufgenommenen Nahrung oder auf beides bezieht.» Er gab die Schuld «Milch und Butter, fettem Fleisch und Gewürzen, insbesondere dem gewöhnlichen schwarzen Pfeffer, sowie Fleischpasteten und fetten gebackenen Puddings.»

Aufgrund umfangreicher wissenschaftlicher Untersuchungen sind wir heute zu einem wesentlich differenzierteren Urteil in der Lage, sowohl hinsichtlich der Identifikation problematischer Nahrungsmittel als auch hinsichtlich der Entdeckung heilend wirkender Speisen. Wir werden uns nun zuerst damit beschäftigen, welche Nahrungsmittel Migräne verursachen können, denn die einfachste Methode zur Heilung dieser Störung könnte sein, die auslösenden Stoffe zu meiden.

Identifizieren Sie Ihre Migräneauslöser

Ärzte haben systematisch die verschiedensten Nahrungsmittel vom Speiseplan Migränekranker eliminiert, und in vielen Fällen ließen die Kopfschmerzen daraufhin nach oder verschwanden völlig. Anschließend wurden die Patienten gebeten, die als Migräneauslöser verdächtigten Nahrungsmittel wieder zu essen, so daß festgestellt werden konnte, ob sich die Kopfschmerzen wieder einstellten.

1983 berichteten Wissenschaftler über eine Untersuchung, bei der sie an einem Kinderkrankenhaus in London 88 unter starker Migräne leidende Kinder einer Eliminationsdiät unterzogen hatten. 78 der Teilnehmer wurden nach der Behandlung völlig gesund, und bei vier weiteren besserte sich der Zustand erheblich. Nach der Eliminationsdiät forderten die Wissenschaftler die Untersuchten auf, einige der zuvor eliminierten Nahrungsmitteln wieder zu essen, wodurch klar wurde, daß diese bei allen außer acht Kindern erneut Migräneanfälle auslösten. In nachfolgenden Tests mit unkenntlich gemachten Nahrungsmitteln blieb die große Mehrheit der Kinder symptomfrei, solange die Auslöserstoffe gemieden wurden; die Migräne stellte sich erneut ein, sobald die Kinder wieder die für sie gefährlichen Auslöser aßen.

Bei entsprechenden Tests mit Erwachsenen kam es in 20 bis 50 Prozent der Fälle zu einer Verringerung oder völligen Beseitigung der Kopfschmerzen, wenn sie den Konsum bestimmter sehr häufig aktiver Migräneauslöser vermieden.

Durch Zusammenfassung der Untersuchungsergebnisse von Tests mit Hunderten von Patienten sind wir heute in der Lage, Migräneauslöser zuverlässig von den bei Migräne ungefährlichen Nahrungsmitteln zu unterscheiden. Manchmal ist ein einziges Nahrungsmittel der Übeltäter, doch wahrscheinlicher ist, daß eine Empfindlichkeit gegenüber mehreren Auslösern besteht, wobei diese oft Nahrungsmittel sind, von denen Sie dies kaum vermuten würden.

Haben Sie irgendwann einmal den Film *Arsen und Spitzenhäubchen* gesehen? Zwei ältere Damen beschließen, Menschen zu helfen, den Beschwerden ihres Alltagslebens zu entkommen, indem sie sie mit Arsen vergiften. Eine hohe Dosis dieses Stoffs würde einen Menschen sofort töten, doch bei einer geringen täglichen Dosis baut sich die Wirkung des Arsens allmählich auf, so daß der Betroffene zunächst unter einer leichten und erst ganz allmählich zunehmenden Schwäche sowie unter Schmerzen leidet, die plötzlich und ohne jeden erkennbaren Grund aufzutreten scheinen. Irgendwann kommen Kopfschmerzen hinzu, und dann gehen schließlich die Lichter aus.

Abgesehen vom Schluß unterscheidet sich dieses Szenario gar nicht so sehr von dem, was bei Migräne passiert. Der lächelnde Lebensmittelhändler, der nette junge Mann vom Pizzaschnelldienst und sogar der Kellner in Ihrem Lieblingsrestaurant – sie alle geben Ihnen Dinge zu essen, die scheinbar völlig harmlos sind. Doch wenn Sie unter Nahrungsmittelempfindlichkeiten leiden, wirken diese scheinbar so unverfänglichen Speisen wie ein subtiles Gift, und wenn sich die darin enthaltenen gefährlichen Stoffe in Ihrem Körper ansammeln, können sie eine sehr negative Wirkung entfalten. Der morgendliche Grapefruitsaft, den der eine Mensch mit Genuß und ohne Probleme trinkt, kann bei einem anderen einen Migräneanfall auslösen.

Nahrungsmittel, die keine Schmerzen verursachen

Es gibt Nahrungsmittel, die praktisch nie und bei niemandem Kopfschmerzen oder andere Schmerzen verursachen. Dazu zählen

- Naturreis
- gekochte oder getrocknete Früchte: Kirschen, Moosbeeren, Birnen, Pflaumen (aber nicht Zitrusfrüchte, Äpfel, Bananen, Pfirsiche oder Tomaten)
- gekochte grüne, gelbe und orangefarbene Gemüsearten: Artischocken, Spargel, Brokkoli, Mangold, Kohl, Kopfsalat, Spinat, grüne Bohnen, Kürbis, Süßkartoffeln, Tapioka und Taro
- Wasser: sowohl stilles als auch mit Kohlensäure versetztes; hingegen können andere Getränke, darunter sogar Kräutertees, als Auslöser fungieren
- Würzmittel: geringe Mengen Salz, Ahornsirup und Vanilleextrakt rufen gewöhnlich keine Probleme hervor.

Nahrungsmittel, die häufig Unverträglichkeiten hervorrufen

Bestimmte Nahrungsmittel verursachen bei vielen Menschen Kopfschmerzen. Dazu zählen einige, von denen Sie dies wahrscheinlich nicht vermuten würden. Zitrusfrüchte oder Weizen beispielsweise gelten allgemein als sehr gesund. Doch ebenso wie einige Nahrungsmittelunverträglichkeiten einen Hautausschlag hervorrufen, reagieren bei Migränekranken Blutgefäße und Nerven auf derartige Stoffe. Es folgt eine Liste der Nahrungsmittel, die am häufigsten Unverträglichkeiten hervorrufen. Sie werden auch «das dreckige Dutzend» genannt, und sie sind hier in der Reihenfolge ihrer Bedeutung aufgeführt:

1. Milchprodukte*   7. Nüsse und Erdnüsse
2. Schokolade   8. Tomaten
3. Eier   9. Zwiebeln
4. Zitrusfrüchte   10. Mais
5. Fleisch**   11. Äpfel
6. Weizen (Brot,   12. Bananen
   Pasta usw.)

Bestimmte Getränke und Zusatzstoffe zählen zu den schlimmsten Migräneauslösern, darunter alkoholische Getränke (insbesondere Rotwein), koffeinhaltige Getränke (Kaffee, Tee und koffeinhaltige Limonaden), Glutamat, Aspartame und Nitrite.

Nahrungsmittel, die weder auf der ersten noch auf der zweiten Liste auftauchen, können ebenfalls, wenn auch in selteneren Fällen, als Auslöser fungieren. Fast alle weit verbreiteten Nahrungsmittel außer denjenigen auf der Liste der garantiert ungefährlichen haben im Rahmen von Tests zumindest bei einigen Teilnehmern Migräne ausgelöst; deshalb können sie nicht als über jeden Verdacht erhaben gelten. Trotzdem zählen sie nicht zur Gruppe der wahrscheinlichsten Übeltäter.

Der zweiwöchige Test

Zur Identifikation der Ursache für Ihre Migräne sollten Sie zuerst überprüfen, ob irgendeines der als Auslöser bekannten Nahrungsmittel auch bei Ihnen der Grund für die Beschwerden ist. Um dies festzustellen, brauchen Sie die betreffenden Nahrungsmittel einfach nur zu meiden. Statt dessen sollten Sie große Mengen der als harmlos bekannten Nahrungsmittel essen und dann feststellen, ob noch Migräneanfälle auftreten, und wenn ja, wie oft.

Tun Sie während der nächsten beiden Wochen folgendes:

• Essen Sie möglichst viele der Nahrungsmittel von der Liste der garantiert ungefährlichen.
• Meiden Sie die als Migräneauslöser bekannten Nahrungsmittel *völlig*.
• Nahrungsmittel, die auf keiner der beiden Listen auftauchen, können Sie in beliebigen Mengen essen.

Entscheidend ist, daß Sie die bekannten Auslöser vermeiden. Die Rezepte auf den Seiten 242–258 werden Ihnen dies erleichtern. Während des zweiwöchigen Tests soll-

---

* Sowohl fettarme Milch als auch Vollmilch von Kühen sowie Ziegenmilch, Käse, Joghurt usw.
** Rind, Schwein, Huhn, Puter, Fisch usw.

ten Sie keine Mahlzeit auslassen, denn auch längeres Hungern kann Migräneanfälle auslösen.

Übrigens brauchen Sie nicht völlig auf Brot und Pasta zu verzichten, weil Weizen vielfach Migräne auslöst. In Geschäften für biologische Lebensmittel gibt es Pasta aus Reis, Hirse, Quinoa und anderen Getreidearten. Überprüfen Sie aber stets auf dem Etikett die Angaben über die Zutaten.

Wie Sie herausfinden können, welche Nahrungsmittel bei Ihnen Migräne auslösen

Wenn Ihre Kopfschmerzen aufgrund der soeben beschriebenen Ernährungsumstellung verschwinden oder wesentlich seltener werden, sollten Sie der Versuchung widerstehen, dies mit einer Flasche Rotwein und einer Käsepizza zu feiern. Als nächstes müssen Sie vielmehr feststellen, welche Nahrungsmittel bei Ihnen speziell als Auslöser fungieren. Dies können Sie herausfinden, indem Sie alle zwei Tage eines der zuvor gemiedenen Nahrungsmittel wieder in Ihren Speiseplan einbeziehen, um festzustellen, ob es daraufhin zum Wiederauftreten irgendwelcher Symptome kommt. Beginnen Sie unten auf der Liste (Bananen), und arbeiten Sie sich dann allmählich zu den gefährlicheren Nahrungsmitteln vor, wobei Sie alle überschlagen können, die Sie ohnehin nicht sonderlich mögen. Wenn Sie wollen, können Sie anschließend auf die glei-

che Weise auch die Getränke und die Zusatzstoffe auf der Liste der häufigsten Migräneauslöser überprüfen.

Während dieser Untersuchung sollten Sie beträchtliche Mengen der jeweils überprüften Nahrungsmittel zu sich nehmen, damit etwaige Symptome, falls sie auftreten, deutlicher erkennbar sind. Wenn ein Nahrungsmittel offensichtlich keine Probleme hervorruft, können Sie es weiterhin essen. Alles, was bei Ihnen Kopfschmerzen verursacht, sollten Sie dauerhaft meiden. Bemühen Sie sich, Ihren Speiseplan einfach zu halten, damit Sie die Wirkung jedes neu hinzukommenden Nahrungsmittels deutlich erkennen können.

Fleisch, Milchprodukte und Eier sollten Sie ohnehin am besten generell meiden. Abgesehen davon, daß sie zu den übelsten Migräneauslösern zählen, stören sie auch oft das natürliche Gleichgewicht der Hormone in Ihrem Körper, was ebenfalls zur Entstehung von Migräne beiträgt. Da das in diesen Nahrungsmitteln enthaltene Cholesterin und Fett schwere Krankheiten verursachen kann, gibt es einen weiteren guten Grund, sie zu meiden.

Die Suche nach weiteren Migräneauslösern in der Nahrung

Wenn Ihre Kopfschmerzen nicht geringer werden, nachdem Sie zwei Wochen lang der grundlegenden Anti-Migräne-Diät gefolgt sind, sollten Sie als nächstes überprüfen, ob ein Nahrungsmittel, das sich nicht auf der Liste der typischen Migräneauslöser befindet, bei Ihnen Symptome verursacht. Das ist manchmal der Fall, und manche Menschen reagieren sogar auf mehrere Auslöser. Ob dies bei Ihnen der Fall ist, können Sie am besten mit Hilfe der Eliminationsdiät klären.

Eine einfache Eliminationsdiät

Eine Eliminationsdiät dient der Entdeckung ungewöhnlicher Schmerzauslöser. Diese Methode wird auch bei vielen anderen Beschwerden eingesetzt, insbesondere bei Arthritis und bei Verdauungsproblemen.

Das Prinzip ist simpel: Sie stellen Ihren Speiseplan zunächst ausschließlich anhand der Liste der mit ziemlicher Sicherheit keine Schmerzen verursachenden Nahrungsmittel zusammen. (Entsprechende Rezepte finden Sie auf den Seiten 242–258.)

Nachdem Ihre Symptome verschwunden oder geringer geworden sind – was etwa eine Woche dauern kann –, können Sie an jedem zweiten Tag jeweils ein anderes Nahrungsmittel einzeln wieder Ihrem Speiseplan hinzufügen, um festzustellen, ob es Symptome verursacht. Auch hier sollten Sie wieder große Mengen der jeweils neu eingeführten Nahrungsmittel essen, damit eventuelle Symptome deutlich erkennbar werden. Falls keine Reaktion erfolgt, können Sie das betreffende Produkt weiterhin

essen. Die in der Liste des «dreckigen Dutzends» aufgeführten Nahrungsmittel sowie Getränke und Nahrungsmittelzusätze sollten Sie erst zuletzt überprüfen.

Es folgen Tips, die Ihnen bei der Identifikation der Auslöser helfen könnten:

- Nahrungsmittel, die Kopfschmerzen verursachten, wurden von den Betroffenen gewöhnlich innerhalb von drei bis sechs Stunden vor dem Migräneanfall konsumiert.
- Zu den problematischen Nahrungsmitteln können diejenigen zählen, für die Sie eine besondere Vorliebe oder auf die Sie sogar Heißhunger haben. Und es können Dinge sein, von denen Sie dies am wenigsten vermuten.
- Manchmal treten die Kopfschmerzen erst auf, nachdem man eine große Menge eines bestimmten Nahrungsmittels gegessen hat, möglicherweise sogar über mehrere Tage.
- Wenn mehrere Nahrungsmittel für das Problem verantwortlich sind, kann es sein, daß das bloße Weglassen eines von diesen keinerlei positive Auswirkung hat. Dies verführt manchmal zu der falschen Schlußfolgerung, das Problem habe gar nichts mit der Ernährung zu tun.
- Möglicherweise werden Sie feststellen, daß Sie eine kleine Menge des Auslösers problemlos essen können, ohne Kopfschmerzen zu bekommen, wohingegen der Konsum einer größeren Menge Kopfschmerzen verursacht.

- Ihre Toleranz gegenüber bestimmten Stoffen kann je nach Situation unterschiedlich groß sein. Beispielsweise kann bei einer Frau, die normalerweise problemlos eine halbe Schachtel Pralinen ißt, schon eine einzige Praline einen Migräneanfall auslösen, wenn ihre Periode näherrückt. Wahrscheinlich beeinflussen in solchen Fällen die natürlichen Hormonschwankungen im Laufe des Monats die Empfindlichkeit gegenüber dem Auslöserstoff.
- Die bei Ihnen wirksamen Auslöser können im Laufe der Zeit wechseln.
- Ihr Arzt kann spezielle Bluttests durchführen lassen, um Nahrungsmittelunverträglichkeiten aufzuspüren. Solche Untersuchungen können ziemlich teuer sein, doch liefern sie wesentlich schneller Ergebnisse als eine Eliminationsdiät. Die typischen Hauttests sind, wenn es um Migräneauslöser geht, nicht von Nutzen, da sie nur bestimmte Arten von Allergenen zu identifizieren vermögen.

Warum ist Schokolade so grausam?

Wie ist es möglich, daß Schokolade oder ein Glas Rotwein so freundlich und attraktiv auf uns wirken und uns dann plötzlich einen Dolch in den Rücken stoßen – oder, genauer gesagt, in die Seite unseres Kopfes? Das hat zwei Gründe. Erstens enthalten Schokolade, Rotwein und viele andere Nahrungsmittel chemische Stoffe, die den Fluß des Blutes zum Gehirn beeinflussen und manchmal auch Entzündungen begünstigen. Zweitens reagiert unser Körper manchmal auf die Proteine in bestimmten Nahrungsmitteln mit starken Symptomen, unter anderem auch mit Schmerz.

Schokolade enthält Phenyläthylamin, einen amphetaminähnlichen Stoff, der einer der Gründe dafür sein könnte, weshalb Schokolade so süchtig macht. Phenyläthylamin, auch in Rotwein und in vielen Käsesorten enthalten, stört den normalen Fluß des Blutes im Gehirn.

Wein enthält natürliche Flavonoide, die aus den Schalen und Kernen der Trauben stammen, sowie Sulfite, und alle diese Stoffe stehen unter Verdacht, Migräneanfälle mitzuverursachen.

Noch wichtiger ist, daß Rotwein große Mengen von *Histamin* enthält, einen Stoff, der bekannt geworden ist, weil er Niesen, Nasenlaufen und Nebenhöhlenprobleme verursachen kann, die gewöhnlich mit sogenannten *Anti*histaminen behandelt werden. Die starke Wirkung von Histamin auf die Blutzirkulation ist wahrscheinlich der Grund dafür, daß dieser Stoff ein Mitverursacher von Migräne ist. Histamin ist auch in Champagner und anderen Weinarten sowie in Bier, Käse, Fisch (insbesondere Thunfisch, Makrelen und Goldmakrelen), in Würsten und in sauer eingelegtem Kohl enthalten.

Rotwein scheint zu den stärksten Migräneauslösern zu zählen. In London wurde ein Test mit elf Personen durchgeführt, die glaubten, daß sie nach dem Genuß von Rotwein Kopfschmerzen bekämen. Als Testsubstanzen wurde ein Glas unkenntlich gemachter spanischer Rotwein und eine Mischung aus Wodka und Limonade verwendet. Keiner der Getesteten bekam vom Wodka Kopfschmerzen, doch bei neun der elf Untersuchungsteilnehmer trat das Problem schon nach einem einzigen Glas Rotwein auf.

Wie entstand die Schokolade?

Die Schokolade ist nicht in der Schweiz erfunden worden. Der Kakaobaum stammt aus Südamerika, und er wurde von den Maya nach Mexiko gebracht. Die Azteken bereiteten aus seinen Früchten ein Getränk zu, einen ziemlich bitteren Vorläufer der heißen Schokolade, wie wir sie kennen. Dieses Getränk fanden die spanischen Eroberer bei ihrer Ankunft in Südamerika vor. Die Europäer süßten den Trank mit Zucker und fügten ihm Vanille, Nüsse und andere Würzmittel hinzu.

Doch bis zum Jahre 1828 existierte nichts, das unserer heutigen Schokolade geähnelt hätte. Zu diesem Zeitpunkt erfand ein Holländer mit Namen Conrad van Houten eine Maschine, mit der man aus Kakaobohnen die Kakaobutter auspressen konnte. Durch Konzentration der Kakaobutter und Zufügen gemahlener Kakaobohnen entstand eine Schokoladenmasse von angenehmer Konsistenz, die, mit Zucker gesüßt, zu verlockenden Formen gestaltet werden konnte.

Die Bedeutung von Histamin

Histamin in Wein und Bier

Getränk	Mikrogramm/Liter
Rotwein	1010
Champagner	670
Dessertwein	280
Perlwein	46
Rosé	40
Weißwein	37
Bier (Budweiser)	28
Bier (Tsingtao)	21
Bier (alkoholfrei)	26

Histamin kommt jedoch nicht nur in Nahrungsmitteln vor, sondern es wird auch im menschlichen Körper produziert. Wenn Sie auf Staub, Pollen oder bestimmte Nahrungsmittel empfindlich reagieren, produziert Ihr Körper Histamin, das dann zu dem in Nahrungsmitteln enthaltenen Histamin hinzukommt. Im Jahre 1988 berichteten Forscher über den Fall einer 19jährigen Frau, die besonders sensibel auf Rindfleisch reagierte. Wenn sie eine Portion davon aß, verdreifachte sich die Histaminmenge in ihrem Blut, und sie erlitt kurz darauf einen Migräneanfall.

Wenn Sie mit irgendeinem Allergen in Berührung gekommen sind, kreist Histamin in Ihren Adern und vollbringt sein unheilvolles Werk. Wenn Sie dann Ihre Sorgen in einem Glas Burgunder ertränken wollen, kommt zu dem bereits in Ihrem Blut kreisenden Histamin noch eine zusätzliche

Menge hinzu. Deshalb reagieren manche Menschen in der Pollenzeit sensibler auf histaminreiche Nahrungsmittel, und umgekehrt können diese Nahrungsmittel Menschen auch gegen Umweltallergene empfindlicher machen.

Natürlich brauchen wir im Grunde ebensowenig genau zu wissen, warum ein bestimmtes Nahrungsmittel Migräne verursacht, wie uns genaue Informationen darüber, warum die Stiche eines Bienenschwarms giftig sein können, weiterhelfen. Das Wichtigste ist in jedem Fall, daß wir dem Problem aus dem Weg gehen.

Die meisten Menschen stellen fest, daß ihre Anfälligkeit für Migräne deutlich verringert wird oder völlig verschwindet, wenn sie hauptsächlich Nahrungsmittel es-

Die Behandlung von Migräne mit Kaffee

Kaffee wirkt paradox. Bei manchen Menschen verursacht er Migräne. Und wenn Sie regelmäßig Kaffee trinken, werden Sie wahrscheinlich Entzugskopfschmerzen bekommen, sobald Sie an einem Tag *keinen* Kaffee trinken. Doch Kaffee kann Kopfschmerzen auch beheben.

Chirurgen wunderten sich früher oft darüber, daß so viele ihrer Patienten nach einer Operation Kopfschmerzen bekamen. Sie gaben den Anästhesisten sowie verschiedenen Medikamenten die Schuld dafür, und manche vermuteten, daß sich einer ihrer Assistenten mit einem Ellbogen auf der Stirn des Patienten abgestützt habe. Doch fand dieses Rätsel schließlich eine viel einfachere Lösung. Den Patienten, die nach einer Operation Kopfschmerzen bekamen, war verboten worden, am Operationstag irgend etwas zu essen oder zu trinken. Sie hatten ihre Kopfschmerzen nur deshalb bekommen, weil sie auf ihren morgendlichen Kaffee hatten verzichten müssen. Durch eine Koffeintablette vor der Operation konnte dieses Problem behoben werden.

Wenn Sie regelmäßig jeden Tag eine Tasse Kaffee, zwei Tassen Tee oder zwei Gläser Cola trinken, die jeweils 100 mg Koffein enthalten, können Sie schon acht Stunden nach der letzten Dosis Kopfschmerzen bekommen.

Koffein hat aber auch eine gute Seite: seine schmerzlindernden Eigenschaften, die zur Bekämpfung von Kopfschmerzen genutzt werden können. Oft wird es mit Aspirin, Ibuprofen oder Ergotamin kombiniert, um die Wirkung dieser Schmerzmittel zu verstärken. Eine Ironie ist jedoch, daß genau diese schmerzlindernde Wirkung der Grund dafür sein könnte, daß Koffeinentzug Kopfschmerzen verursacht: Die schmerzlindernde Wirkung des Koffeins könnte die natürliche Schmerzabwehr des menschlichen Körpers unterdrücken, was dann zur Folge hätte, daß die normale Schmerztoleranz der Betroffenen bei Koffeinentzug herabgesetzt ist.

Wenn Sie häufig unter Kopfschmerzen leiden, sollten Sie Kaffee möglichst meiden. Werden Sie dann von einem Migräneanfall heimgesucht, können Sie Kaffee als Heilmittel verwenden und bei den ersten Anzeichen für den Beginn des Anfalls eine oder zwei Tassen Kaffee trinken. Hingegen sollten Sie Kaffee generell meiden, wenn er bei Ihnen als Migräneauslöser fungiert.

sen, die garantiert keine Schmerzen verursachen, und wenn sie alle für sie persönlich relevanten Auslöserstoffe meiden. Wenn Ihre Migräne trotz dieser Maßnahmen nicht weicht, sollten Sie Ihr Glück einmal mit Mutterkraut, Ingwer, Magnesium und Kalzium versuchen. Die Wirkung dieser Mittel ist von Mensch zu Mensch unterschiedlich; wahrscheinlich werden Sie feststellen, daß das eine Ihnen hilft und das andere nicht. Ich rate Ihnen, sie einfach nacheinander in den weiter unten angegebenen Mengen auszuprobieren und so festzustellen, welche davon bei Ihnen die gewünschte Wirkung erzielen. Sie können sie auch in Kombinationen benutzen, doch es empfiehlt sich, ihre Wirkung zunächst jeweils einzeln zu testen. Außerdem sollten Sie Ihr Vorhaben mit Ihrem Arzt besprechen – nicht, weil diese Mittel gefährlich sind, sondern weil die Diagnose und Behandlung von Kopfschmerzen ein fundiertes medizinisches Wissen erfordert.

Mutterkraut – ein Kraut gegen Migräne

Mutterkraut ist eine Wildpflanze mit gelbgrünen Blättern und mit Blüten, die denen des Gänseblümchens ähneln. Die Pflanze stammt von der Balkanhalbinsel und hat sich von dort aus in weite Teile Europas ausgebreitet. Sie wächst in Rainhecken, an Mauern und generell überall, wo Menschen nicht in das natürliche Wachstum eingegriffen haben.

Die alten Griechen benutzten dieses Kraut ebenso wie viele spätere Gesellschaften zur Behandlung von Fieber. Außerdem wird es traditionell bei Arthritis, gynäkologischen Problemen und vielen anderen Störungen eingesetzt. In neuerer Zeit geriet es lange in Vergessenheit, bis es in Großbritannien Ende der siebziger Jahre zu einem populären Migränemittel wurde.

Mutterkraut wirkt. Im Rahmen einer Studie, die in der Migräneklinik der *City of London* durchgeführt wurde, vermochte Mutterkraut bei zwei Dritteln einer ausgewählten Gruppe von Migränepatienten die Schmerzen zu beseitigen – ein Ergebnis, das der Effektivität der meisten Migränemedikamente nicht nachsteht. Allerdings stellte sich bei manchen der Testteilnehmer nicht die geringste Wirkung ein. Generell vermag Mutterkraut etwa ein Viertel aller Kopfschmerzen zu beseitigen.

Mutterkraut wird in einschlägigen Kräutergeschäften verkauft. Nach wissenschaftlichen Untersuchungen liegt die zur Vorbeugung gegen Migräne erforderliche Tagesdosis zwischen 50 und 114 mg. Meist werden jedoch Kapseln mit je 250 mg der Wirkstoffe eingenommen, und es empfiehlt sich die tägliche Einnahme einer solchen Kapsel auf nüchternen Magen. Wenn Sie frische Blätter dieses Krauts finden, so beträgt die normale Dosis zwei bis drei Blätter täglich.

Erwarten Sie aber nicht, daß pharmazeutische Unternehmen für dieses Mittel werben. Da es sich um eine natürlich wachsende Pflanze handelt, ist es nicht möglich, auf Mutterkraut ein Patent anzumelden. Deshalb kann kein pharmazeutisches Unternehmen Einfluß auf den Verkauf des Mittels oder auf seinen Preis nehmen. Patentierte verschreibungspflichtige Medikamente garantieren einen wesentlich höheren Profit.

Ist Mutterkraut ungefährlich? Tausende von Menschen haben das Kraut über lange Zeiträume eingenommen, ohne daß schädliche Nebenwirkungen beobachtet worden sind, und auch bei wissenschaftlichen Untersuchungen sind keine schwerwiegenden Risiken entdeckt worden. Allerdings liegen bisher auch noch keine Studien über Nebenwirkungen bei sehr langfristigem Gebrauch vor. Ich persönlich würde vom Gebrauch während einer Schwangerschaft abraten. Zwar gibt es keinerlei Hinweise, die die Vermutung nahelegen, daß Mutterkraut vorgeburtliche Schäden verursacht, doch läßt sich dies allein aufgrund der vorliegenden Daten nicht mit Sicherheit ausschließen. Auch Menschen, die an einer Störung der Blutgerinnung leiden oder die ein gerinnungshemmendes Medikament einnehmen, sollten mit ihrem Arzt sprechen, bevor sie Mutterkraut einnehmen. Im übrigen deuten alle vorliegenden Informationen darauf hin, daß man das Mittel über unbegrenzte Zeit einnehmen kann.

Ingwer

1990 berichteten dänische Forscher über eine Frau, bei der im Alter von 26 Jahren erstmals Migräne aufgetreten war. Anfangs waren die Kopfschmerzen nicht besonders stark: Sie sah zunächst zwei bis drei Minuten lang eine farbige Zickzack-Aura, worauf ein drei bis vier Stunden dauernder leichter Migräneanfall folgte. Im Laufe der Zeit wurden die Kopfschmerzen jedoch stärker und häufiger. Sie traten zwei- bis dreimal im Monat auf und hielten länger an. Ein Arzt verordnete der Frau Dihydroergotamin, wodurch sich ihr Zustand zwar leicht besserte, jedoch nach wie vor immer noch alles andere als zufriedenstellend war.

Ingwer wird von den indischen Heilkundigen der ayurvedischen Medizin seit Jahrhunderten zur Behandlung neurologischer Störungen, darunter Kopfschmerzen, Übelkeit und sogar Epilepsie, verwendet. In neuerer Zeit hat man auch die sogenannte Bewegungskrankheit (Kinetose) damit behandelt, wobei eine einmalige Dosis von einem Gramm eine erfolgreiche Behandlung ermöglichte.

Die junge Frau, um die es in unserer Geschichte geht, hörte von der wunderbaren Wirkung des Ingwers und beschloß, einen Behandlungsversuch damit zu wagen. Als sie wieder einmal jene Aura sah, die bei ihr einen Migräneanfall anzukündigen pflegte, rührte sie 500–600 mg (ungefähr ein Viertel eines Teelöffels) pulverisierten Ingwer in ein Glas Wasser und trank dieses Gemisch. Innerhalb von dreißig Minuten waren die Kopfschmerzen verschwunden. Um sie auch weiterhin zu verbannen, nahm sie im Laufe dieses und des nächsten Tages jeweils im Abstand von einigen Stunden erneut eine Dosis Ingwer ein, insgesamt 1,5 bis 2 Gramm täglich. Sie gewöhnte sich auch an, regelmäßig mit Ingwer zu würzen, und stellte fest, daß ihre Kopfschmerzen nicht mehr zwei- bis dreimal im Monat, sondern höchstens einmal alle zwei Monate auftraten. Und wenn sie auftraten, ließen sie sich mit einer Dosis Ingwer vertreiben.

Warum dies funktionierte? Wahrscheinlich weil Ingwer Histamine blockiert und außerdem die Prostaglandinproduktion hemmt – chemische Stoffe, die, wie wir in Kapitel 5 sehen werden, bei Entzündungen eine wichtige Rolle spielen.

Es kommt offenbar nur äußerst selten vor, daß Menschen sensibel auf Ingwer reagieren und daß diese Wurzelknolle selbst einen Migräneanfall auslöst. Bisher basieren alle Informationen über die positive Wirkung von Ingwer bei Migräne auf Erkenntnissen alter medizinischer Traditionen und auf Einzelfallbeobachtungen. Kontrollierte Studien über die Wirkung dieses Mittels liegen bisher noch nicht vor.

Bei wissenschaftlichen Untersuchungen wird Testteilnehmern meist täglich ein halber bis ein Teelöffel (1–2 Gramm) pulve-risierter Ingwer verabreicht. Bei dieser Menge sind nie nachteilige Wirkungen aufgetreten – höchstens beim Hinunterschlucken eine vorübergehende Hitzeempfindung.

Bekämpfen von Migräne mit Magnesium

Magnesium hat sich in mehreren Studien als wirksames Mittel gegen Migräne erwiesen. Warum genau es so wirkt, ist nicht bekannt, doch treten bei einer magnesiumreichen Ernährung Migräneanfälle seltener auf. Einer der Gründe, weshalb die Anfälligkeit für Migräne bei emotionalem Streß zunimmt, könnte sein, daß dem Körper durch Streß Magnesium entzogen wird.

In Studien wurde festgestellt, daß sich Migräneanfälle durch Konsum von 200 mg Magnesium täglich zusätzlich zu einer magnesiumreichen Ernährung verhindern lassen. In einer Gruppe von 3000 Menschen, die mit Magnesium behandelt wurden, profitierten 80 Prozent zumindest in einem gewissen Maße von der Einnahme dieses Stoffs. Obwohl Forscher den Teilnehmern ihrer Tests Magnesium gewöhnlich in Form von Nahrungsergänzungsstoffen verabreichen, ist es durchaus möglich, sich ausschließlich durch den Konsum bestimmter Nahrungsmittel große Mengen von Magnesium zuzuführen (siehe die Tabelle auf Seite 34). Wenn Ihre Nahrung so magnesiumarm ist, daß Sie sich Gedanken darüber machen, ob Sie Magnesium zusätzlich in Form von Tabletten einnehmen sollen, so ist das ein sicheres Zeichen dafür, daß Sie generell mehr Gemüse, Hülsenfrüchte und Getreide essen sollten.

Zu den magnesiumreichen Nahrungsmitteln zählen alle Getreidearten (Vollkorngetreide, das noch alle natürlichen Faserstoffe enthält), also beispielsweise Naturreis, Gerste und Hafer; weiterhin getrocknete Nicht-Zitrusfrüchte wie Feigen; und schließlich grünes Gemüse, und zwar insbesondere Brokkoli, Spinat und Mangold. Alle diese Nahrungsmittel sind bekannt dafür, daß sie keine Schmerzen auslösen.

Auch Nüsse und Weizen sind reich an Magnesium, doch lösen sie in manchen Fällen Migräne aus. Deshalb sollten Sie sie so lange meiden, bis zweifelsfrei feststeht, daß sie diese Wirkung speziell bei Ihnen nicht haben. Das gleiche gilt für Sojabohnen und in geringerem Maße auch für andere Bohnensorten. Fleisch und Milchprodukte enthalten wenig Magnesium und verursachen außerdem häufig Migräne.

Die für Magnesium empfohlene Tagesdosis beträgt bei Frauen 280 mg und bei Männern 350 mg, wobei das mit der Nahrung aufgenommene und das in Tablettenform eingenommene Magnesium zusammengerechnet werden müssen. Doch ist diese Menge ein Minimalwert, der lediglich einen regelrechten Mangel verhindert. Forscher sind der Meinung, daß die für einen

optimalen Gesundheitszustand erforderliche ideale Magnesiummenge bei Erwachsenen zwischen 400 und 700 mg liegt.

Magnesium kann insbesondere bei prämenstruellen Kopfschmerzen sehr hilfreich sein, wenn es zusammen mit 50–100 mg Vitamin B_6 eingenommen wird. Diese Kombination ist bei täglicher Einnahme am wirksamsten. Man kann sie aber auch nur während der fünf Tage im Monat einnehmen, in denen sich die Menstruation ankündigt. Vitamin-B_6-Dosen von 200 mg oder mehr sollten vermieden werden, da vermutet wird, daß diese Menge Nervenprobleme verursachen kann.

Kalzium und Vitamin D als Mittel gegen Migräne

Kalzium und Vitamin D helfen, Migräneanfälle zu verhindern. Ebenso wie beim Magnesium ist auch bei diesen Stoffen nicht völlig klar, warum sie diese Wirkung haben. Sie können die beiden Stoffe in Tablettenform einnehmen, doch die besten Kalziumquellen sind grüne Blattgemüse und Hülsenfrüchte. Wie bereits in Kapitel 1 erwähnt wurde, enthält ein Teller *Baked Beans* mehr als 100 mg Kalzium. Ein Becher Wachsbohnen frisch aus der Dose enthält 174 mg Kalzium. Milch und Milchprodukte enthalten ebenfalls Kalzium, doch zählt Milch zu den typischen Migräneauslösern, und das in ihr enthaltene Kalzium vermag der menschliche Körper nicht so leicht aufzunehmen wie das Kalzium in den meisten Gemüsearten. Deshalb sollte man Milch und Milchprodukte völlig meiden.

Wichtiger noch als der Verzehr kalziumreicher Nahrungsmittel ist jedoch, dafür zu sorgen, daß das Kalzium, das sich im Körper befindet, dort auch bleibt. Die meisten Menschen in westlichen Industrieländern verlieren Kalzium viel zu schnell. Doch glücklicherweise läßt sich an diesem Mißstand etwas ändern. Wie wir bereits in Kapitel 2 gesehen haben, kann den Knochen durch bestimmte Faktoren Kalzium entzogen werden. Dieses Kalzium gelangt zunächst in die Blutbahn und schließlich durch die Nieren in den Urin.

Der Kalziumverlust Ihres Körpers wird deutlich verringert, wenn Sie auf tierisches Protein verzichten und möglichst wenig Salz und Zucker konsumieren. Wenn Sie es gewöhnt sind, täglich mehr als zwei Tassen Kaffee zu trinken, sollten Sie eine koffeinfreie Sorte wählen, denn Koffein erhöht die Ausscheidung von Kalzium durch die Nieren. Auch Rauchen und körperliche Inaktivität vergrößern den ständigen Kalziumverlust des Körpers. Wenn es Ihnen gelingt, diese Verluste einzuschränken, können Sie die Kalziummenge in Ihrem Körper auch ohne Kalziumtabletten erhöhen. Falls Sie sich dennoch zur Einnahme von Kalzium in Tablettenform entschließen sollten, so sollten Sie wissen, daß nach den heute vorliegenden Untersuchungsergeb-

nissen zur Verhinderung von Migräneanfällen eine Tagedosis von 1 bis 2 Gramm reinem Kalzium empfohlen wird. Sie können aber auch Kalziumzitrat wählen, eine besonders gut absorbierbare Form des Stoffs.

Die Kalziumaufnahmefähigkeit wird durch Vitamin D beeinflußt, das Ihr Körper selbst produziert, wenn Sie Ihre Haut regelmäßig dem Sonnenlicht aussetzen. Zehn Minuten Sonneneinwirkung an Gesicht und Armen jeden Tag sind gewöhnlich mehr als genug. Falls Sie Vitamin D in Tablettenform einnehmen wollen, sollten Sie sich an der empfohlenen Tagesmenge von 200 I.E. oder 5 mcg orientieren. Im Rahmen von wissenschaftlichen Studien, die sich mit Migräneprävention beschäftigen, wird gewöhnlich einmal wöchentlich eine Dosis von 50 000 I.E. gegeben, was wesentlich mehr als die empfohlene Tagesdosis ist. Eine solche Menge kann gefährlich sein und sollte nur unter Aufsicht eines Arztes eingenommen werden.

Nahrungsmittel, die bei Veränderungen des Hormonspiegels harmonisierend wirken

Im Laufe des Monatszyklus kommt es zu einem mehrmaligen starken Steigen und Fallen des Östrogenspiegels (des weiblichen Geschlechtshormons) im Blut der Frau. Kurz vor der Periode fällt er steil ab, und etwa die Hälfte aller Frauen leidet zu diesem Zeitpunkt unter Migräne. Ebenso wie

Koffeinentzug scheint auch ein schnelles Abfallen des Östrogenspiegels Kopfschmerzen zu verursachen.

Daß Veränderungen der Östrogenmenge im Blut Frauen für Kopfschmerzen anfällig machen, ist offenbar der Grund für das häufige Auftreten von Migräne zu Beginn der Pubertät, für ihr Schwächerwerden nach der Menopause, für das fast völlige Verschwinden dieser Beschwerden während einer Schwangerschaft, in der die Wirkungen des Östrogens durch Progesteron neutralisiert wird, sowie für die Tatsache, daß Frauen dreimal so häufig von Migräne heimgesucht werden wie Männer.

Bestimmte Nahrungsmittel können starke und plötzliche Veränderungen des Östrogenspiegels ausgleichen. Einige Nahrungsmittel verhindern, daß der Östrogenspiegel Ihres Blutes zu hoch steigt, was wiederum einem späteren ebenso tiefen Absinken entgegenwirkt. Dies wird eingehender in Kapitel 8 beschrieben, doch in Kurzform läßt sich das Geschehen wie folgt zusammenfassen:

Ihr Östrogenspiegel wird sowohl niedriger als auch stabiler, wenn Sie die wichtigsten fetthaltigen Nahrungsmittel (alle Produkte tierischen Ursprungs und alle Öle und Fette, die Sie zum Kochen, Backen und Braten verwenden) meiden und gleichzeitig regelmäßig große Mengen an ballaststoffreichem Gemüse und Getreide konsumieren. Abgesehen davon, daß Ihre Migräneanfälle durch diese Maßnahmen

wahrscheinlich verringert werden, werden vermutlich auch Ihre Menstruationskrämpfe nachlassen, das Risiko einer Erkrankung an Brustkrebs wird geringer, und auch Ihre Knochen werden davon profitieren.

Die fettarme Ernährung der Asiaten kann als Vorbild dienen

Wir können von den Menschen Asiens eine wichtige Lektion lernen. Die traditionelle Ernährung in vielen asiatischen Ländern basiert nicht vorwiegend auf Fleisch, Milchprodukten und stark fetthaltigen gebratenen Nahrungsmitteln, so wie es in den westlichen Ländern der Fall ist. Vielmehr ernähren sich Asiaten hauptsächlich von Reis und großen Mengen Gemüse. Tierische Produkte werden nur in geringen Mengen gegessen und dienen hauptsächlich als Geschmacksgeber. Durch diese sehr fettarme Ernährung bleibt der Östrogenspiegel asiatischer Frauen während des gesamten Menstruationszyklus niedrig.

Fast alle mit Veränderungen des Östrogenspiegels zusammenhängenden Gesundheitsstörungen sind in Asien weniger verbreitet als in der westlichen Welt: Hitzewallungen, Brustkrebs und auch Migräne. In den USA leiden 6 Prozent der Männer und 18 Prozent der Frauen unter Migräne. In Hongkong, dessen Ernährung etwas westlicher orientiert ist, obwohl das asiatische Erbe noch weitgehend gepflegt wird, leiden nur 3 Prozent der Männer und 7 Prozent der Frauen unter diesem Übel.

In ländlichen Regionen Chinas, in denen die westlichen Ernährungsgewohnheiten so gut wie unbekannt sind, kommt Migräne noch viel seltener vor. Das gleiche gilt für die Teile Lateinamerikas, in denen sich die Bevölkerung immer noch größtenteils von Bohnen, Reis und Tortillas ernährt.

Hormonschwankungen sind für Frauen ein größeres Problem als für Männer, und dies hat natürlich eine größere Anfälligkeit für Migräne zur Folge. Doch profitieren auch Männer von den oben vorgeschlagenen Ernährungsveränderungen. Ein gutes Beispiel hierfür ist die kleine Halbinsel Athos im Norden Griechenlands, auf der 1500 Mönche leben. Diese essen weder Fleisch noch Milchprodukte, und sie fasten häufig. Migräne kommt auf Athos nur halb so häufig vor wie in den Vereinigten

---

Maßnahmen gegen Migräne

1. Ernähren Sie sich von Nahrungsmitteln, die praktisch nie Schmerzen verursachen: von Naturreis, gekochtem Gemüse wie Brokkoli, Kohl, Spinat und Mangold, sowie gekochtem Obst, nicht von Zitrusfrüchten.

2. Meiden Sie die bekannten Migräneauslöser völlig. Wird die Migräne daraufhin schwächer oder verschwindet völlig, können Sie die potentiellen Auslöser nacheinander wieder in Ihren Speiseplan aufnehmen, um herauszufinden, welcher in Ihrem Fall der Übeltäter ist.

3. Wenn nach Ausführung der Punkte 1 und 2 die Migräne nicht schwächer geworden oder völlig verschwunden ist, sollten Sie mit Hilfe einer Eliminationsdiät feststellen, ob ein ungewöhnlicher Auslöser das Problem verursacht.

4. Verringern Sie Hormonschwankungen, indem Sie tierische Nahrungsmittel völlig meiden, so wenig Öle und Fette wie möglich verwenden und große Mengen natürlicher Ballaststoffe in Form von Getreide, Hülsenfrüchten, Gemüse und Obst konsumieren.

5. Probieren Sie nach Absprache mit Ihrem Arzt aus, ob die folgenden Mittel die Migräne bei Ihnen positiv beeinflussen:

   Mutterkraut: 250 mg täglich oder 2–3 frische Blätter

   Ingwer: ein halber bis ein ganzer Teelöffel (1–2 Gramm) frischer pulverisierter Ingwer täglich

   Magnesium: 400–700 mg täglich (wobei die in der Nahrung enthaltene Menge mit der in Magnesiumtabletten enthaltenen zusammengerechnet wird) oder 200 mg täglich in Tablettenform

   Kalzium: Verringern Sie Kalziumverluste, indem Sie den Konsum von tierischem Protein, Koffein, Tabak sowie von großen Mengen Salz und Zucker meiden. Wenn Sie wollen, können Sie täglich 1–2 Gramm Kalzium in Verbindung mit 200 I.E. (5 mcg) Vitamin D einnehmen. Regelmäßige körperliche Aktivität trägt ebenfalls dazu bei, daß das Kalzium da bleibt, wo es hingehört: in den Knochen.

Staaten. Sollten wir dies dem Fehlen von Migräneauslösern in der Ernährung, einer ausgleichenden Wirkung auf den Hormonspiegel oder einem anderen Faktor zuschreiben? Glücklicherweise spielt es keine Rolle. Eine optimale Ernährung ist in jedem Fall der entscheidende Faktor.

Zum Glück ist nicht eine Art von Ernährung zum Vermeiden von Migräneauslösern und eine andere Art zur Regulierung des Hormonspiegels optimal. Nahrungsmittel, die generell so gut wie nie Schmerzen verursachen, beispielsweise Naturreis und Gemüse, sind, sofern sie nicht unter Verwendung von Fett zubereitet werden, reich an Ballaststoffen, extrem fettarm und aufgrund dessen auch bestens zur Reduzierung von Hormonschwankungen geeignet. Dieses Ziel läßt sich jedoch nicht allein durch Meiden tierischer Nahrungsmittel erreichen; auch der Konsum von pflanzlichem Fett muß auf ein absolutes Minimum reduziert werden.

Ein natürliches, nicht verschreibungspflichtiges Mittel, pflanzliches Progesteron, kann ebenfalls Hormonschwankungen begrenzen. Es kann Frauen helfen, die unter Migräne leiden, zumindest wenn deren Migräneanfälle gewöhnlich um die Zeit ihrer Periode einsetzen.

Pflanzliches Progesteron wird aus wilder Yamswurzel gewonnen. In Kapitel 1 haben wir uns bereits mit der erstaunlich positiven Wirkung dieses Stoffs auf den Erhalt der Knochen beschäftigt. Dr. John Lee, ein be-

kannter Progesteronbefürworter, empfiehlt den Gebrauch einer Progesteronhautcreme. Streichen Sie den Inhalt einer etwa 60 g enthaltenden Dose während der zehn Tage vor Ihrer Periode täglich auf eine Hautpartie mit dünner Haut. Dr. Lee empfiehlt außerdem auch während akuter Migräneanfälle eine Behandlung mit der Creme. In diesem Fall sollte ein Viertel bis ein halber Teelöffel alle 3–4 Stunden aufgetragen werden, bis die Symptome verschwinden. Es gibt mittlerweile auch Progesteron in Vitamin-E-Öl, das oral eingenommen wird und vom Körper schneller absorbiert werden kann.

Was Sie bei einem akuten Migräneanfall tun können

- Obwohl Koffein bei manchen Menschen Migräneanfälle auslöst, hat es bei anderen die gegenteilige Wirkung. Wenn dies bei Ihnen so ist, sollten Sie bei den ersten Anzeichen für einen bevorstehenden Migräneanfall 1–2 Tassen starken Kaffee trinken.

- Essen Sie Nahrungsmittel mit hohem Stärkegehalt wie Reis, Kartoffeln, Crakkers oder Brot. Natürlich löst Weizen bei manchen Menschen Migräneanfälle aus; doch wenn Sie nicht zu diesen Unglücklichen zählen, kann der Konsum von Weizenprodukten Ihnen möglicherweise helfen. Manche Menschen haben während Migräneanfällen sogar einen regelrechten Heißhunger auf stärkehaltige Nahrungsmittel, und sie haben die Erfahrung gemacht, daß der Verzehr von Toast, Crackern, Pasta, Kartoffeln und dergleichen Kopfschmerzen oder Übelkeitsgefühle verringern und sogar einen Anfall abkürzen kann. Welche dieser Nahrungsmittel Ihnen persönlich helfen, müssen Sie durch eigene Experimente herausfinden.

• Frischer pulverisierter Ingwer, 500–600 mg (ungefähr ein Viertel Teelöffel), in einem Glas Wasser aufgelöst, hat sich nach Einzelfallberichten als hilfreich erwiesen. Die Einnahme kann jeweils nach ein paar Stunden wiederholt werden, wobei die Tagesmenge 2 Gramm nicht überschreiten sollte.

• Kalzium kann sowohl zur Behandlung eines bereits ausgebrochenen Migräneanfalls als auch zur Vorbeugung gegen einen solchen verwendet werden. Forscher haben über den Fall einer Frau berichtet, der es gelang, einen sich ankündigenden Migräneanfall durch Einnahme von 1200 bis 1600 mg Kalzium zu unterbinden. Noch einmal sei davor gewarnt, Kalzium aus Milch, Joghurt oder anderen tierischen Quellen zu beziehen, denn die dadurch verursachten Probleme überwiegen die positive Wirkung des Kalziums bei weitem.

• Legen Sie sich in einen ruhigen, abgedunkelten Raum, und schlafen Sie, wenn Sie können. Machen Sie sich kalte Umschläge, und massieren Sie vorsichtig die Blutgefäße an Ihren Schläfen.

• Biofeedback ist eine Methode zur Beeinflussung der Durchblutung durch Entspannung, die sowohl bei Migräne als auch bei Spannungskopfschmerzen hilfreich sein kann. Dabei wird an einem Zeigefinger ein Temparatursensor befestigt, der signalisiert, wann Sie sich so weit entspannt haben, daß Ihre Fingerspitzen besser mit Blut versorgt werden. Biofeedback-Training wird von auf solche Methoden spezialisierten Heilpraktikern, Psychologen und Ärzten angeboten.

• Auch Akupunktur hilft vielen Menschen bei Migräne. Heilpraktiker und Ärzte, die auf solche Behandlungen spezialisiert sind, finden Sie über die entsprechenden Fachverbände und eventuell in den *Gelben Seiten* Ihrer Region.

Migränebehandlung mit Hilfe von Medikamenten

Wenn Sie trotz Beherzigung der oben genannten Empfehlungen immer noch Schmerzen haben, werden Sie sich vermutlich überlegen, ob Sie nicht doch ein Schmerzmittel einnehmen sollten. Behandeln Sie Kopfschmerzen in keinem Fall gleich von Anfang an mit Medikamenten. Versuchen Sie vielmehr zunächst, eventuelle Auslöser zu entdecken und das Problem mit Hilfe einer optimalen Ernährung zu beseitigen. Andernfalls gleicht das, was Sie tun, möglicherweise dem Versuch, ein Feuer zu löschen, während Sie gleichzeitig Benzin in die Flammen gießen. Medikamente können eine adäquate Ernährung nicht ersetzen, sind aber in manchen Fällen als Ergänzung unverzichtbar. Greifen Sie nur in seltenen Notfällen zur Selbstmedikation, und besprechen Sie im übrigen jede Medikamenteneinnahme mit Ihrem Arzt, der auch das Auftreten von Nebenwirkungen überwachen sollte.

4. Andere Arten von Kopfschmerzen

Im vorigen Kapitel ging es um Nahrungsmittel, mit deren Hilfe sich Migräneanfälle
verhindern und behandeln lassen. Nun
werden wir uns mit anderen Arten von
Kopfschmerzen beschäftigen: mit solchen,
die durch bestimmte chemische Stoffe verursacht werden, mit Cluster-Kopfschmerzen, mit Stirnkopfschmerzen und mit der
am weitesten verbreiteten Art von Kopfschmerzen, den Spannungskopfschmerzen.
Die Ernährung sowie Veränderungen der
Lebensweise können bei ihnen allen eine
wichtige Rolle spielen.

Kopfschmerzen, die durch bestimmte chemische Stoffe hervorgerufen werden

Wir alle kommen durch Nahrungsmittel,
die wir essen, sowie durch die Luft, die wir
einatmen, oder durch unsere Arbeit mit einer erstaunlich großen Zahl von chemischen Stoffen in Kontakt, und einige von
diesen können zur Entstehung von Kopfschmerzen beitragen. Es folgt eine Liste von
Stoffen, die besonders häufig Probleme
verursachen.

• *Monosodium Glutamat* (MSG) ist der bekannte Geschmacksverstärker, der in den
meisten China-Restaurants benutzt wird.
Bei jedem dritten Menschen verursacht
dieser Stoff Kopfschmerzen und ein Ge-

fühl der Anspannung im Gesichtsbereich;
diese Wirkungen stellen sich im allgemeinen etwa zwanzig Minuten nach dem
Kontakt mit Glutamat ein. Da das Essen
in chinesischen Restaurants gewöhnlich
erst nach der Bestellung zubereitet wird,
können Sie die Verwendung von Glutamat verhindern, indem Sie einfach darum bitten, das Mittel nicht zu verwenden. Wenn Sie vor dem Hauptgang eine
Vorspeise essen, die ohne Glutamat zubereitet worden ist, wird dadurch die Aufnahme des in den übrigen Speisen enthaltenen Glutamats so stark verlangsamt,
daß Sie keine Symptome spüren.

• *Aspartam (Nutra Sweet)* führt in manchen
Fällen ebenfalls zu Kopfschmerzen. Dieser künstliche Süßstoff war bei Toxikologen lange sehr umstritten, weil er
Phenylalanin enthält, einen chemischen
Stoff, der bei manchen Menschen Ge-
hirnschädigungen hervorruft und zuwei-
len epileptische Anfälle auslöst.
Die Toxikologen sind sich immer noch
nicht darüber einig, ob dieses künstliche
Süßmittel die negativen Beurteilungen,
die es erhalten hat, tatsächlich verdient.
Doch ist Aspartam sicherlich nicht unverzichtbar und hat sich weder bei der Gewichtsreduktion noch in irgendeiner anderen Hinsicht als besonders hilfreich
erwiesen. Wenn es also um die Wahl zwi-

schen einer normal mit Zucker gesüßten Limonade und einer mit Aspartam gesüßten «Diät»-Limonade oder -Cola geht, warum entscheiden Sie sich dann nicht einfach für Mineralwasser, das weder Zucker noch chemische Süßstoffe enthält?

- *Nitrite* werden benutzt, um Speck, Schinken, Hot dogs und andere Wurstwaren, geräucherten Fisch und einige Käsesorten haltbar zu machen. Diese Chemikalien können dumpfe Kopfschmerzen und Gesichtsrötungen hervorrufen. Es gibt viele Gründe, die genannten Produkte zu meiden, denn sie enthalten große Mengen von Fett und Cholesterin und können das Krebsrisiko erhöhen.

- *Sulfite* werden zur Konservierung von Salaten und Schalentieren benutzt. Sie kommen auch in Rot- und Weißwein vor. Wenn Sie zu Allergien neigen, kann es sein, daß Sie auf die in Wein enthaltenen Sulfite reagieren, insbesondere wenn Sie gleichzeitig mit Pollen oder anderen Allergenen in Kontakt kommen.

- *Benzoesäure* und *Tartrazin*, eine Nahrungsmittelfarbe, können ebenfalls zur Entstehung von Kopfschmerzen beitragen.

- *Tyramin* ist ein chemischer Stoff, der manchmal Kopfschmerzen verursacht, insbesondere wenn gleichzeitig eine bestimmte Art von Antidepressiva, MAO-Hemmer genannt, eingenommen wird. Tyramin kommt in altem Käse, Sauerrahm, Wein, Bier, Leber, saurem oder gesalzenem Hering, Saubohnen, Schokolade, Kaffee, Lakritz, Pickles, Sauerkraut, geräuchertem Lachs, Rosinen, getrockneten Feigen und Hefe vor.

- *Umweltchemikalien* Wenn Sie während der Arbeit unter Kopfschmerzen leiden und diese Beschwerden abends zu Hause und am Wochenende nicht auftreten, könnte nicht Streß, sondern der Kontakt mit einem chemischen Stoff während der Arbeit der Grund dafür sein. Nützliche Hinweise liefert der genaue Zeitpunkt des Auftretens der Kopfschmerzen, denn diese setzen gewöhnlich etwa eine bis vier Stunden nach dem Kontakt mit der Chemikalie ein. Seien Sie besonders mißtrauisch bei Lösungsmitteln, die z. B. in Farbe und Reinigungsmitteln enthalten sind, sowie gegenüber Formaldehyd, Ammoniak, Pestiziden und Dieselabgasen.

Cluster-Kopfschmerzen

Cluster-Kopfschmerzen sind wohl die grausamste Form derartiger Beschwerden, und zwar nicht nur wegen ihrer Stärke, sondern auch wegen des Zeitpunktes, zu dem sie auftreten. Sie werden nämlich oft nicht durch Anspannung, sondern durch Entspannung ausgelöst. Nach einer langen, harten Arbeitswoche haben Sie vielleicht alle Ihre Verpflichtungen vergessen und Ihre Staffelei an einem stillen Teich aufgestellt, wo Sie eine entspannende Szenerie malen wollen. Während Sie den Pinsel gerade zum erstenmal in die Farbe eintauchen wollen, schießt ein stechender Schmerz durch Ihr Auge, der in seiner Intensität alles übertrifft, was Sie jemals erlebt haben. Dies kann geschehen, wenn Sie von der Arbeit nach Hause zurückkommen, wenn Ihr lange ersehnter Urlaub beginnt und sogar wenn Sie vom Träumen und vom REM-Schlaf in den traumlosen Schlaf überwechseln.

Diese Kopfschmerzen tragen ihren Namen aufgrund der Tatsache, daß sie in Clustern (Trauben) auftreten: über einen Zeitraum von bis zu drei Monaten täglich, und gewöhnlich immer zur gleichen Tageszeit. Danach verschwinden sie oft monatelang. In besonders üblen Fällen kann sich ein solcher Cluster auch über mehr als ein Jahr hinziehen. Während eines Clusters tritt der Schmerz stets auf der gleichen Seite des Kopfes auf; dabei wird das Auge auf dieser Seite gerötet, und es tränt oft. Es kann auch sein, daß das betreffende Augenlid herabhängt, daß sich die Pupille des Auges verengt und daß Ihre Nase läuft oder verstopft ist.

Cluster-Kopfschmerzen scheinen durch eine Entzündung von Venen im Gehirn oder durch Druck auf diese Blutgefäße zu entstehen, und es könnten auch hormonelle Faktoren dabei eine Rolle spielen, denn diese Störung tritt bei Männern fünfmal häufiger als bei Frauen auf – im Gegensatz zur Migräne, an der Frauen häufiger leiden.

Alkohol ist der einzige sicher identifizierte Auslöser für Cluster-Kopfschmerzen. Jedes alkoholische Getränk kann die Ursache sein, also nicht nur Rotwein, wie es bei Migräne der Fall ist. Zwischen den einzelnen Clustern können sich Betroffene gelegentlich einen Schluck genehmigen, doch während eines Clusters löst jeder Alkoholkonsum definitiv Kopfschmerzen aus.

Welche Rolle Nahrungsmittelunverträglichkeiten bei Cluster-Kopfschmerzen spielen, ist noch kaum erforscht, was ich für bedauerlich halte, weil entsprechende Vermutungen durchaus nicht aus der Luft gegriffen sind. Zunächst einmal enthalten – wie bereits im vorigen Kapitel erwähnt wurde – alkoholische Getränke und verschiedene Nahrungsmittel einen chemischen Stoff mit Namen Histamin, der auch in die Blutbahn ausgeschüttet wird, wenn Sie mit einem Allergen in Kontakt kommen. Seit langem ist bekannt, daß Histamin bei Cluster-Kopfschmerzen eine wichtige Rolle spielt. Es ist sogar üblich, diese Art von Kopfschmerz zu diagnostizieren, indem man dem Patienten eine kleine Menge Histamin unter die Haut injiziert und dann abwartet, ob etwa eine halbe Stunde später die Kopfschmerzen beginnen.

Wenn Sie feststellen wollen, ob irgendwelche Nahrungsmittel bei Ihnen das Auftreten von Cluster-Kopfschmerzen fördern, können Sie die bekannten Migräneauslöser meiden und nötigenfalls die im vorigen Kapitel beschriebene Eliminationsdiät durchführen. Diese Methode wird in vielen Fällen angewandt, in denen vermutet wird, daß ein Nahrungsmittel die Ursache für ein Problem ist.

Falls die Cluster-Kopfschmerzen bei Ihnen genau dann auftreten, wenn Sie sich entspannen wollen, bedeutet dies nicht, daß Sie deshalb 24 Stunden täglich arbeiten müssen, nie Urlaub machen dürfen und aus Angst vor selbstverursachten Kopfschmerzen nachts wach im Bett liegen müssen. Sie können aber darauf achten, in welchen Situationen die Kopfschmerzen gewöhnlich auftreten und dann in diesen Situationen Präventivmaßnahmen ergreifen, was in manchen Fällen bedeutet, daß Sie Medikamente einnehmen müssen.

Wohl das merkwürdigste Mittel zur Behandlung von Cluster-Kopfschmerzen ist Capsaicin, der Stoff, der Peperoni ihre Schärfe gibt. Capsaicin neutralisiert *Substanz P*, den Neurotransmitter, den Nervenzellen zur Übermittlung von Schmerzsignalen benutzen. Mit Capsaicin wurde einmal ein ungewöhnliches Experiment durchgeführt: Man bestrich die beiden Nasenöffnungen von fünfzehn Patienten während akuter Kopfschmerzen mit einem Capsaicin-Präparat. Bei sieben der Testteilnehmer verschwanden daraufhin die Kopfschmerzen völlig, und bei drei weiteren ließ der Schmerz um etwa 75 Prozent nach. Durch Fortsetzung dieser Behandlung in Form einer einmal täglichen Verabreichung

des Mittels verschwanden die Kopfschmerzen bei einigen der Behandelten für 28 bis 40 Tage. Capsaicin-Behandlungen werden in Kapitel 5 ausführlicher beschrieben.

Maßnahmen gegen Cluster-Kopfschmerzen

- Meiden Sie Alkohol.
- Meiden Sie Nahrungsmittel, die als Auslöser für Kopfschmerzen bekannt sind.
- Stellen Sie fest, in welchen Zeiten oder Situationen Sie für Cluster-Kopfschmerzen anfällig sind.
- Benutzen Sie zur Vorbeugung oder zur Behandlung nötigenfalls Medikamente.

Kopfschmerzen im Stirnbereich

Allergene verursachen Kopfschmerzen im Stirnbereich. Das gilt natürlich für Pollen und Staub, weil die gleichen Schleimhautschwellungen, die für Verstopfungen der Nase und Nasenlaufen verantwortlich sind, auch Schmerzen im Bereich der Nebenhöhlen verursachen, die sich in der Stirn und im Umfeld der Augen befinden.

Auch Nahrungsmittel sind oft Allergene, und sie gelangen in wesentlich größeren Mengen in unseren Körper, als dies bei Hausstaub oder tierischen Haar- und Hautpartikeln jemals möglich wäre. Nahrungsmittelallergene können Nebenhöhlenprobleme leicht verschlimmern. Selbst wenn allergische Reaktionen auf Umweltgifte oder häufige bakterielle Infektionen der Grund für Ihre Nebenhöhlenprobleme zu sein scheinen, sollten Sie überprüfen, ob nicht bestimmte Nahrungsmittelunverträglichkeiten das Problem vergrößern, indem sie die Schleimproduktion anregen und dadurch beste Voraussetzungen für Infektionen schaffen.

Viele Menschen leben jahrelang mit Nebenhöhlenproblemen, die aufgrund bestimmter Nahrungsmittelunverträglichkeiten entstanden sind, ohne daß ihnen die Ursache ihrer Symptome klar ist. Von Milchprodukten beispielsweise ist allgemein bekannt, daß sie die Schleimproduktion verstärken – weshalb Opernsänger sie gänzlich meiden. Von der Kehle und den Bronchien bis zu den Ohren können Milchprodukte Verschleimungen und Verstopfungen verursachen. Der Grund braucht jedoch keine typische Allergie zu sein, und es kann auch durchaus sein, daß bei herkömmlichen Hauttests kein Anzeichen für eine Empfindlichkeit gegenüber Milch erkennbar wird. Doch da bei vielen Milchtrinkern leichte allergieähnliche Symptome auftreten, sollten Sie diese Möglichkeit zuerst überprüfen, wenn Sie unter chronischen Atemwegs- oder Nebenhöhlenproblemen leiden. Der Übeltäter in der Milch ist das Milcheiweiß, nicht das Fett; deshalb ist fettarme Milch ebenso problematisch wie Vollmilch. Einmaliger Milchkonsum braucht nicht unbedingt eine erkennbare Wirkung zu haben, doch nach mehrtägigem Konsum tritt gewöhnlich eine allmählich stärker werdende Reaktion ein.

Auch andere Nahrungsmittel können das Problem vergrößern, insbesondere Weizen. Bier und Jalapeño-Chili können zusätzlich eine allmählich stärker werdende Verstopfung verursachen, wenn jemand, der für diese Stoffe empfindlich ist, es täglich konsumiert. Auch Nahrungsmittelempfindlichkeiten lassen sich – wie im vorigen Kapitel für die Migräneauslöser beschrieben – durch Konzentration auf die als Auslöser besonders bekannten Nahrungsmittel identifizieren. Wenn Ihre Symptome verschwinden, sobald Sie diese Dinge meiden, können Sie sie nach und nach wieder in Ihren Speiseplan aufnehmen und dann beobachten, ob die Probleme beim Konsum eines bestimmten Nahrungsmittels wieder auftreten.

Was man gegen Spannungskopfschmerzen tun kann

Spannungskopfschmerzen sind die bei weitem am häufigsten vorkommende Art von Kopfschmerzen. Obwohl sie gewöhnlich eher flüchtig und nicht besonders stark sind, werden sie gelegentlich stärker und ähneln in ihren Symptomen manchmal einer Migräne. Doch lassen sie sich von Migräne und von anderen Kopfschmerzenarten anhand der folgenden Merkmale unterscheiden:

- ein Druck- oder Beengungsgefühl,
- schwache oder mittlere Intensität,
- Auftreten auf beiden Seiten des Kopfes, statt nur auf einer,
- normale körperliche Bewegung wirkt nicht verstärkend,
- nicht begleitet von Übelkeit, Erbrechen oder ungewöhnlicher Sensibilität gegenüber visuellen und auditiven Reizen.

Die meisten Ärzte behaupten, Spannungskopfschmerzen würden durch Muskelverspannungen im Bereich der Stirn, über den Ohren oder am Hinterkopf verursacht, und dadurch werde die Durchblutung der Arterien eingeschränkt. Dies ist zwar eine starke Vereinfachung des tatsächlichen Sachverhalts, doch ist diese Beschreibung insofern nützlich, weil sie darauf hinweist, was Menschen gegen diese Kopfschmerzen tun können: Sie müssen die betreffenden Muskeln entspannen, was mit ein wenig Übung ziemlich einfach ist.

Maßnahmen gegen Spannungskopfschmerzen

- Stellen Sie zunächst fest, ob Ihre Diagnose zutreffend ist, und schließen Sie aus, daß andere Faktoren Ihre Kopfschmerzen verursachen, beispielsweise Koffeinentzug, Zahn- oder Nebenhöhlenprobleme, Schlafmangel, eine zu lange Zeit seit dem letzten Essen oder irgendeiner der in Kapitel 3 aufgeführten Faktoren.

- Wenden Sie als zweites die weiter unten und in Kapitel 17 beschriebenen Entspannungsmethoden an. Sie wirken schnell und erfüllen ihren Zweck. Je häufiger Sie sie anwenden, um so besser wirken sie. Wenden Sie sie jedesmal an, wenn Sie merken, daß sich emotionale Spannungen in muskuläre verwandeln. Wenn die erlernte Entspannungsreaktion nach einiger Zeit automatisiert wird, werden Kopfschmerzen für Sie nur noch in der Erinnerung existieren. Ebenso wie bei Migräne kann auch bei Spannungskopfschmerzen Biofeedback hilfreich sein.

- Drittens ist wichtig, daß Sie genügend Ruhe bekommen. Wenn Sie nicht gut schlafen, können Sie mit Streß nicht so gut fertig werden, wie es eigentlich möglich sein müßte. Seien Sie vorsichtig mit jenen kurzfristig wirkenden Hilfsmitteln, mit denen viele Menschen Streß zu bekämpfen versuchen, statt sich die Ruhe zu gönnen, die sie eigentlich brauchen. Kaffee, Alkohol und Beruhigungsmittel können eine solche Situation längerfristig verschlimmern.

- Viertens sollten Sie Ihren Körper trainieren, denn dadurch läßt sich Streß ebenfalls auflösen. Schon ein halbstündiger schneller Spaziergang täglich ist sehr hilfreich.

- Fünftens sollten Sie drei Wochen lang die Ernährungsregeln beherzigen, die auch zur Bekämpfung von Migräne empfohlen wurden. Dabei werden die typischen Kopfschmerzenauslöser gemieden. Aus bisher ungeklärten Gründen vermag eine solche Diät auch Kopfschmerzen zu heilen, die nichts mit Migräne zu tun haben. Am wichtigsten ist, daß Sie alle Arten von Fleisch und Milchprodukten sowie fette und stark zuckerhaltige Nahrungsmittel meiden. Die positive Wirkung dieser Ernährungsumstellung hat vermutlich verschiedene Gründe. Durch eine fettärmere Ernährung wird die Blutversorgung von Kopf und Hals verbessert, da durch sie die Viskosität (Dicke) des Blutes verringert wird. Wenn Sie tierisches Protein meiden, verbraucht Ihr Körper für die Verarbeitung desselben weniger Vitamin B$_6$, das er dann für andere Zwecke nutzen kann, und dadurch wird Ihre Widerstandsfähigkeit gegen Schmerz verbessert. Außerdem vermeiden Sie durch generellen Verzicht auf Milchprodukte die Auswirkungen ei-

Spannungen loslassen – eine Übung

Es gibt nur vier Muskelgruppen, auf die Sie bei Spannungskopfschmerzen einzuwirken brauchen:

- die Muskeln im Stirnbereich, mit deren Hilfe Sie die Augenbrauen heben und zusammenziehen können,
- die Nackenmuskeln,
- die Muskeln im Bereich beider Schläfen.

Sie können diese Muskeln äußerlich durch Massage entspannen oder «innerlich», indem Sie sich ihrer Verspannungen bewußt werden und diese loslassen. Schließen Sie die Augen, und versuchen Sie, die Muskeln auf Ihrer Stirn zu spüren. Verlangsamen Sie bewußt die Atmung, und stellen Sie sich vor, daß jedes Einatmen diese Muskeln entspannt und jedes Ausatmen Spannung aus Ihrem Körper entfernt. Bewegen Sie Ihre Augenbrauen ein wenig auf und ab. Spüren Sie dort Spannungen? Versuchen Sie bewußt, etwaige Spannungen, die Sie spüren, loszulassen.

Konzentrieren Sie Ihre Aufmerksamkeit anschließend auf Ihren Hinterkopf, auf den Bereich, in dem die großen Nackenmuskeln am Schädel befestigt sind. Bewegen Sie Ihren Kopf langsam vor, zurück und im Kreis. Lassen Sie alle Spannungen los, die Sie dabei spüren; lassen Sie zu, daß Ihre langsamen und ruhigen Atemzügen sie aus dem Körper befördern.

Richten Sie Ihre Aufmerksamkeit anschließend auf die Muskeln über Ihren beiden Ohren. Mit Hilfe dieser Muskeln können Hunde, Katzen und Rehe ihre Ohren vor und zurück bewegen und lauschen, ob eine Gefahr droht, und manche Menschen benutzen sie, um zur allgemeinen Erheiterung mit den Ohren zu wackeln. Da sie auch beim Kauen benutzt werden, sind sie ziemlich stark – was von Nachteil ist, wenn sie angespannt sind. Versuchen Sie, sich der Spannungen in diesen Muskeln bewußt zu werden, und lassen Sie diese dann los. Lassen Sie mit jedem Einatmen Entspannung in Ihren Körper hinein und mit jedem Ausatmen Anspannung aus Ihrem Körper heraus.

In Kapitel 17 finden Sie weitere Entspannungsübungen.

ner sehr verbreiteten und häufig unerkannten Nahrungsmittelempfindlichkeit.

• Seien Sie vorsichtig mit dem Gebrauch von Schmerzmitteln, denn diese können die natürliche Fähigkeit Ihres Körpers, mit Schmerz fertig zu werden, stören. Wenn Sie gelernt haben, Muskelverspannungen an Kopf und Hals aufzulösen, werden Sie wahrscheinlich keine Schmerzmittel mehr benötigen.

• Menschen, die häufig unter Spannungskopfschmerzen leiden und bei denen die erwähnten einfachen Methoden versagen, machen oft die Erfahrung, daß ihnen Antidepressiva große Erleichterung verschaffen. Das bedeutet nicht unbedingt, daß die Betreffenden depressiv sind. Es könnte vielmehr darauf hinweisen, daß die gleiche Art von chemischen Ungleichgewichtszuständen, die Depressionen verursachen, auch die Gründe für Kopfschmerzen sein könnten. Greifen Sie aber zu diesen Mitteln wirklich erst,

wenn Sie die Ernährungsempfehlungen und die Entspannungsmethoden gründlich ausprobiert und damit keinen Erfolg erzielt haben.

Werden Sie wieder Sie selbst

Wenn Sie wegen häufiger Kopfschmerzen auf zahlreiche Dinge, die Sie eigentlich gern tun, verzichten mußten, oder wenn Sie aufgrund der Kopfschmerzen ständig das Gefühl hatten, eine Tonne Ziegelsteine hinge über Ihrem Kopf und könnte in jedem Augenblick herabfallen, dann haben Sie nun die Möglichkeit, sich von dieser Bedrohung zu befreien. Eine adäquate Ernährung wird Ihren Schmerz auflösen und Sie vergessen lassen, daß Sie jemals unter Kopfschmerzen gelitten haben. Sie können dann wieder in aller Ruhe Ihr Leben genießen.

5. Arthritis

In Kapitel 3 haben wir gesehen, daß einige Nahrungsmittel häufig Kopfschmerzen verursachen und andere wiederum helfen können, sie zu verhindern. Einen ähnlichen Einfluß haben Nahrungsmittel auf die Gelenke.

Anfang der achtziger Jahre tauchten in medizinischen Fachzeitschriften die ersten Berichte über Arthritisheilungen durch Veränderung der Ernährung auf. Zunächst erschienen diese Berichte vielen als sehr merkwürdig, doch da die Heilungen, über die berichtet wurde, ziemlich einschneidend waren, fanden sie in weiten Kreisen Beachtung.

1981 berichtete das *British Medical Journal* über die Heilung einer Frau, die seit 25 Jahren unter rheumatoider Arthritis gelitten hatte. Bei ihr war eine Unverträglichkeitsreaktion auf Mais festgestellt worden. Nachdem sie aufgehört hatte, Maisprodukte zu essen, verschwanden die Arthritissymptome. Sie sah jünger aus und fühlte sich auch jünger als seit vielen Jahren.

Sechs Wochen nach ihrer erstaunlichen Genesung jedoch kehrten die Gelenkschmerzen zurück. Ihre Ärzte vermuteten schon, daß die vorherige erstaunliche Besserung ihres Zustandes nichts weiter als ein vorübergehender Placeboeffekt gewesen sei, doch dann entdeckten sie, daß der Koch, der das Essen für die Frau zubereitete, seit kurzem zum Andicken von Speisen Maisstärke verwendete. Nachdem dieser Faktor ausgeschaltet worden war, war die Frau bald wieder beschwerdefrei.

Später fanden Forscher heraus, wie sich feststellen läßt, welche Nahrungsmittel auf bestimmte Menschen eine negative Wirkung haben. Nicht immer lassen sich eindeutig bestimmte Auslöser identifizieren, und Mais ist nur eines der Nahrungsmittel, die häufig Probleme verursachen. Dieser Fall zeigt jedoch, daß sich selbst durch einfache Veränderungen der Ernährung manchmal erstaunliche Wirkungen erzielen lassen.

Ich werde in diesem Kapitel erläutern, wie Sie selbst eine Diät gegen Arthritis entwickeln können und wie Sie, falls Sie noch zusätzliche Hilfe benötigen, Nahrungsergänzungsstoffe einsetzen können, die gegen Schmerzen ähnlich wirksam sind wie entzündungshemmende Medikamente, ohne jedoch die bei letzteren häufig auftretenden Nebenwirkungen zu verursachen. Beispielsweise haben Forscher an der University of Pennsylvania nachgewiesen, daß das natürliche Öl der Borretschsamen die für Arthritis typischen Schmerzen, Steifheitsgefühle und Schwellungen verringert. Auch Ingwer wird seit Tausenden von Jahren in Asien als entzündungshemmendes Mittel benutzt, und die medizinische Forschung versucht nun, den Grund für diese Wirkung der Wurzelknolle herauszufinden.

Sie können also entweder Ihre Ernährung umstellen oder die empfohlenen Nahrungsergänzungsstoffe einnehmen oder nötigenfalls beides. Wir werden uns weiterhin auch mit einigen völlig unerwarteten Entdeckungen beschäftigen. Beispielsweise wird Arthritis in manchen Fällen durch eine Bakterieninfektion verursacht – was bedeutet, daß die beste Behandlung möglicherweise nicht Aspirin, sondern Antibiotika sein könnten, so wie es sich kürzlich auch bei den Magengeschwüren herausgestellt hat (siehe Seite 111).

Schlangenwein und andere Mittel gegen Arthritis

Mein Vater hatte an mehreren Gelenken Osteoarthritis, und er hatte schließlich so viele künstliche Gelenke, daß er sich wie ein Roboter vorkam. Die typischen entzündungshemmenden Medikamente hatten bei ihm nicht die geringste positive Wirkung. Wenn Sie unter Arthritis leiden, haben Sie zweifellos selbst die Erfahrung gemacht, daß Schmerzmittel alles andere als eine ideale Lösung sind. Manchmal sind sie zwar sehr nützlich, aber nur zu oft bleiben die Schmerzen trotzdem sehr stark, und außerdem halten diese Mittel nicht die fortschreitende Schädigung der Gelenke auf.

Sicherlich gibt es Schlimmeres als entzündungshemmende Medikamente. Die Chinesen behandeln Arthritis beispielsweise mit einem Mittel, das sie «Schlangenwein» nennen und das durch dreimonatiges Einlegen von hundert toten Schlangen in fünf Liter Rotwein unter Hinzufügung verschiedener Kräuter und Erhöhung des Alkoholgehalts auf 40 Prozent hergestellt wird. Dieses Mittel müssen Arthritiskranke dreimal täglich trinken – einen ziemlich starken Schnaps, der aber keine erkennbar positive Wirkung auf die Gelenke hat.

Die typischen entzündungshemmenden Medikamente sind zwar besser als Schlangenwein, rufen aber starke Nebenwirkungen wie Magenschmerzen und Magenblutungen hervor. Vielleicht hat Ihr Arzt Ihnen sogar noch stärkere Medikamente mit einer noch toxischeren Wirkung verschrieben, und die Schädigung Ihrer Gelenke ist trotzdem weiter fortgeschritten.

Wir werden uns in diesem Kapitel mit neuen Ansätzen zur Behandlung der rheumatoiden Arthritis, Osteoarthritis, Gicht und des Kiefergelenk-Syndroms beschäftigen und dabei als wichtigstes «Medikament» Nahrungsmittel einsetzen. Wenn Sie unter Rückenschmerzen leiden, so finden Sie die für Sie wichtigsten Informationen in Kapitel 1.

Behandlung von rheumatoider Arthritis mit Hilfe von Nahrungsmitteln

Rheumatoide Arthritis zählt zu den unangenehmsten Gelenkkrankheiten. Sie verursacht Schmerzen und Steifheit, und im Laufe der Zeit werden die Gelenke auch deformiert. Doch ist dies keineswegs eine unvermeidliche Alterskrankheit und auch nicht zwangsläufig irreversibel. Bei vielen Menschen läßt sie sich durch eine Ernährungsveränderung erstaunlich positiv beeinflussen. Die Schmerzen, die Schwellungen und die Steifheit in Ihren Gelenken können durchaus verringert oder völlig beseitigt werden.

Ärzte bezeichnen die rheumatoide Arthritis als Autoimmunkrankheit, was bedeutet, daß Ihr Körper sich selbst angreift: Die weißen Blutkörperchen attackieren das Gewebe, das Ihre Gelenke umgibt. Aufgabe dieser Blutzellen ist es eigentlich, Bakterien, Viren und Krebszellen zu bekämpfen, doch aus irgendeinem Grunde haben sie Ihre empfindlichen Knochenhäute als Gegner ausgemacht.

Bestimmte Nahrungsmittel begünstigen diese gefährliche Reaktion. Nun können Sie sich vermutlich schwer vorstellen, daß Nahrungsmittel Einfluß auf das Innere Ihrer Gelenke haben sollen. Doch nehmen wir einmal für einen Augenblick an, Sie wären allergisch gegen Erdbeeren. Sie könnten dann einen Ausschlag bekommen. Doch was wäre, wenn diese Reaktion nicht auf Ihrer Haut, sondern am weichen Gewebe in Ihren Gelenken auftreten würde? Nahrungsmittelempfindlichkeiten, die bei Arthritis eine Rolle spielen, unterscheiden sich ein wenig von einer typischen Allergie, doch können bestimmte Nahrungsmittel bei dafür empfindlichen Menschen tatsächlich eine schmerzhafte Reaktion hervorrufen.

Als Wissenschaftler den Verdacht entwickelten, daß die Ernährung bei Arthritis eine Rolle spielen könnte, unterwarfen einige von ihnen Patienten mehrere Tage lang einer beaufsichtigten Diät. Daraufhin verbesserte sich der Zustand der meisten Getesteten, und in vielen Fällen kam es sogar zu einer deutlichen Verbesserung. Andere Forscher haben versucht, mit Hilfe einer Eliminationsdiät, die der in der Migräneforschung benutzten ähnelte, die häufigsten Übeltäter unter den Nahrungsmitteln zu identifizieren.

Ich spreche hier keineswegs über nicht gründlich dokumentierte Fallgeschichten. Die anfänglichen Einzelfallberichte der Rheumatologen über Nahrungsmittelempfindlichkeiten, die in mehreren medizinischen Fachzeitschriften veröffentlicht wurden, führten zu wissenschaftlich fundierten Doppelblinduntersuchungen über die Wirkung bestimmter Nahrungsmittel bei Arthritis, und auf diese Weise gelang es, einen solchen Zusammenhang tatsächlich nachzuweisen. Zwar wurden nicht bei allen Arthritikern Nahrungsmittelempfindlichkeiten festgestellt, doch ist die Identifizierung derartiger Probleme in vielen Fällen ein wichtiger Schritt auf dem Weg zur Linderung oder Heilung. Einige der Untersuchten litten seit vielen Jahren an Arthritis, ohne daß ihnen klar gewesen wäre, daß eine einfache Veränderung der Ernährung ihnen hätte helfen können.

Wie viele Arthritiker von einer Veränderung ihrer Ernährung profitieren könnten, ist noch nicht völlig geklärt, doch scheint der Anteil bei etwa 50 Prozent zu liegen.

Milch und Arthritis

Besonders denkwürdig erscheint mir der Fall eines Mädchens, das bereits mit acht Jahren an rheumatoider Arthritis litt und mit Schmerzen und Schwellungen am Handgelenk in ein Krankenhaus eingeliefert wurde. Die Schmerzen weiteten sich auf die Hände, Füße, Hüften und Knie aus, und im Laufe der nächsten sechs Jahre wurden neun stationäre Behandlungen erforderlich. Als die Patientin sich auf eine rein vegetarische Ernährung umstellte, verschwanden die Symptome für drei Monate. Doch ihr Arzt riet ihr davon ab, mit dieser Art der Ernährung fortzufahren – aus Gründen, die sich als nicht besonders stichhaltig erwiesen. Also kehrte sie zu ihren alten Eßgewohnheiten zurück, und bald darauf stellten sich die Schmerzen wieder ein.

Später kamen andere Ärzte auf den Verdacht, daß bestimmte Nahrungsmittel die Symptome verschlimmern könnten. Ihr

besonderes Augenmerk galt Milchprodukten, die zu den häufigsten Arthritisauslösern zählen. Die Ärzte legten der Patientin nahe, alle Milchprodukte zu meiden. Sie tat dies, und die Schwellungen verschwanden. Nach drei Wochen hatte sie auch keine Schmerzen mehr.

Nach einem zweiwöchigen Urlaub kehrten die Schmerzen und Schwellungen jedoch zurück. Bei einer Überprüfung der Nahrungsmittel, die sie in dieser Zeit gegessen hatte, stellte sich heraus, daß zwei Milchschokoladenriegel darunter gewesen waren. Nachdem sie wieder zu einer strengen Diät ohne Milchprodukte zurückgekehrt war, verschwanden die Schmerzen erneut. Zwei Monate später aß sie während eines Besuchs bei ihrer Großmutter jeden Morgen zum Frühstück Getreideflocken mit Milch, woraufhin sich die Gelenkschmerzen wieder einstellten. Wieder wurde der Patientin nahegelegt, alle Milchprodukte strikt zu meiden. Sie beherzigte den Rat, und während der folgenden sechs Monate ging es ihr gut.

Nun könnte man vermuten, daß die Ärzte dieser jungen Patientin mittlerweile von der Rolle der Milch bei der Entstehung ihrer Symptome überzeugt gewesen wären. Doch beschlossen sie, diese These erneut zu überprüfen. Sie baten die Patientin deshalb, zweimal täglich Milchprodukte zu essen. Dies tat sie, und innerhalb von etwa drei Wochen geschah das Unvermeidliche: Die Schwellung und die Schmerzen kehrten zurück und verschwanden innerhalb von zehn Tagen nach dem erneuten Absetzen der Milchprodukte wieder. Das Mädchen konnte wieder Sport treiben und tanzen und fühlte sich gut, bis ihre immer noch skeptischen Ärzte sie 18 Monate später baten, den Test mit den Milchprodukten noch einmal zu wiederholen. Nachdem sich die Schmerzen innerhalb von zehn Tagen wieder eingestellt hatten, weigerte sie sich, den Test fortzusetzen.

Obwohl schon viele Ärzte erstaunlich lange gebraucht haben, um die Rolle bestimmter Nahrungsmittel bei Gelenkproblemen zu begreifen, sind sie von einigen Organisationen für Arthritiskranke an Langsamkeit noch übertroffen worden. Die *Arthritis Foundation* verbreitet immer noch Aussagen wie: «Die Forschung hat jedoch bis heute noch nicht nachgewiesen, daß bestimmte Nahrungsmittel oder Nährstoffe bei den wichtigsten Formen von Arthritis verbessernd oder verschlimmernd wirken.»

Die Wahrheit ist, daß kein bestimmtes Nahrungsmittel und kein bestimmter Nährstoff *allen* Arthritikern zu helfen vermag, doch geht aus wissenschaftlichen Studien eindeutig hervor, daß bestimmte Arten von Nahrungsmitteln bei vielen Menschen Arthritissymptome auslösen und daß andere Nährstoffe Symptome zu lindern vermögen.

Die Lethargie der Ärzteschaft ist für Menschen, die unter Arthritis leiden, geradezu tragisch. Ende der achtziger Jahre nahm ich an einer Konferenz teil, auf der Arthritispatienten vorgestellt wurden, die im wesentlichen durch eine Ernährungsumstellung geheilt worden waren. Nach der Konferenz traf ich zufällig eine Medizinstudentin, die schon seit Jahren erfolglos gegen ihre Arthritis kämpfte. Trotz intensiver medizinischer Betreuung hatten sich an ihren Händen und an anderen Gelenken Deformationen gebildet. Ich legte ihr nahe, sich einmal damit zu beschäftigen, ob eine Umstellung der Ernährung oder der Konsum bestimmter Nährstoffe ihr helfen könnten. Darauf entgegnete sie, sie habe dies bereits ihrem Arzt vorgeschlagen, doch dieser habe gesagt, die Ernährung hätte nichts mit den Gelenkschmerzen zu tun, und eine Ernährungsumstellung sei deshalb reine Zeitverschwendung.

Dies wäre verständlicher, wenn die typischen Arthritisbehandlungen wirksamer wären, als sie es tatsächlich sind. Doch angesichts der Tatsache, daß Medikamente die fortschreitende Schädigung der Gelenke nicht aufzuhalten und oft auch nicht viel gegen Schmerzen und Steifheit auszurichten vermögen, sollten wir bessere Lösungsansätze eigentlich willkommen heißen.

Eine Diät gegen Arthritis

Wenn Sie Arthritis mit Hilfe der Ernährung bekämpfen wollen, müssen Sie zunächst ganz einfach alle Nahrungsmittel meiden,

die als Auslöser von Gelenkschmerzen bekannt sind, und statt dessen bevorzugt Nahrungsmittel konsumieren, bei denen erwiesen ist, daß sie so gut wie nie und bei
keinem Menschen Schmerzen verursachen.
Dies ist nicht schwer, und die Rezepte am
Ende dieses Buches können Ihnen dabei
helfen.

Nahrungsmittel, die erfahrungsgemäß
keine Schmerzen verursachen, wirken
nicht verstärkend auf Entzündungen und
sind deshalb bei vielen mit Schmerzen
verbundenen Störungen der Gesundheit
nützlich. Die Liste der Nahrungsmittel,
die erfahrungsgemäß bei Arthritis keine
Schmerzen verursachen, ist fast identisch
mit der entsprechenden Liste für Migräne.
Der einzige Unterschied besteht darin, daß
der Konsum von Äpfeln bei Arthritis nicht
vermieden zu werden braucht, da meines
Wissens keine Erkenntnisse darüber vorliegen, daß die in Äpfeln oder Produkten aus
Äpfeln enthaltenen Proteine bei Gelenkproblemen eine nachteilige Wirkung haben.

Die Liste der Nahrungsmittel, die Arthritis verursachen, wurde aufgrund von
Untersuchungen zusammengestellt, bei denen seit Beginn der achtziger Jahre eine
begrenzte Anzahl von Patienten getestet
wurde. Sie ähnelt weitgehend der entsprechenden Liste für Migräne. So fungieren
beispielsweise Milchprodukte und Zitrusfrüchte bei beiden Krankheiten häufig als
Auslöser. Allerdings weisen die beiden Listen auch einige Unterschiede auf. Bei-

spielsweise zählen Rotwein und Schokolade zu den schlimmsten Migräneauslösern,
sind aber bei Arthritis weniger problematisch. Hingegen spielen Mais und Weizen
zwar häufig bei Arthritis, jedoch bei Migräne seltener eine Rolle.*

Auch andere Nahrungsmittel haben in
einigen Fällen Arthritissymptome ausgelöst.
Zwar scheint dies aufgrund der vorliegenden Untersuchungsergebnisse nur selten
der Fall zu sein, doch könnte sich dieser
Eindruck durch umfangreichere Patienten-
untersuchungen ändern. Zu den zur Zeit
noch als selten eingestuften potentiellen
Auslösern zählen alkoholische Getränke,
Bananen, Schokolade, Malz, Nitrite, Zwiebeln, Sojabohnen, Gewürze (Kardamom,
Koriander und Minze) sowie Rohrzucker.

Eine vierwöchige Anti-Arthritis-Diät

Testen Sie es selbst: Ernähren Sie sich vier
Wochen lang ausschließlich von Nahrungsmitteln, die erfahrungsgemäß keine Schmerzen verursachen.

Meiden Sie gleichzeitig die wichtigsten
bekannten Arthritisauslöser. Sie müssen
diese Nahrungsmittel *völlig* meiden, weil
schon geringe Mengen davon Symptome
verursachen können.

---

* Die vielseitige Verwendbarkeit von Weizen ist der Grund für die Beliebtheit
dieses Getreides, und da Weizen nur wenig Fett und kein Cholesterin
enthält, ist diese Beliebtheit auch durchaus berechtigt. Leider lösen die in
Weizen enthaltenen Proteine bei manchen Menschen heftige Reaktionen
aus, die sich insbesondere in Form von Gelenkschmerzen und Verdauungsproblemen manifestieren.

Nahrungsmittel, die sich auf keiner der beiden Listen befinden, können Sie essen, sofern Sie sich in der Hauptsache von Dingen ernähren, die für Arthritis definitiv ungefährlich sind, und wenn Sie die wichtigsten bekannten Arthritisauslöser strikt meiden.

Es kann durchaus sein, daß sich Ihr Zustand bereits vor Ablauf der vier Wochen deutlich bessert, doch bei manchen Menschen dauert es so lange, bis die chronischen Entzündungen der Gelenke abgeklungen sind.

Nahrungsmittel, die keine Schmerzen verursachen

Es gibt Nahrungsmittel, die praktisch nie und bei niemandem Arthritisschmerzen oder Schmerzen anderer Art verursachen. Dazu zählen:

- Naturreis
- gekochte oder getrocknete Früchte: Kirschen, Moosbeeren, Birnen, Pflaumen (aber nicht Zitrusfrüchte, Bananen, Pfirsiche oder Tomaten);
- gekochte grüne, gelbe und orangefarbene Gemüsearten: Artischocken, Spargel, Brokkoli, Mangold, Kohl, Kopfsalat, Spinat, grüne Bohnen, Kürbis, Süßkartoffeln, Tapioka und Taro;
- Wasser: sowohl stilles als auch mit Kohlensäure versetztes; hingegen können andere Getränke, darunter sogar Kräutertees, als Auslöser fungieren;
- Würzmittel: geringe Mengen Salz, Ahornsirup und Vanilleextrakt rufen gewöhnlich keine Probleme hervor.

Wenn Ihre Symptome nach vier Wochen zurückgegangen oder verschwunden sind, müssen Sie als nächstes herausfinden, welche Nahrungsmittel als Arthritisauslöser fungieren. Dazu brauchen Sie lediglich die Nahrungsmittel, die Sie während der vier Wochen gemieden haben, nacheinander, und zwar alle zwei Tage eines, wieder in Ihren Speiseplan aufzunehmen.

Essen Sie das, was Sie jeweils testen, in großen Mengen, damit Sie feststellen können, ob Ihre Gelenke darauf reagieren. Ist dies bei einem Produkt der Fall, dann meiden Sie dieses sofort wieder, damit sich Ihre Gelenke beruhigen können. Fahren Sie anschließend mit den Tests fort. Warten Sie mindestens zwei Wochen, bevor Sie einen erneuten Versuch mit einem offenbar problematischen Produkt wagen. Bei vielen Menschen fungieren mehrere Nahrungsmittel als Arthritisauslöser.

Generell rate ich vom erneuten Konsum von Fleisch, Milchprodukten oder Eiern ab. Diese sind nicht nur häufig die gesuchten Übeltäter, sondern sie verursachen auch hormonelle Störungen, die, wie wir weiter unten sehen werden, ihren Teil zu den Gelenkschmerzen beitragen können, einmal ganz abgesehen davon, daß sie auch viele andere gesundheitliche Probleme verursachen können.

Wenn sich der Zustand Ihrer Gelenke nach Ausschalten der häufigsten Arthritisauslöser nicht gebessert hat, könnte eine Unverträglichkeitsreaktion auf Nahrungsmittel, die sich nicht auf der Liste befinden, der Grund sein. Auch in diesem Fall können Sie die Übeltäter durch die auf Seite 65 beschriebene Eliminationsdiät finden. Sie wird bei Arthritis genauso durchgeführt wie bei Migräne. Dies kostet zwar ein wenig Zeit, ist aber nicht schwer und wird Ihre Ansichten über Nahrungsmittel für alle Zeiten verändern. Es ist ein wunderbares Gefühl, ein Nahrungsmittel zu entdecken, das als Auslöser einer unangenehmen Krankheit fungiert. Es ist so, als würden Sie sich von einer schweren Kette befreien, die ungeheure Schmerzen verursacht hat.

Wenn Sie nach dem erfolgreichen Abschluß dieser Prozedur immer noch unter Symptomen leiden, können Sie als nächstes bestimmte entzündungshemmend wirkende Stoffe ausprobieren.

Meiden Sie die häufigsten Arthritisauslöser

1. Milchprodukte*
2. Mais
3. Fleisch**
4. Weizen, Haferflocken, Roggen
5. Eier

6. Zitrusfrüchte
7. Kartoffeln
8. Tomaten
9. Nüsse
10. Kaffee

* Alle Milchprodukte, auch voll- oder teilentrahmte Kuh- oder Ziegenmilch, Käse, Yoghurt usw. sollten gemieden werden.

** Jede Art von Fleisch, also Rind, Schwein, Huhn, Pute, Fisch usw., sollte gemieden werden.

Nahrungsmittel, die entzündungshemmend wirken

Wenn Sie sich in den Finger schneiden oder sich den Fuß aufschürfen, werden die verletzten Körperstellen rot und warm, sie schwellen an und werden wund. Diese Reaktion, Entzündung genannt, ist die Art, wie Ihr Körper die Blutversorgung im Bereich einer Verletzung verstärkt und dadurch Nährstoffe heranschafft, die die Heilung fördern, und weiße Blutkörperchen, die Krankheitskeime verzehren.

Manchmal setzen Entzündungen unerwartet ein. Die Gelenke werden dann heiß und schmerzen, nicht weil sie verletzt worden sind, sondern weil ohne Grund ihre natürliche Reaktion auf Verletzungen aktiviert worden ist, so wie in einem überfüllten Filmtheater jemand plötzlich «Feuer!» brüllen und dadurch völlig unnötig eine Panik auslösen kann. Entzündungen tragen auch zur Entstehung von Kopfschmerzen, Verdauungsproblemen, Menstruationskrämpfen, Psoriasis (Schuppenflechte), Ekzemen, Temporalarteriitis (Entzündung einer Arterie im Schläfenbereich) und anderen Störungen bei.

Gewöhnliche Schmerzmittel wie Aspirin oder Ibuprofen wirken, indem sie Entzündungsprozesse unterdrücken. Sie sind nützlich, doch reicht die Linderung, die sie verschaffen, oft nicht aus, und häufig haben sie Nebenwirkungen.

Zwei Fettsäuren hemmen Entzündungen

Zwei natürliche Fettsäuren, die pflanzlichen Ursprungs sind, wirken wie entzündungshemmende Medikamente, ohne deren Nebenwirkungen zu haben. Bei manchen Patienten lassen sich mit ihrer Hilfe erstaunliche Resultate erzielen; bei anderen ist ihre Wirkung wesentlich geringer.

Der erste dieser beiden Stoffe, *Alphalinolensäure* oder einfach ALS genannt, kommt in vielen häufig benutzten Nahrungsmitteln vor: in Gemüse, Hülsenfrüchten und Obst und in konzentrierter Form in Leinsamenöl sowie auch in Rapsöl, Weizenkeimöl und Walnußöl. ALS gehört zur Familie der Omega-3-Fettsäuren, zu der auch die Fischöle zählen.

Der zweite Stoff, *Gammalinolensäure* oder GLS genannt, kommt wesentlich seltener vor, und zwar nur in einigen ungewöhnlichen Saatölen: Borretschsamenöl, Nachtkerzenöl, Öl aus den Samen der Schwarzen Johannisbeere und Hanföl.

Wie wiederholt in Studien nachgewiesen wurde, können beide genannten natürlichen Fettsäuren zur Bekämpfung von Entzündungen verwendet werden. 1993 erhielten im Rahmen einer an der *University of Pennsylvania* durchgeführten Studie Patienten, die an rheumatoider Arthritis litten, täglich vier Kapseln mit Borretschsamenöl; einer Kontrollgruppe wurden statt dessen Placebokapseln aus Baumwollsamenöl gegeben. Sechs Monate später überprüften die Forscher die Symptome der Patienten. Bei den Mitgliedern der Testgruppe, die das Borretschsamenöl bekommen hatten, waren Gelenkschwellungen und Schmerzempfindlichkeit um etwa 40 Prozent zurückgegangen, die morgendlichen Steifheitsgefühle um etwa 33 Prozent und die Schmerzen um etwa 15 Prozent. Insgesamt war dies ein nur mäßiger Erfolg, doch wenn man bedenkt, daß sich der Zustand der Mitglieder der Placebogruppe im Laufe der gleichen Zeit verschlimmert hatte, muß man die in der Testgruppe erreichten Ergebnisse als erfreulich bezeichnen.

Bei Tests, die in anderen medizinischen Institutionen mit Borretschsamenöl, Nachtkerzenöl, Öl von Samen der schwarzen Johannisbeere und Leinsamenöl durchgeführt wurden, wurden ähnliche Resultate erzielt.

Der Anteil von ALS und GLS in natürlichen Ölen

ALS-Gehalt in %	
Rapsöl	11
Leinsamenöl	53–62
Sojaöl	7
Walnußöl	10
Weizenkeimöl	7

GLS-Gehalt in %	
Schwarze Johannisbeeren-Öl	17–18
Borretschsamenöl	24
Nachtkerzenöl	8–10
Hanföl	19

Hingegen ist eine ähnliche Wirkung mit Olivenöl, Maisöl, Sonnenblumenkernöl, Distelöl, Schweineschmalz, Butter oder anderen gebräuchlichen Fetten oder Ölen nicht möglich, weil sie keine entzündungshemmenden Eigenschaften haben.

Um festzustellen, wie ALS und GLS Schmerzen und Entzündungen eindämmen, muß man zunächst einmal wissen, wodurch die Hitze in den Gelenken entsteht.

Entzündungen werden durch verschiedene chemische Stoffe hervorgerufen, unter denen die wichtigsten die *Prostaglandine* sind. Unter diesen reagiert Prostaglandin E_2 mit Lichtgeschwindigkeit. Er wird von Zellen in den Gelenken innerhalb eines Augenblicks produziert, ruft dann eine lokale Entzündung hervor und verschwindet wieder. Seine Aufgabe ist es, die Angriffe eindringender Bakterien abzuwehren und die Heilung zu initiieren. Unglücklicherweise kann er ebenso schnell die körpereigenen Gewebe angreifen. Jedes Molekül von Prostaglandin E_2 lebt nur einen einzigen Augenblick, doch wenn dieser Stoff ständig von den Zellen produziert und ausgeschüttet wird, dann gleicht dies einem ständigen Funkenregen, der andauernde Gelenkschmerzen hervorruft.

Prostaglandin E_2 wird aus Fett produziert, und zwar insbesondere aus Fett, das in Fleisch enthalten ist, und aus Ölen, die zum Kochen, Backen und Braten verwendet werden. Wenn Sie diese Nahrungsmittel essen, wird ein Teil ihres Fetts in der Schicht gespeichert, die alle Zellen unseres Körpers umgibt. Dort wartet es darauf, sich in einen potentiell gefährlichen chemischen Stoff zu verwandeln.*

Zwei andere Prostaglandine haben die gegenteilige Wirkung: Sie wirken entzündungshemmend. Dies sind die Prostaglandine E_1 und E_3. Sie wirken wie ein Strom kühlenden Wassers, der sich über die heißen Gelenke ergießt. Sie wirken gegen Schwellungen, Schmerzen, Röte und Hitze.

Die merkwürdig klingenden Namen dieser chemischen Stoffe sind nicht so wichtig wie die Tatsache, daß das GLS, das in Borretschsamenöl, Nachtkerzenöl und dem Öl der Samen schwarzer Johannisbeeren enthalten ist, sich in Prostaglandin E_1 verwandelt und die Gelenke kühlt. Ebenso verwandelt sich ALS, das Sie konsumieren, in Prostaglandin E_3 und entfaltet dann seine entzündungshemmende Wirkung.

Welche dieser Prostaglandine produziert werden, darüber entscheiden die Fette, die Sie zu sich nehmen. Wenn Sie sich von großen Mengen tierischer Fette oder Koch- und Bratöle ernähren, führen Sie den Zellmembranen, die die Zellen Ihres Körpers umgeben, große Mengen entzün-

---

* Das entzündungsfördernde Prostaglandin E_2 wird aus Arachidonsäure hergestellt, die in Fleisch enthalten ist. Sie kann auch aus einem anderen Fett mit Namen *Linolsäure* erzeugt werden, die in Back- und Kochölen enthalten ist. Die typisch westliche Ernährung enthält zwanzigmal so viel Linolsäure wie ALS und zusätzlich eine ansehnliche Dosis der für die Arterien so gefährlichen gesättigten Fettsäuren. Eine solche Ernährung programmiert jede Zelle in unserem Körper dazu, Entzündungen hervorzurufen.

dungsfördernder Fette zu. Nehmen Sie hingegen mehr GLS oder ALS zu sich, treten diese nützlichen Öle an den Platz der zuvor genannten schädlichen und stellen Ihrem Körper natürliche entzündungshemmende Substanzen zur Verfügung. Dadurch verliert Ihr Körper nicht seine normale Fähigkeit, Prostaglandin E$_2$ zu produzieren oder bei Verletzungen eine Entzündungsreaktion zu initiieren, doch sind Sie besser in der Lage, übermäßige und inadäquate Entzündungen zu vermeiden.

GLS ist in Geschäften für biologische Produkte erhältlich und nicht verschreibungspflichtig. Am konzentriertesten ist es in Borretschsamenöl enthalten, was bedeutet, daß Sie den größten Vorteil mit der geringsten Menge Öl haben.

Es kann mehrere Wochen dauern, bis diese Öle eine erste Wirkung zeigen, und bis zu sechs Monaten, bis sich die Wirkung voll entfaltet. Nebenwirkungen wie weicher Stuhl sind gewöhnlich nicht sehr ausgeprägt und nur vorübergehend. Trotzdem möchte ich Ihnen empfehlen, diese entzündungshemmend wirkenden Öle unter ärztlicher Aufsicht einzunehmen, da sie wie Medikamente wirken. Obwohl sie ziemlich ungefährlich zu sein scheinen, kann nicht völlig ausgeschlossen werden, daß bei langfristigem Gebrauch Nebenwirkungen auftreten. Meiden Sie GLS, wenn Sie schwanger sind oder dies sein könnten, weil die Einnahme die Gefahr einer Fehlgeburt erhöhen könnte.

Eine umfassende diätetische Arthritisbehandlung sollte die tägliche Einnahme *sämtlicher* anschließend aufgeführter Stoffe umfassen, und zwar möglichst zum Abendessen:

1. Borretsamenschöl, Nachtkerzenöl oder Öl aus den Samen der schwarzen Johannisbeere in einer Menge, die 1,4 Gramm GLS enthält;
2. 1 Eßlöffel (oder 4 Kapseln) Leinsamenöl;
3. 400 I.E. Vitamin E bzw. die Dosis für Menschen mit Bluthochdruck. Vitamin E schützt vor Oxidation der Öle.

Manchmal wird Fischöl wegen seines Gehalts an entzündungshemmenden Omega-3-Säuren eingenommen. Doch spricht für die Verwendung pflanzlicher Öle nicht zuletzt, daß sie nicht jenen Fischgeruch hervorrufen, der in den Ausdünstungen von Menschen, die regelmäßig Fischöl konsumieren, deutlich auszumachen ist. Außerdem sind pflanzliche Öle chemisch stabiler, weshalb sie nicht so schnell oxidieren, und ihr Anteil an gesättigten Fettsäuren ist geringer. Diese machen bei Fischöl 15 bis 30 Prozent aus, etwa das Doppelte der in pflanzlichen Ölen enthaltenen Menge dieser Stoffe. Übrigens stellen Fische ihr Öl aus dem ALS her, das in Plankton enthalten ist, ebenso wie Säugetiere – und Menschen – sie aus Pflanzen herstellen.

Natürliches ALS in der Nahrung

Während GLS in der Natur selten vorkommt, ist ALS häufig zu finden. Es ist in
grünen Blattgemüsen, Bohnen und anderen Hülsenfrüchten sowie Obst enthalten.
Alle diese Pflanzen enthalten nicht viel Öl
welcher Art auch immer, und von dieser
geringen Menge macht ALS einen großen
Teil aus.[*]

Da unsere Zellmembranen nur eine gewisse Menge Fett oder Öl aufnehmen können, ist der ALS-Anteil, den sie aufnehmen,
hoch, wenn Sie sich von großen Mengen
der genannten pflanzlichen Nahrungsmittel
ernähren.

Falls Sie sich von großen Mengen
Fleisch, Milchprodukten, Schmalz sowie
Back- und Bratfetten ernähren (z. B. Maisöl
oder Baumwollsamenöl), werden in Ihren
Zellen statt des wünschenswerten ALS unerwünschte Fette gespeichert. Die unge-
sunden Fette, die in einem Stück Hühnerfleisch oder in einem Hamburger enthalten
sind, verdrängen die in Gemüse enthaltenen guten Fette mit Leichtigkeit. Sie bin-
den die Enzyme, die normalerweise ALS
benutzen, und fördern entzündliche Prozesse.

Die gute Nachricht ist, daß Sie diese
schädlichen Fette selbst nach langjährigem

Konsum von Hamburgern und Pommes
frites aus Ihren Zellen entfernen können.
Ähnlich wie Sie das Öl in Ihrem Auto aus-
tauschen können, können Sie auch das Fett
in Ihren Zellen ersetzen. Das dauert zwar
etwas länger als beim Auto, ist aber prinzipiell möglich.

Angenommen, Sie sind an eine typisch
nordamerikanische oder europäische Ernährung gewöhnt, bei der Sie regelmäßig
Huhn, Rind und Eier essen und Ihre Speisen mit speziell zum Backen und Kochen
hergestellten Ölen und Fetten zubereiten.
Ihre Zellmembranen enthalten dann die
Fette aus den erwähnten Nahrungsmitteln.
Wenn Sie täglich einen Teelöffel Leinsamenöl zu sich nähmen, würden die darin
enthaltenen Omega-3-Fettsäuren die übrigen Fette in Ihren Zellen allmählich ersetzen, und Ihre Tendenz zu Entzündungen

Pflanzliche Nahrungsmittel, die reich an ALS sind

Gemüse: Portulak, Salat, Brokkoli, Spinat usw.
Hülsenfrüchte: weiße Bohnen, Limabohnen, Erbsen usw.
Zitrusfrüchte sind reich an ALS, und Sie können sie essen,
wenn sie bei Ihnen keine Schmerzen verursachen.
Öle: Leinsamenöl, Rapsöl und Walnußöl enthalten die
größten Mengen. Weizenkeimöl und Sojaöl enthalten
ebenfalls noch relativ viel. Typische Haushaltsöle wie
Maisöl, Distelöl, Sonnenblumenkernöl oder Baumwollsamenöl hingegen enthalten wenig ALS.

---

[*] Während die meisten Pflanzen wenig Fett enthalten, bilden Nüsse eine
Ausnahme. 100 Gramm Walnüsse enthalten 57 Gramm Fett und davon
7 Gramm ALS.

würde abgeschwächt. Ungefähr die Hälfte der Fettsäuren in Leinsamenöl ist ALS; im Gegensatz dazu ist in Maisöl, Baumwollsamenöl und Butter nur etwa 1 Prozent ALS enthalten.

Wenn Sie große Mengen von grünem Blattgemüse, Hülsenfrüchten und Obst essen und tierische Fette und konzentrierte Brat- und Kochöle meiden, die die positive Wirkung der pflanzlichen Nahrungsmittel neutralisieren, wird der gute Einfluß der heilsamen Fettsäuren in Ihren Zellen allmählich überwiegen.

Eine winzige Menge vermag viel auszurichten

Ihr Auto benötigt viele Liter Benzin, weil es durch Verbrennung desselben die erforderliche Kraft erzeugt. Doch benötigt es nur ein wenig Öl, um eine Überhitzung des Motors zu verhindern. Ebenso benötigt Ihr Körper die in stärkereichen Nahrungsmitteln wie Reis, Brot, Bohnen, Kartoffeln und anderen Gemüsearten enthaltenen Kalorien, um die erforderliche Energie aufbringen zu können. Doch nur etwa 3–4 Prozent der Kalorien, die er braucht, müssen von Fetten oder Ölen stammen. Die meisten von uns nehmen das Zehnfache der notwendigen Menge zu sich, und oft besteht keine günstige Relation zwischen diesen Fetten. Daran können Sie etwas ändern, indem Sie täglich große Mengen an Gemüse, Hülsenfrüchten und Obst essen.

Sie sind tatsächlich das, was Sie essen

Ob Sie es glauben mögen oder nicht, wenn Sie eine Nadel in Ihren Bauch oder Ihren Oberschenkel stechen, ein wenig Fett daraus entnehmen und dieses analysieren würden, könnten Sie feststellen, welche Arten von Fett Sie im Laufe der letzten ein bis zwei Jahre gegessen haben. Fischfett, Olivenöl, Rinderfett – sie alle werden in den Zellmembranen abgelagert, und sie bleiben dort so lange, bis sie durch andere Fette verdrängt werden. Menschen, die sich rein pflanzlich ernähren, haben insgesamt wesentlich weniger Körperfett als Fleischesser, und bei dem Fett, das sich in ihrem Körper befindet, überwiegen ALS und die übrigen Omega-3-Fettsäuren, die aus ersterem hergestellt werden, und der Anteil der entzündungsfördernden Fette, die bei Fleischessern in so großen Mengen vorkommen, ist wesentlich geringer.

Wenn bestimmte Nahrungsmittel bei Ihnen Schmerzen verursachen, wird das Meiden derselben sich auf Ihren Zustand wahrscheinlich schneller und durchschlagender positiv auswirken als ein zusätzlicher Konsum «guter» Fette. Doch kann eine Veränderung der Menge und Art der Fette, die Sie essen, durchaus ein wichtiger zusätzlicher Schritt sein.

Gemüse und Obst haben noch einen zusätzlichen Vorteil: Sie enthalten große Mengen natürlicher Antioxidantien, die Schmerzen ebenfalls lindern. Wenn Sie her-

Die Untersuchungen sind noch nicht abgeschlossen

Obwohl wir wissen, daß natürliche Öle wie GLS zur Kühlung entzündeter Gelenke einen wichtigen Beitrag leisten, ist noch keineswegs geklärt, warum das so ist. Vor 1982 war noch nicht einmal allgemein akzeptiert, daß Omega-3-Öle überhaupt erforderlich sind. Dies änderte sich schlagartig, als der Fall eines sechsjährigen Mädchens bekannt wurde, das durch eine Schußverletzung den größten Teil des Darms verloren hatte. Weil das Kind Nahrung nicht mehr normal verdauen konnte, mußte es intravenös ernährt werden. Infolgedessen traten allmählich Nervenstörungen auf, unter anderem Taubheitsgefühle und Sehstörungen, und schließlich konnte das Mädchen auch nicht mehr gehen. Das Problem war, daß in der Nährlösung kein ALS enthalten war. Nachdem die Ärzte diese Fettsäure hinzugefügt hatten, verschwanden die Symptome.

auszufinden versuchen, welche Nahrungsmittel bei Ihnen persönlich Schmerzen verursachen, werden Sie den größten Teil des Gemüses und des Obstes, das Sie essen, wahrscheinlich zunächst in gekochter Form zu sich nehmen. Doch möchte ich Ihnen empfehlen, nach der Identifikation Ihrer persönlichen Schmerzauslöser möglichst viel Obst und Blattgemüse roh zu essen.

Ingwer

Wir benutzen Gewürze gewöhnlich in erster Linie zur Verbesserung des Geschmacks von Speisen. Doch haben viele von ihnen auch eine gesundheitsfördernde Wirkung, und dies könnte der Grund dafür sein, daß unsere Geschmacksknospen so oft ein Bedürfnis nach ihnen haben. Knoblauch ist wahrscheinlich das wegen seiner Heilwirkung berühmteste Gewürz, weil nachgewiesen wurde, daß es den Cholesterinspiegel senken kann. Doch ist dies keineswegs der einzige Geschmackgeber, der einen positiven Einfluß auf die Gesundheit hat.

Bei mehreren Gewürzen wurde in Laborexperimenten eine entzündungshemmende Wirkung nachgewiesen, und wohl am besten erforscht unter ihnen ist der Ingwer. Ingwer neutralisiert Enzyme, die andernfalls entzündungsfördernde Prostaglandine erzeugen. Tatsächlich wird Ingwer in der Ayurveda-Heilkunde, der traditionellen Medizin Indiens, seit Jahrhunderten zur Behandlung von Arthritis benutzt.

Ein dänisches Forscherteam, das seit Ende der achtziger Jahre die Heilwirkung des Ingwers erforscht, hat rein zufällig eine spontane und ungeplante Untersuchung über die Wirkung des Ingwers initiiert. Einer der Forscher erwähnte einem Zeitungsreporter gegenüber, daß Ingwer im Laborexperiment entzündungshemmend wirke und daß sich dieses Mittel bei Arthritis und anderen Entzündungskrankheiten als nützlich erweisen könnte. Der Reporter schrieb einen Artikel über dieses Gespräch, und viele, die diesen lasen, beschlossen, einen Versuch mit dem Mittel zu machen. Deshalb riefen sie bei dem Forschungslabor an und baten um Informationen über die vorliegenden Untersuchungsergebnisse.

Ein fünfzigjähriger Mann mit rheumatoider Arthritis stellte fest, daß seine Schmerzen verschwanden, nachdem er einen Monat lang täglich frischen Ingwer gegessen hatte. Bei einer Frau, die an Osteoarthritis litt, gingen die Schwellungen zurück, und die Beweglichkeit ihrer Gelenke wurde verbessert. Insgesamt berichteten 28 Patienten, die an rheumatoider Arthritis litten, und 18 mit Osteoarthritis über ihre Experimente. Bei den meisten war es zu einem deutlichen Rückgang der Schmerzen und Schwellungen gekommen.

Der interessanteste Bericht stammte von jemandem, der große Mengen einer Ingwer-Grapefruit-Marmelade gegessen hatte, die 15 Prozent Ingwer enthielt. Auch dies hatte eine entzündungshemmende Wirkung, die mehrere Tage anhielt.

Ingwer hemmt Entzündungen

Blutuntersuchungen an Freiwilligen zeigten, daß Ingwer die Wirkung der Enzyme im menschlichen Körper verändert, da er die Produktion entzündungsfördernder Stoffe unterdrückt, so wie es schon die Laborversuche gezeigt hatten. Doch sind bisher noch keine kontrollierten Untersu-

chungen durchgeführt worden, bei denen die Wirkung von Ingwer mit der eines Placebos verglichen wurde, und vielleicht wird dies auch nie geschehen, da wohl kein Arzneimittelhersteller bereit ist, für die Untersuchung eines Produkts etwas zu bezahlen, das nicht patentiert werden kann und das bereits überall frei erhältlich ist.

Doch können Ärzte diesen Mangel an kontrollierten Studien verschmerzen, wenn sie «n von 1»-Studien durchführen. Der Buchstabe n ist ein Kürzel, das bei wissenschaftlichen Studien über die Teilnehmerzahl Aufschluß gibt. Bei einem n von 1 wird vereinbart, daß der Arzt dem Patienten zu verschiedenen Zeitpunkten entweder den aktiven Wirkstoff (in diesem Fall Ingwer) oder ein äußerlich und geschmacklich identisches Placebo gibt und der Patient dann über die Wirkung berichtet. Wenn es beispielsweise nach dreimonatigem Einnehmen des aktiven Wirkstoffs in den Gelenken zu einer deutlichen Veränderung kommt, die wieder verschwindet, sobald das Placebo eingesetzt wird, kann das Resultat bestätigt werden, indem man den Test so oft wie nötig wiederholt. Bei sorgfältiger Durchführung liefern solche Tests durchaus statistisch relevante Ergebnisse.

Gewöhnlich wird bei derartigen Tests ein halber bis ein ganzer Teelöffel (1–2 Gramm) pulverisierter Ingwer täglich verabreicht; allerdings war es in manchen Fällen auch bis zum Vierfachen dieser Menge. Vier bis zwölf Wochen kann es dauern, bis eine positive Wirkung zu erkennen ist. Nachteilige Wirkungen von Ingwer sind bisher nicht bekannt, und die amerikanische Regierung hat Ingwer in die Liste der als ungefährlich bekannten Stoffe (GRAS) aufgenommen.

Bei anderen Gewürzen wie Nelkenöl, Knoblauch, Gelbwurz und Kreuzkümmel wurden in Laboruntersuchungen ähnliche Wirkungen beobachtet. In Indien trägt man Gelbwurz als entzündungshemmendes Mittel auf die Haut auf oder nimmt es in Dosen von bis zu 5 Gramm täglich ein. Keines dieser Gewürze ist jedoch bisher klinischen Tests unterworfen worden.

Rückbesinnung auf eine alte Behandlungsmethode

Völlig unerwartet ist in China eine verblüffende neue Methode zur Behandlung von Arthritis entstanden. Der Donnergott-Wein ist ein knorriger, üppig wuchernder Strauch, der im Süden Chinas wächst. Seine Blätter und Blüten und sogar die Rinde seiner Wurzeln sind so giftig, daß man sie in der Landwirtschaft als Insektizid verwendet hat. Selbst Honig, der Pollen dieser Pflanze enthält, kann tödlich sein.

Nun hat trotz all dieser eher abstoßenden Eigenschaften in ferner Vergangenheit irgend jemand entdeckt, daß das Wurzelmark dieser giftigen Pflanze ein hochwirksames Mittel gegen Arthritis ist, und dieses wurde im ländlichen China auch häufig zur Bekämpfung dieser Krankheit benutzt.

Die moderne Geschichte des Donnergott-Weins beginnt mit der chinesischen Kulturrevolution, die Ende der sechziger Jahre stattfand, als der Vorsitzende Mao den zunehmend von westlichen Ideen beeinflußten chinesischen Ärzten befahl, die Städte zu verlassen und «Barfußärzte» zu werden, um in den ländlichen Gebieten etwas über die traditionelle chinesische Medizin zu lernen. Viele dieser Ärzte waren verblüfft über die ausge-zeichnete Wirkung des oben erwähnten giftigen Strauchs bei Entzündungskrankheiten, unter anderem auch bei Arthritis. Man begann, Extrakte dieser Pflanze zu erforschen, und Ende der achtziger Jahre wurde im Rahmen von kontrollierten Studien festgestellt, daß der Donnergott-Wein Gelenksteifheit, Schwellungen und Schmerzempfindlichkeit zu reduzieren vermag. Seine Wirkung war sogar besser als die der typischen nicht-kortikoteoidhaltigen entzündungshemmenden Medikamente. Deshalb wurde man schließlich auch auf der anderen Seite des Pazifiks auf den Strauch aufmerksam, und Forscher der *University of Texas* haben seine Wirkung auf Arthritispatienten untersucht.

Obgleich dieses Mittel natürlichen pflanzlichen Ursprungs ist, kann es erhebliche Nebenwirkungen haben. Es kann einen Ausschlag, ein zeitweises Aussetzen der Menstruation und schlechtere Blutwerte verursachen. Trotzdem ist es zur Behandlung von Arthritis zu empfehlen, denn auch die üblichen Arthritis-Medikamente haben häufig starke Nebenwirkungen. Man muß die Dinge immer in ihrer Verhältnismäßigkeit sehen.

Die Schädigung der Gelenke beenden

Wir wollen nicht nur den Arthritisschmerz unterbinden, sondern auch die fortschreitende Schädigung der Gelenke unterbinden. Auf der molekularen Ebene wird der Schaden durch freie Radikale verursacht, extrem instabile und destruktive Moleküle, die Abfallprodukte unserer Zellen sind – eine Art biologisches Gegenstück zu den beim Produktionsprozeß in einer Fabrik anfallenden Rückständen. Allerdings produzieren auch die weißen Blutkörperchen freie Radikale, um sie zur Bekämpfung von Bakterien einzusetzen. Unglücklicherweise greifen diese Molekulargifte die körpereigenen Gewebe an, und man vermutet, daß sie der Faktor sind, der bei einer Entzündung die eigentliche Schädigung verursacht.

Wenn Gelenke bereits entzündet sind, sind freie Radikale ein besonders schwerwiegendes Problem. In einem angeschwollenen Kniegelenk beispielsweise wird bei jedem stampfenden Schritt für einen kurzen Augenblick die Blutzufuhr unterbrochen. Wenn sich das Gelenk anschließend wieder entspannt, schießt neues Blut hinein, und diese ständige Ebbe und Flut des Blutes fördert die Produktion zusätzlicher freier Radikaler, die die Gelenke angreifen. Um Ihre Gelenke zu schützen, müssen Sie diese freien Radikalen neutralisieren.

Die Zellen, die Ihre Gelenke auskleiden, sind wie alle anderen Zellen Ihres Körpers von einer dünnen Zellmembran umgeben, die zum Schutz vor freien Radikalen Antioxidantien enthält. Eines der bekanntesten Antioxidantien ist Beta-Carotin, der Stoff, der Karotten und Süßkartoffeln ihre Orange-Färbung gibt. Das Beta-Carotin befindet sich in der Zellmembran und neutralisiert dort auftauchende freie Radikale.

Vitamin E und das Mineral Selenium, die beide in Getreide, Hülsenfrüchten und Gemüse enthalten sind, unterstützen das Beta-Carotin auf der Zelloberfläche in seinem Kampf gegen die freien Radikalen.

Aus Obst und Gemüse stammendes Vitamin C, das sich in der Blutbahn und in der Flüssigkeit zwischen den Zellen befindet, fängt dort freie Radikale ab, die die Zelloberflächen noch nicht erreicht haben. Außerdem repariert Vitamin C Vitamin E, wenn letzteres im Kampf gegen die freien Radikalen beschädigt worden ist.

Multivitamintabletten können durchaus nützlich sein, doch sind sie kein Ersatz für eine an Antioxidantien reiche Ernährung. Schließlich enthalten Beta-Carotin-Pillen nur diesen Stoff, wohingegen Karotten, Süßkartoffeln, Spinat und dergleichen zusätzlich Hunderte von anderen Carotinoiden enthalten, die unser Körper ebenfalls nutzen kann – eine Vielfalt, an die keine Vitaminpille jemals heranreichen wird.

Antioxidantien in Lebensmitteln (in mg)

	Vitamin C	Beta-Carotin	Vitamin E
Apfel (1)	8	0,04	0,80
Brokkoli	116	1,30	1,30
Rosenkohl	96	0,67	2,00
Möhre (1)	7	12,00	3,00
Blumenkohl	68	0,01	0,10
Kichererbsen	2	0,02	5,10
Grapefruit (1)	94	0,38	0,64
Perlbohnen	2	0	4,10
Ananas	24	0,02	0,16
Vollkornreis	0	0	4,00
Sojabohne	3	0,01	35,00
Spinat, frisch	16	2,30	1,10
Erdbeeren	85	0,02	0,18
Süßkartoffeln (1)	28	15,00	5,90

Die Menge ist jeweils 1 Tasse, wenn nicht anders angegeben.

Quellen: J.A.T. Pennington, *Bowes and Church's Food Values of Portions Commonly Used*, 16. Aufl. (Philadelphia: J.B. Lippicott, 1994) und P.J. McLaughlin und J.L. Weihrauch, «Vitamin E content of foods», *J Am Dietetic Asso* 75 (1979), S. 647–65.

Die Gefahren von Öl und Eisen

Zwei Nahrungsbestandteile können die Schädigung durch freie Radikale beschleunigen. Erstens sind dies Öle. Wir haben bereits erwähnt, daß Spuren bestimmter natürlicher pflanzlicher Öle zur Unterbindung von Entzündungen beitragen. In zu großen Mengen verursachen die gleichen Öle die Entstehung größerer Mengen freier Radikaler. Fischöle sind in dieser Hinsicht am schädlichsten, doch das gleiche gilt im Prinzip für alle Öle. Dies ist einer der Gründe dafür, daß ich generell empfehle, das *Verhältnis* der verschiedenen Fettsäuren zueinander zu verbessern, statt zusätzlich «gesunde» Fette einzunehmen. Letzteres ist höchstens als zeitlich begrenzte Maßnahme sinnvoll. Aus diesem Grund wird oft empfohlen, zusätzlich zu natürlichen gesundheitsfördernden Ölen Vitamin E einzunehmen. Dadurch soll verhindert werden, daß die vermeintlich uneingeschränkt «gesunden» Öle zusätzliche freie Radikale produzieren.

Eisen begünstigt die Angriffe freier Radikaler. Es fungiert als Katalysator für ihre Produktion und ermöglicht es ihnen außerdem, größeren Schaden anzurichten. Natürlich benötigen wir alle eine relativ kleine Menge Eisen, damit unsere roten Blutkörperchen Sauerstoff befördern können. Doch ist Eisen instabil – dies ist auch der Grund, weshalb es so schnell rostet.

Die meisten Menschen nehmen wesentlich mehr Eisen auf, als ihr Körper braucht, einerseits weil es in Multivitamin-und-Mineralstoff-Präparaten enthalten ist, aber auch, weil die meisten von uns mit einer auf Fleischkonsum basierenden Ernährung aufgewachsen sind und diese beibehalten haben. Und Fleisch enthält nun einmal große Mengen Eisen in einer für den Körper sehr leicht absorbierbaren Form. Das überschüssige Eisen in unserem Körper wartet nur darauf, Schaden anrichten zu können. Die Eisenmenge in Ihrem Körper zu überprüfen und einen Überschuß nötigenfalls zu entfernen ist nicht schwer. Dazu müssen Sie folgendes tun:

1. Überprüfen Sie mit Hilfe der im folgenden aufgeführten Bluttests Ihren Eisenstatus. Jeder Arzt kann solche Tests für Sie anordnen.
   - Serum-Ferritin (die Normalwerte liegen zwischen 12 und 200 mcg/l)
   - Serum-Eisen
   - totale Eisenbindungskapazität (TIBC)

   Die Überprüfung des Serum-Eisens sollte bei nüchternem Magen erfolgen. Das Resultat der Serum-Eisen-Messung wird durch den TIBC-Wert geteilt. Das Ergebnis sollte für Frauen bei 16–50 Prozent und für Männer bei 16–62 Prozent liegen.

   Resultate, die über diesen Normgrößen liegen, deuten auf eine zu große Eisenmenge im Körper hin. Resultate unterhalb der Normen zeigen Eisenmangel an. Wenn das Ergebnis auf Eisenmangel hindeutet, wird Ihr Arzt zur Überprüfung des Ergebnisses möglicherweise noch einen weiteren Test empfehlen, einen Protoporphyrintest für die roten Blutkörperchen. Wenn das Resultat *über* 70 mcg pro Deziliter der roten Blutkörperchen liegt, deutet dies auf Eisenmangel hin. Um die Diagnose von Ei-

senmangel zu rechtfertigen, müssen mindestens zwei der überprüften drei Werte (Serum-Ferrit, Serum-Eisen/TIBC oder der Protoporphyrinwert der roten Blutkörperchen) anomal sein.

2. Falls die Bluttests anzeigen, daß sich zuviel Eisen in Ihrem Körper befindet – was bei den meisten erwachsenen Männern und bei den meisten Frauen nach der Menopause der Fall ist –, können Sie die Eisenmenge in Ihrem Körper wieder normalisieren, indem Sie regelmäßiges Körpertraining betreiben und – ob Sie es glauben oder nicht – indem Sie Blut spenden. Regelmäßige Blutspenden tragen zum Abbau Ihres überschüssigen Eisens bei und helfen gleichzeitig einem anderen Menschen, der dieses Blut dringend braucht.

3. Um die Eisenmenge in Ihrem Körper zu regulieren, sollten Sie Getreide, Hülsenfrüchte, Gemüse und Obst essen. Alle diese Nahrungsmittel enthalten große Mengen Eisen, und zwar in einer Form, deren Aufnahme Ihr Körper gut steuern kann. Wenn Sie mehr Eisen benötigen, nimmt er mehr auf, und wenn Sie bereits genügend Eisen haben, absorbiert er weniger.

4. Meiden Sie Fleisch jeder Art. Es enthält eine Art von Eisen, die Häm-Eisen genannt wird und auf deren Aufnahme Ihr Körper keinen Einfluß hat. Selbst wenn schon ein Eisenüberschuß besteht, bahnt sich dieses Eisen wie ein uner-

wünschter Partygast durch den Verdauungstrakt rücksichtslos einen Weg in die
Blutbahn.

Arthritisbehandlung mit Antibiotika

So merkwürdig es klingen mag, die beste Behandlung für einige Arthritisformen
scheint eine Antibiotikakur zu sein. Ärzte
wissen seit langem, daß bestimmte Bakterien wie Salmonellen, Campylobacter oder
Yersinia, die häufig in rohem Hühner- und
Rindfleisch vorkommen, Arthritissymptome
verursachen können. Manchmal entstehen
dadurch Gelenkschmerzen, die sich über
Monate oder sogar Jahre hinziehen können.

Salmonelleninfektionen sind sehr weit
verbreitet; sie kommen viel häufiger vor, als
allgemein angenommen wird, denn oft
werden sie gar nicht erkannt. Und die meisten Menschen werden nie wegen einer solchen Infektion behandelt, weil sie diese für
eine «normale Grippe» halten. Doch in
mindestens einem von sieben Fällen treten
in Verbindung mit einer Darmerkrankung
Gelenksymptome auf, gewöhnlich an den
Knien, Fingern und Schultern.

Manchmal dringen Bakterien tatsächlich in die Gelenke ein; in anderen Fällen scheint das Problem zu sein, daß unser
Körper wegen bestimmter Bakterien im
Verdauungstrakt Antikörper produziert, die
durch die Blutbahn zu den Gelenken gelangen.

Infektiöse Bakterien werden an etwa
30 Prozent aller Hühner und Hühnerteile
gefunden, die in Supermärkten zum Kauf
angeboten werden, sowie auch an etwa
15 Prozent des angebotenen Rindfleischs.
Zwar werden diese Bakterien durch den
Kochprozeß abgetötet, doch gilt dies nicht
für diejenigen, die aus der Packung auf den
Küchentisch oder in den Wischlappen gelangen.

Auch andere Bakterien können im Spiel
sein, was ein weiterer Grund dafür ist, daß
Antibiotika bei der Behandlung von Arthritis eine immer wichtigere Rolle spielen
könnten – obwohl diese Möglichkeit heute
noch heftig umstritten ist. Schon seit Jahrzehnten wird vermutet, daß Bakterieninfektionen bei Arthritis eine Rolle spielen,
und es geht heute nicht mehr generell darum, *ob* sie Gelenkschmerzen und Gelenksteifheit verursachen können, sondern darum, *wie oft* sie die Ursache hierfür sind.

Osteoarthritis

Osteoarthritis, auch degenerative Gelenk-
krankheit genannt, könnte als eine Art Ab-
nutzungserscheinung des Körpers bezeichnet werden. Wenn Sie in die Gelenke Ihrer
Hände, Hüften, Knie, Füße, Schultern oder
der Wirbelsäule hineinschauen könnten,
würden Sie darin verknöcherte Sporne und
beschädigte Knorpel finden.

Verletzungen und ständig wiederholte

Bewegungen bei der Arbeit tragen zur Entstehung von Osteoarthritis bei, obwohl das Laufen sie merkwürdigerweise nicht zu fördern scheint.

Die wichtigste Behandlungsmaßnahme gegen Osteoarthritis ist abzunehmen. Je 5 kg Übergewicht erhöht sich das Osteoarthritisrisiko an den Knien um 30 Prozent.

Der Grund hierfür ist nicht, daß das Übergewicht die Kniegelenke chronisch überlastet. Übergewicht erhöht sogar die Gefahr einer Osteoarthritiserkrankung an den Händen. Niemand weiß genau, warum das so ist, aber ein Grund könnte sein, daß Fettzellen Östrogen produzieren und daß dieses zusätzliche Östrogen irgendeinen Prozeß initiiert, der die Gelenke schädigt. Diese Theorie wird durch die Beobachtung gestützt, daß Osteoarthritis bei Frauen häufiger auftritt als bei Männern, insbesondere wenn bei ersteren auch Symptome für Östrogenüberschuß aufgetreten sind, beispielsweise Fasergeschwulste im Uterus.

Zum Glück ist die beste Art, Gewicht zu verlieren, auch die beste Methode, den Hormonspiegel auszugleichen. Wenn Sie fettreiche Nahrungsmittel (Fleisch, Milchprodukte, Gebratenes und pflanzliche Öle) meiden und sich hauptsächlich von Getreide, Gemüse, Obst und Hülsenfrüchten ernähren, verlieren Sie Ihr Übergewicht gewöhnlich, auch ohne Kalorien zählen zu müssen.

Und wenn Ihre Ernährung fettarm und reich an Ballaststoffen ist, sinkt Ihr Östro-genspiegel schnell auf einen gesünderen Wert. Weitere Details über den Einfluß von Nahrungsmitteln auf den Hormonhaushalt finden Sie in Kapitel 8.

Vitamin E lindert bei Osteoarthritis Schmerzen und verbessert die Bewegungsfähigkeit. Gewöhnlich wird hierzu eine Tagesdosis von 400 I.E., bei Bluthochdruck von 100 I.E., empfohlen.

Einige Osteoarthritiskranke haben festgestellt, daß es sich sehr positiv auswirkt, typische Auslöserstoffe zu meiden. Leider ist der Einfluß der Ernährung auf die Entstehung von Osteoarthritis noch nicht so erforscht, wie es bei der rheumatoiden Arthritis der Fall ist, und es liegen auch noch nicht genügend Informationen über den Einfluß essentieller Fettsäuren auf die Behandlung von Osteoarthritis vor. Doch sind sowohl die grundlegende Antiarthritisdiät als auch die weiter oben erwähnten essentiellen Fettsäuren als Nahrungsergänzungsstoffe unbedenklich und empfehlenswert, und ein Behandlungsversuch mit ihnen könnte sich durchaus lohnen.

Lokale Behandlung von Arthritisschmerzen mit Capsaicin

Eine Schmerzbehandlung mit Cayennepfeffer mag Ihnen als ziemlich ungewöhnlich erscheinen. Dazu brauchen Sie den Pfeffer allerdings nicht zu essen. Der Stoff Capsaicin, der dem Pfeffer seine Schärfe gibt, wird in Form einer Creme auf die Haut über dem schmerzenden Gelenk aufgetragen. Dies hat auf die Nerven eine Wirkung, als würde Feuer durch Feuer bekämpft. Ein kurzzeitiges Stechen stimuliert die Schmerznerven zunächst und neutralisiert sie dann, da Capsaicin einen chemischen Stoff mit Namen *Substanz P* unwirksam macht, den die Schmerznerven zur Übermittlung von Schmerzsignalen brauchen. Dieses alte Schmerzmittel wurde um 1850 zur Behandlung von Zahnschmerzen eingesetzt.

In kontrollierten Studien haben Patienten berichtet, daß Capsaicin Osteoarthritisschmerzen um mehr als 70 Prozent verringert. Da dieses Mittel lokal eingesetzt wird, entwickelt es keine Interaktion mit anderen Medikamenten und keine schwerwiegende Toxizität (Giftigkeit). Die stärkste Nebenwirkung, die es hervorruft, ist ein schwaches bis mäßiges Brennen auf der Haut, das während der ersten zehn Tage etwa zwei Stunden nach Auftragen des Stoffs anhält. Die schmerzstillende Wirkung wird von Woche zu Woche stärker, vermutlich weil die Substanz P allmählich völlig unwirksam gemacht wird. Allerdings werden Sie die Wirkung von Capsaicin in den ersten beiden Wochen am stärksten spüren. Das Mittel ist besonders nützlich für Menschen, die Schmerzen an einem oder an zwei Gelenken haben, und es kann sowohl bei Osteoarthritis als auch bei rheumatoider Arthritis eingesetzt werden.

Gicht

Gicht verursacht einen qualvollen Schmerz, der im großen Zeh beginnt und sich allmählich auch auf andere Gelenke ausweitet. Gewöhnlich ist bei Gicht eine stationäre Behandlung erforderlich. Wenn man eine Nadel in eines der betroffenen Gelenke stechen und etwas von der Gelenkflüssigkeit entnehmen würde, würde man die Ursache finden: Harnsäurekristalle.

Die meisten Tiere tun ihr Bestes, um die Harnsäure aus ihrem Körper auszuscheiden. Dieser verfügt über Enzyme, mit deren Hilfe die Harnsäure schnell aufgespalten und eliminiert werden kann. Hingegen bewahren Menschen, Insekten, Vögel und Reptilien die Harnsäure im Körper, weil sie ähnlich wie Vitamin C ein hochwirksames Antioxidans ist. Bei manchen Menschen lagert sie sich in den Gelenken oder in der Haut der Ohren, der Unterarme, der Ellbogen oder der Achillessehne ab. Dort versuchen weiße Blutkörperchen, die Harnsäure zu verzehren, wodurch Entzündungen, Schmerzen und Gelenkschädigungen hervorgerufen werden.

• Zwei häufig benutzte Bestandteile der Ernährung – tierische Produkte und Alkohol – machen die Entstehung von Gicht wahrscheinlicher. Die schlimmsten Verursacher sind Schalentiere, Sardinen, Sardellen, Organfleisch (z. B. Leber und Nieren) und Bier. Doch erhöht jede proteinreiche Ernährung das Risiko einer Gichterkrankung. Obgleich nicht völlig geklärt ist, *wie* genau Proteinkonsum die Entstehung von Gicht beeinflußt, ist es sicherlich gut, ihn stark einzuschränken. Wenn Sie sich von einem großen Spektrum von Getreide, Hülsenfrüchten, Gemüse und Obst ernähren, bekommt Ihr Körper genügend Proteine, und Sie vermeiden gleichzeitig die Nachteile eines zu hohen Proteinkonsums.

Menschen, die eine Tendenz zur Gicht haben, erleiden mit höherer Wahrscheinlichkeit einen Gichtanfall, wenn sie ihre Ernährung umstellen. Falls Sie also Medikamente einnehmen, sollten Sie damit während der Umstellung auf eine neue Ernährung fortfahren und mit Ihrem Arzt besprechen, ob und wann Sie die Mittel absetzen können.

Das Kiefergelenk-Syndrom
(TMJ / *Temporomandibular Joint Syndrom*)

Das Kiefergelenk ist die Stelle unmittelbar unter den Ohren, wo der Unterkiefer befestigt ist. Dieses Gelenk hat eine sehr schwere Aufgabe zu erfüllen, da es täglich durch Hunderte von kräftigen Bewegungen die Belastungen des Beißens und Zermahlens der Nahrung unterstützt. Doch wenn ein Mensch ein gut funktionierendes Gebiß hat und nicht unter einem ungewöhnlichen Trauma leidet, sind diese Gelenke bei ihm gewöhnlich sehr widerstandsfähig.

Dennoch treten bei jedem dritten oder vierten Menschen gelegentlich TMJ-Symptome auf: eine Einschränkung der Bewegungsfähigkeit, Schwierigkeiten, die Kiefer richtig zu schließen, Schmerzen und Berührungsempfindlichkeit.

Gewöhnlich ist die Ursache für derartige Beschwerden ein Trauma, beispielsweise ein Autounfall, ein Sturz oder eine längere Überdehnung des Gelenks während eines medizinischen oder zahnärztlichen Eingriffs. Allerdings können die Symptome vieler anderer Probleme denjenigen einer TMJ-Störung ähneln, beispielsweise Migräne, Tumore im Schädelinneren oder Aneurismen (Schlagaderausbuchtungen) und sogar die Lyme-Arthritis. Deshalb ist eine sorgsame Diagnose wichtig.

Patienten, bei denen TMJ diagnostiziert worden ist, lassen sich meist durch die Tatsache trösten, daß eine TMJ-Störung gewöhnlich ohne nennenswerte Behandlung wieder verschwindet. Manchmal bleibt sie ein Jahr oder zwei bestehen, doch gewöhnlich geht sie ihren Gang und ist irgendwann nicht mehr da. Meist werden bei diesem Problem entzündungshemmende Medikamente verschrieben, Körpertraining wird empfohlen, und es wird irgendeine Art von intra-oraler Schiene verwendet, was in mindestens drei Vierteln der Fälle hilft.

Die wichtigste die Ernährung betreffende Maßnahme bei der Behandlung von TMJ besteht darin, weichere Nahrung zu verwenden und in kleineren Bissen zu essen, um die Belastung des Gelenks zu verringern. In Schmerzkliniken wird bei TMJ manchmal Vitamin B_6 eingesetzt, ebenso wie beim Karpaltunnelsyndrom, bei Diabetikerschmerzen und bei anderen Störungen. Üblich ist eine Tagesdosis von 100–150 mg.

Daß die Ernährung bei TMJ eine grundsätzlichere Rolle spielt, drängt sich auf, weil manche TMJ-Fälle Manifestationen der rheumatoiden Arthritis oder Osteoarthritis sind. Allerdings sind bisher noch keine spezifischen Auslöserstoffe für TMJ identifiziert worden, und auch die potentielle Wirkung essentieller Fettsäuren bei der Behandlung wurde noch nicht ausreichend untersucht.

Manche Forscher vermuten, daß Östrogen bei TMJ eine Rolle spielt. Ebenso wie Osteoarthritis treten auch TMJ-Störungen wesentlich häufiger bei Frauen als bei Männern auf, und es sind tatsächlich in den Gelenken selbst Östrogenrezeptoren gefunden worden. Man vermutet, daß Östrogene die Zellen zur Produktion entzündungsfördernder Stoffe anregen. Falls die Ursache

einer TMJ-Störung ein Trauma ist, könnte das Problem durch Östrogen noch vergrößert werden.

Und wenn Östrogene bei dieser Störung tatsächlich eine Rolle spielen, könnten fettarme und ballaststoffreiche Nahrungsmittel, die den Östrogenspiegel senken (siehe Kapitel 8), die Häufigkeit der TMJ-Probleme verringern. Vorläufig können wir jedoch davon ausgehen, daß die Rolle von Nahrungsmitteln wie Hafergrütze und Apfelmus beim Umgang mit TMJ hauptsächlich darin zu bestehen scheint, daß sie dem Kiefer die Arbeit erleichtern.

Unsere Gelenke verrichten ununterbrochen Schwerstarbeit, und dabei kann sehr leicht irgend etwas schiefgehen. Doch indem man Nahrungsmittel meidet, die Symptome verursachen, und indem man außerdem versucht, die Entzündungsreaktion einzudämmen, kann man in vielen Fällen die Symptome lindern und die Funktionsfähigkeit der betroffenen Gelenke wesentlich verbessern.

6. Magenschmerzen und Verdauungsprobleme

Verdauungsprobleme sind für Arzneimittel-unternehmen eine wahre Goldader: Ein gewaltiger Strom unglücklicher Menschen sucht unablässig Apotheken auf, um Säurebinder, Säurehemmer, Abführmittel, Ballaststoffpräparate, Mittel gegen starke Gasbildung und Dutzende anderer Medikamente zu kaufen, die nur kurzfristig Linderung bringen und die Betroffenen zwingen, die vermeintlichen Helfer immer wieder zu kaufen.

An diesem ziemlich sinnlosen Spiel brauchen Sie sich nicht zu beteiligen. Obwohl viele Menschen resigniert haben und Verdauungsbeschwerden und Verstopfung als normale Begleiterscheinungen ihres Alltagslebens ansehen, lassen sich derartige Symptome durch eine konsequente Veränderung der Ernährung schnell und nachhaltig verringern. Bei der Crohnschen Krankheit und bei der ulzerösen Kolitis spielen zwar auch genetische Faktoren eine Rolle, doch sind dies keineswegs die einzigen Einflüsse, und eine Veränderung der Ernährungsgewohnheiten führt auch in diesen Fällen häufig zu einer deutlichen Zustandsverbesserung. Andererseits wurde die Entstehung von Geschwüren im Magen-Darm-Bereich lange bestimmten Ernährungsgewohnheiten zugeschrieben und den Betroffenen empfohlen, auf stark gewürzte Speisen und auf ihren geliebten Kaffee zu verzichten. Mittlerweile hat sich jedoch herausgestellt, daß Magen-Darm-Geschwüre meist durch bakterielle Infektionen verursacht werden und daß sie sich durch eine kurze Antibiotikabehandlung gewöhnlich dauerhaft heilen lassen.

Die wahre Ursache für Geschwüre im Magen-Darm-Bereich

Ein Magen-Darm-Geschwür ist eine kleine Verletzung der Magenschleimhaut oder der Schleimhaut im ersten Teil des Darms, der Zwölffingerdarm genannt wird. Manchmal entstehen solche Geschwüre durch die Einnahme von Aspirin oder entzündungshemmender Medikamente. Ansonsten wurden für ihre Entstehung bis vor kurzem eine zu starke Magensäureproduktion (mutmaßlich infolge von Streß), stark gewürzte Speisen oder ein zu starker Konsum von schwarzem Kaffee verantwortlich gemacht. Ärzte pflegten ihren Patienten zu raten, sich zu entspannen, ihr Essen nicht zu stark zu würzen und säurebindende oder säurehemmende Medikamente einzunehmen, Mittel, die auch heute noch sehr populär sind.

1983 entdeckte ein australischer Arzt, Barry Marshall, daß die bisherige Sicht der Magen-Darm-Geschwüre grundlegend

falsch war. Diese werden nach seinen Erkenntnissen nicht durch scharf gewürzte Speisen, indisches Curry, Einkommen-
steuerformulare oder Cappuccino, sondern
ebenso wie eine Hals- oder Lungenent-
zündung durch eine bakterielle Infektion
hervorgerufen.♦ Eine zweiwöchige Antibiotikakur reicht aus, um den Übeltäter,
Helicobacter pylori, zu bezwingen, und in
95 Prozent aller so behandelten Fälle treten
später nie mehr Geschwüre auf. Nachdem
die Infektion überwunden ist, hat Ihr Magen seine Überempfindlichkeit verloren,
und Sie können wieder unbeschwert Ihre
geliebte Jalapeño-Salsa genießen.

Helicobacter pylori verursacht auch Gastritis und spielt bei anderen Verdauungsproblemen ebenfalls eine wichtige Rolle.
Doch woher stammen diese Bakterien? Wir
infizieren uns schon als Kinder damit,
wahrscheinlich durch Kontakt mit anderen
Menschen in der häuslichen Umgebung
oder durch kontaminiertes Wasser, und sie
begleiten uns dann unser ganzes weiteres
Leben lang, wenn wir nicht dagegen behandelt werden.

Ungefähr die Hälfte aller Erwachsenen
in den Vereinigten Staaten und in Europa
sind mit *Helicobacter pylori* infiziert. Diese
Infektionen ziehen sich insbesondere Kinder zu, die in beengten oder nicht besonders hygienischen Verhältnissen auf-
wachsen. Die allgemeine Verbesserung der
hygienischen Zustände hat dazu geführt,
daß die Infektion bei jüngeren Generatio-

nen wesentlich seltener vorkommt. Meist
bleibt dieser Erreger viele Jahre lang inaktiv,
bevor die bekannten Symptome auftreten.

Helicobacter pylori kann durch Blut-,
Speichel- oder Atemtests identifiziert werden. Wenn Sie nicht nur unter Magenschmerzen, sondern auch unter Gewichtsverlust, Schluckbeschwerden, blutigem
oder schwarzem Stuhl oder anderen uner-
klärlichen und beunruhigenden Symptomen leiden, wird Ihr Arzt Ihnen vermutlich
zu einer Magen-Endoskopie raten, bei der
eine kleine Gewebeprobe entnommen und
auf die Präsenz des Übeltäters untersucht
wird.

Alle diese Tests können ein negatives Ergebnis anzeigen, obwohl sich die gesuchte
Bakterie in Ihrem Magen befindet. Dies
kommt insbesondere dann vor, wenn Sie
mit Antibiotika behandelt worden oder älter als 65 Jahre sind, ist aber auch in jedem
anderen Alter möglich. Deshalb empfehlen
Ärzte manchmal eine Antibiotikabehandlung, ohne zuvor ausgiebige diagnostische
Tests durchzuführen, da die Behandlung im
allgemeinen ungefährlich ist.

Die Entdeckung der Rolle, die *Helicobacter pylori* bei Magen-Darm-Geschwüren
spielt, hat deren Behandlung revolutio-
niert und auch noch zu anderen hochinter-
essanten Erkenntnissen geführt. So wurde
bei Patienten, die unter einer bestimmten
Form von Magenkrebs, dem Magenlym-
phom, litten, eine hohe Verbreitung der

Bakterie festgestellt. Im Rahmen einer Studie wurden Patienten, die an diesem Problem litten, mit Antibiotika behandelt, woraufhin die Krebsgeschwulste schrumpften. Krebs mit Antibiotika zu behandeln ist eindeutig etwas völlig Neues. Es scheint sich hier um eine Tumorart zu handeln, die in Reaktion auf einen Reizstoff wächst, und der ist in diesem Fall die besagte Bakterie.

Lakritze schützt den Magen

Wenn Magenschmerzen *nicht* durch *Helicobacter pylori* verursacht werden, ist es sinnvoll, sie mit Lakritze (die aus Süßholz gewonnen wird) zu behandeln. Lakritze tötet keine Bakterien ab und neutralisiert auch keine Magensäure; vielmehr beruht ihre Wirkung darauf, daß sie die Zahl jener schleimproduzierenden Zellen vergrößert, die den Magen mit einer Schutzschicht auskleiden. Es gibt verschiedene Lakritzeextrakte, die oft zur Linderung von Magenschmerzen benutzt werden, selbst wenn es sich um Zwölffingerdarm- oder Magengeschwüre handelt, doch haben diese Mittel manchmal unerwünschte Nebenwirkungen. Ein neueres, besser verträgliches Mittel mit Namen DGL (*deglycyrrhizinated licorice*) wird in Geschäften für biologische Produkte in Form einer Kautablette angeboten. DGL kann gegen viele Arten von Magenreizungen schützen, auch wenn diese durch nicht-kortikosteroidhaltige entzündungshemmende Medikamente verursacht werden.

Nahrungsmittel, die gegen Sodbrennen wirken

Der Magen produziert eine starke Säure, die er zur Verdauung der Nahrung braucht, und er ist mit einer speziellen Schleimhaut ausgekleidet, die gegen Säure unempfindlich ist. Steigt diese Säure jedoch in die Speiseröhre empor, verursacht sie Sodbrennen. Es gibt zwar einen Schließmuskel, der genau dies verhindern soll, doch kann derselbe durch verschiedene Faktoren geschwächt sein, von denen sich einige auf Ihrem Teller befinden.

Sehr fette Speisen, Alkohol, Schokolade und Pfefferminze lassen den Schließmuskel am Mageneingang erschlaffen und verursachen dadurch das Emporsteigen der Magensäure in die Speiseröhre. Deshalb sollten Sie, wenn Sie unter Sodbrennen leiden, die genannten Dinge meiden. Außerdem kann der Konsum von Zitrussäften, Tomatenprodukten, Kaffee und Alkohol die Speiseröhre direkt reizen, auch ohne daß Magensäure im Spiel ist.

Oft führt es zu einer Besserung, wenn Betroffene abends weniger essen. Übrigens kann auch eine *Helicobacter-pylori*-Infektion das Sodbrennen verstärken – doch wie bereits erwähnt, läßt sie sich leicht behandeln.

Chronische Darmreizung

Chronische Darmreizung, auch Reizdarm genannt, ist ein unangenehmer Zustand, bei dem der Darmtrakt nicht normal funktionsfähig ist. Manchmal kommt es dabei zu Durchfall, dann wieder zu Verstopfung. Außerdem treten häufig Völlegefühle, starke Gasbildung und Schmerzen auf.

Normalerweise verläuft die Reise der Nahrung durch den Verdauungstrakt in einer bestimmten Sequenz, wobei sie, wenn sie sich im Magen befindet, dem Dickdarm signalisiert, daß er seinen Inhalt vorwärtsbewegen soll. Dieser Prozeß verläuft im Prinzip genauso vorhersehbar, wie wenn Zahnpaste vom Ende der Tube zu deren Öffnung gedrückt wird. Im Fall der chronischen Darmreizung (*Irritable Bowel Syndrom* / IBS) ist die Koordination der Darmbewegungen gestört, was man damit vergleichen könnte, daß an beiden Enden gleichzeitig auf eine Zahnpastatube gedrückt wird.

Wenn Sie unter chronischer Darmreizung (IBS) leiden, so sind Sie mit diesem Problem nicht allein. Etwa 15–20 Prozent der Bevölkerung Nordamerikas hat es. Bei der Diagnose der Störung befragen Ärzte die Patienten nach ihrer Vorgeschichte, nach eventueller Gasbildung, nach Veränderungen im Rhythmus des Stuhlgangs und nach Bauchschmerzen, die im Anschluß an den Stuhlgang verschwinden. Außerdem wird gewöhnlich untersucht, ob die Crohnsche Krankheit, ulzeröse Kolitis, Di-

vertikulitis, eine Störung der Nährstoffabsorption, Diabetes oder eine Schilddrüsenüberfunktion vorliegen, und der Arzt fragt den Patienten meist auch, ob er Antibiotika, Säurehemmer oder Abführmittel einnimmt, weil diese Mittel das Problem verschlimmern können. Außerdem wird oft auch überprüft, ob eine Infektion vorliegt, beispielsweise eine Amöbenruhr oder eine Entzündung der Gallenblase und der Gallenwege. All dies kann mit einfachen Bluttests, einer Stuhlprobe, einer Sigmoidoskopie und einem Bariumeinlauf festgestellt werden. Zwar führen manche Magen-Darm-Spezialisten noch viele andere Tests durch, um weitere Erkrankungen auszuschließen, doch ersparen die meisten dem Patienten diese Mühsal, da die Störung für sie ohnehin ein alter Bekannter ist.

Durch einige simple Maßnahmen kann die Situation des Patienten erheblich verbessert werden. Viele, die unter dieser Störung leiden, brauchen nichts weiter zu tun, als Nahrungsmittel zu essen, die den Verdauungstrakt beruhigen, und solche zu meiden, die Darmspasmen hervorrufen. Allerdings leiden manche Patienten an ganz bestimmten Nahrungsmittelunverträglichkeiten, deren Behandlung komplizierter ist. Wenn Sie ständig Verdauungsbeschwerden haben, können Sie versuchen, Ihre Verdauungsfunktion mit Hilfe von Pfefferminze oder Ingwer zu regulieren. Wie man beides macht, wird im weiteren Verlauf dieses Kapitels beschrieben.

Nahrungsmittel, die die Verdauung beruhigen

Bestimmte Nahrungsmittel beruhigen den Verdauungstrakt. Diese sollten in Ihrem Speiseplan eine besonders wichtige Rolle spielen. Natürlich können Menschen praktisch gegenüber jedem Nahrungsmittel eine Empfindlichkeits- oder Unverträglichkeitsreaktion entwickeln. Wenn Sie also mit irgendeinem der im folgenden erwähnten Nahrungsmittel diesbezüglich Probleme haben, so meiden Sie es einfach.

Reis ist sehr nahrhaft und meist gut verträglich. Wenn Sie unter IBS oder auch nur gelegentlich unter Durchfall oder Verstopfung leiden, kann Reis sehr nützlich sein. Er enthält extrem wenig Fett sowie leicht verdauliche Proteine und komplexe Kohlehydrate. Reis normalisiert die Funktion des Verdauungstraktes.

In dieser Hinsicht am besten wirkt Naturreis, weil er seine natürliche Hülle aus Faserstoffen noch hat. Auf Seite 245 wird eine einfach Methode zum Kochen von Reis beschrieben, bei der Konsistenz und Geschmack erhalten bleiben. Sie können in Ihrer Schreibtischschublade für Notfälle stets einen kleinen Vorrat an Reiswaffeln bereithalten, möglichst ungesüßte und ungesalzene Sorten.

Haferprodukte sind reich an sogenannten *löslichen* Ballaststoffen, Pflanzenfasern, die sich in Wasser auflösen; im Gegensatz dazu enthalten viele Getreidearten *nicht lösliche* Fasern. Speziell Haferkleie ist wegen ihrer löslichen Fasern berühmt, weil diese den Cholesterinspiegel zu senken vermögen und außerdem die Verdauung fördern.

Wenn Sie häufig reisen und dann oft unter Verdauungsstörungen leiden, kann Haferschleim Ihre Rettung sein. Hotels halten ihn gewöhnlich für ihre Gäste bereit. Sie können aber auch einen kleinen Vorrat davon mit auf die Reise nehmen. Er sollte ohne Milch zubereitet werden.

Wenn Ihre Verdauungsbeschwerden durch Zöliakie verursacht werden – die Unfähigkeit, die in Getreide enthaltenen Proteine zu verdauen –, müssen Sie auf Haferschleim leider ebenso wie auf alle anderen Getreidearten verzichten – allerdings mit Ausnahme von Reis und Mais.

Gemüse ist ebenfalls reich an löslichen Faserstoffen, und die meisten Gemüsesorten sind bei Darmstörungen gut verträglich, vorausgesetzt, daß sie ohne Hinzufügung von Fett zubereitet und gut gegart werden. Bohnen, Erbsen und Linsen enthalten ebenfalls große Mengen löslicher Faserstoffe, doch können nicht alle Menschen sie gleich gut verdauen.

Tierische Nahrungsmittel und raffinierte Zucker enthalten keinerlei Ballaststoffe; deshalb sollten Sie diese Produkte am besten völlig meiden. Wenn Ihr Verdauungstrakt große Mengen stark zuckerhaltiger Nahrungsmittel sowie von Fisch, Geflügel, rotem Fleisch, Milch, Joghurt oder Käse verarbeiten muß, stehen ihm weniger Ballaststoffe zur Verfügung, als er für eine optimale Verdauung benötigt, und was dies zur Folge hat, wissen Sie wohl selbst nur zu gut. Verstopfung ist in westlichen Ländern ein so weit verbreitetes Problem, weil tierische Nahrungsmittel in diesen Regionen eine so wichtige Rolle spielen. Dieses Übel können wir jedoch leicht beheben, indem wir die pflanzlichen Nahrungsmittel, für die unser Verdauungstrakt eigentlich geschaffen ist, in unserer Ernährung wieder in den Mittelpunkt rücken.

Nahrungsmittel, die eine chronische Darmreizung verursachen können

Fettreiche Nahrungsmittel tragen zur Entstehung von Magen-Darm-Beschwerden erheblich bei. Ein Hamburger, fettige Pommes frites, Kartoffelchips oder ein Hähnchenschenkel können schwere, stundenlange Verdauungsstörungen hervorrufen. Das ist so, weil jede Art von Fett Darmbewegungen schon allein dadurch verursachen kann, daß es im Magen und im Zwölffingerdarm einfach nur *auftaucht*, also schon bevor es absorbiert worden ist – was andererseits nicht zwangsläufig beinhaltet, daß dadurch die Verdauung beschleunigt wird. Denn unkoordinierte Darmbewegungen rufen eher ein Völlegefühl oder ein Krampfgefühl als Durchfall hervor.

Im Verdauungstrakt gibt es viele Nerven, die die eintreffenden Speisen registrieren, um dementsprechend Verdauungssäfte zu

mobilisieren und Darmkontraktionen auszulösen. Wenn beispielsweise im Magen und im Zwölffingerdarm Olivenöl eintrifft, initiieren die dortigen Nerven Darmbewegungen. In Experimenten haben Forscher diese Nerven durch Einleitung eines Betäubungsmittels in den Magen außer Funktion gesetzt und dann festgestellt, daß die normale Wirkung des Olivenöls ausblieb. Fette und Öle wirken nicht nur jeweils auf einen kleinen Teil des Verdauungstrakts, sondern sie lösen gewöhnlich Reflexe aus, die sich wellenförmig im gesamten Verdauungssystem ausbreiten.

Wie stark fetthaltige Speisen sich auswirken, hängt auch von den Mengen ab, die Sie davon essen. Forscher gaben im Rahmen einer Studie den Testteilnehmern Brot zu essen und überprüften dann mit Hilfe eines Sauerstoff-Atemtests, wie gründlich dieses Brot verdaut wurde. Nachdem sie zwei Teelöffel (11 Gramm) Butter auf das Brot gestrichen und es den Testteilnehmern zum Essen gegeben hatten, sank die Verdaulichkeit des Brots stark ab. Bei Bestreichen des Brots mit 5 Teelöffeln (26 Gramm) Butter veränderte sich die Wirkung jedoch völlig. Bei dieser Fettmenge wurde die Bewegung der Nahrung durch den Dünndarm verlangsamt – wahrscheinlich durch Auslösung eines Reflexes, der die Darmbewegungen stört.

Bei der Hälfte bis zu zwei Dritteln aller Menschen, die an chronischer Darmreizung leiden, ist eine Empfindlichkeits-

Verringern Sie Ihren Fettkonsum!

Stark fetthaltige Nahrungsmittel können die normalen Bewegungen im Verdauungstrakt stören.

- Vermeiden Sie rotes Fleisch, Geflügel und Fisch, die alle verborgenes Fett und nie Faserstoffe enthalten.
- Halten Sie sich von Kartoffelchips, Pommes frites, gebratenen Zwiebelringen und anderen gebratenen Speisen fern.
- Wenn Sie mit Teflon beschichtete Kochgeräte benutzen, können Sie beim Braten völlig auf den Gebrauch von Ölen und Fetten verzichten.
- Statt Gemüse zu sautieren, können Sie es auch in einer kleinen Menge Wasser dünsten.
- Essen Sie Folienkartoffeln mit fettfreien Soßen, beispielsweise Salsa Picante oder Dijonsenf, oder essen Sie sie mit gedünstetem Gemüse, einem Löffel *Baked Beans* usw.
- Benutzen Sie auch für den Salat fettfreie Soßen, oder drücken Sie einfach eine Zitrone darüber aus.
- Bestreichen Sie Ihren Toast statt mit Margarine oder Butter nur mit Marmelade, oder genießen Sie einfach den herzhaften Geschmack von frischem Vollkornbrot ohne jeden Aufstrich oder Belag.

oder Unverträglichkeitsreaktion auf bestimmte Nahrungsmittel der Grund für das Problem. Dabei sind meist Milchprodukte, Weizen, Mais, Kaffee, Tee und Zitrusfrüchte die Übeltäter, doch variieren die Reaktionen von Mensch zu Mensch sehr stark, und sie können sich auch auf völlig andere Nahrungsmittel beziehen. Mit den erwähnten sowie auch mit anderen Nahrungsmitteln werden wir uns nun detaillierter beschäftigen.

Das Enzym Laktase verursacht häufig Beschwerden

Milchprodukte sind für zwei Probleme verantwortlich. Milchzucker, auch Laktose genannt, ist eine häufige Ursache für Verdauungsbeschwerden, und auch Milchproteine können Störungen der Verdauungsfunktion verursachen.

Kleine Kinder können Laktose fast immer problemlos verdauen, weil sie über große Mengen des Enzyms *Laktase* verfügen, das den Milchzucker in kleinere Zucker, Glukose und Galaktose genannt, aufspaltet, die dann vom Körper absorbiert werden. Doch wird das Enzym Laktase nach der Entwöhnung der Kinder allmählich in immer geringeren Mengen produziert, und bei den meisten Erwachsenen ist es kaum noch oder gar nicht mehr vorhanden. Deshalb kann schon ein Glas Milch bei Erwachsenen Verdauungsstörungen und Gasbildung verursachen.

Diese Reaktion ist weder abnorm noch krankhaft. Das Verschwinden des Enzyms Laktase ist ein völlig normaler Vorgang, und daß diese Tatsache erst sehr spät entdeckt wurde, ist in der Tat eines der peinlicheren Kapitel in der neueren Geschichte der Ernährungskunde.

Bis Mitte der sechziger Jahre waren amerikanische und europäische Ernährungsfachleute überzeugt, daß Kuhmilch nur bei einer kleinen Minderheit von Menschen Verdauungsbeschwerden verursache. Doch führten im Jahre 1965 Forscher an der *Johns Hopkins University* in Baltimore eine Studie mit sechzig Krankenhauspatienten durch, bei der sie feststellten, daß zwar unter den weißhäutigen Amerikanern nur 15 Prozent beim Konsum von Kuhmilch Verdauungsbeschwerden bekamen, daß der Prozentsatz bei den Afroamerikanern jedoch bei 70 Prozent lag. Andere Forscher führten später im *Maryland House of Correction*, einer Institution für Straftäter, mit 20 weißen Gefangenen und 20 Afroamerikanern Laktoseverträglichkeitstests durch. Sie stellten bei nur 10 Prozent der weißen Teilnehmer, aber bei 90 Prozent der Afroamerikaner Symptome für Verdauungsbeschwerden fest.

Daraufhin wurden Untersuchungen mit Populationen in Afrika und Asien durchgeführt, die ergaben, daß die große Mehrheit der Untersuchten ihre Laktase-Enzyme schon als Kinder verloren hatte. Testteilnehmer, die mehr als ungefähr einen Becher Milch tranken, litten anschließend sehr unter den Folgen, und manche vertrugen nicht einmal eine so geringe Menge. Zu ähnlichen Resultaten kamen auch entsprechende Studien mit Indianern.

Unverträglichkeitsreaktionen nach dem Konsum von Milch wurden auch bei Menschen festgestellt, deren Vorfahren Afrikaner, Asiaten, Indianer, Araber, Juden, Spanier, Italiener oder Griechen waren. Das *American Journal of Clinical Nutrition* berichtete: «Es stellte sich bald heraus, daß dieses Muster die genetische Norm war und daß die Laktase-Aktivität nur bei einer Mehrheit von Erwachsenen, die aus Nordeuropa stammten, sowie bei einigen mediterranen Populationen erhalten blieb.» Mit anderen Worten: Weiße Mitteleuropäer vertragen Milchzucker nur deshalb besser als alle anderen Menschen auf der Welt, weil bei ihren fernen Vorfahren eine genetische Mutation stattgefunden hat, die dies ermöglichte. Forscher und Ernährungswissenschaftler europäischen Ursprungs, die die Laktoseverträglichkeit erforscht hatten, hatten angenommen, es sei normal, daß Menschen durch Milchkonsum keine Probleme bekämen.

Insgesamt etwa 75 Prozent der Weltbevölkerung, darunter auch 25 Prozent der US-Amerikaner, verlieren ihre Laktase-Enzyme nach der Entwöhnung von der Muttermilch. Früher hieß es, daß Menschen, die keine Milch verdauen könnten, unter Laktase-Mangel oder Laktase-Intoleranz litten. Heute gelten sie schlicht als normal, und Erwachsene, die auch nach ihrer Kindheit weiter über die zur Milchverdauung erforderlichen Laktase-Enzyme verfügen, werden – zutreffender – als «weiterhin Laktase produzierend» (*lactase persistent*) bezeichnet.

Weshalb könnte Mutter Natur erwachsenen Menschen die Enzyme verwehren, die zur Verdauung von Milchzucker erforderlich sind? Vermutlich deshalb, weil die Natur Milch mit genau der für Kleinkinder erforderlichen Nährstoffmischung ausgestattet hat. Doch ebenso wie eine Trägerrakete ihre Antriebsverstärker schon unmittelbar nach dem Start abwirft, brauchen auch Säugetiere nach ihrer Babyphase keine Milch mehr. Alle Säugetiere hören auf, Milch zu trinken, sobald sie sich auf andere Weise ernähren können. Falls Sie den Verlust der zur Laktoseverdauung erforderlichen Enzyme bisher als Krankheit oder Problem angesehen haben, können Sie sich nun damit beruhigen, daß dies ebenso natürlich ist wie der Verlust der Milchzähne und des Babyspecks.

Das in der Milch enthaltene Fett sowie die Wachstumsfaktoren und Zucker sind für Säuglinge unverzichtbar, für Erwachsene jedoch nicht mehr erforderlich, und sie können ihnen sogar gefährlich werden. Langfristiger Kontakt mit Milchzucker scheint das Risiko einer Erkrankung an Grauem Star, von Unfruchtbarkeit und der Entwicklung von Krebstumoren an den Eierstöcken zu erhöhen. Der Übeltäter hierbei ist offenbar L-Galaktose, der einfache Zucker, den die Enzyme des Babys aus Laktose produzieren und der sich außerdem auch in großen Mengen in Milchprodukten befindet, die so behandelt worden sind, daß sie Menschen, die keine Laktose verdauen können, angeblich «helfen». Galaktose kann in die Linsen der Augen eindringen – was der Grund für die starke epidemiologische Korrelation zwischen Milchkonsum und Erkrankungen an Grauem Star sein könnte. Auch die Wirkung auf die Eierstöcke von Frauen ist besorgniserregend, insbesondere weil Eierstockkrebs oft sehr aggressiv ist. Milchkonsum scheint – vermutlich aufgrund der in Milch enthaltenen Wachstumsfaktoren – auch das Risiko einer Erkrankung an Brustkrebs erhöhen zu können.

Der in Milch enthaltene Zucker ist nicht der einzig problematische Aspekt des Milchkonsums. Manche Menschen vertragen auch die Milchproteine nicht; sie rufen bei ihnen Durchfall und Erbrechen hervor sowie auch die eher typisch allergischen Symptome wie Nasenlaufen, Hautausschlag oder Asthma.

Ärzte können durch einen Atemtest überprüfen, ob Sie in der Lage sind, Milchzucker zu verdauen. Dies ist möglich, weil nicht verdaute Milchzucker durch Bakterien fermentiert werden, die Wasserstoff produzieren. Zeigt dieser Test an, daß Sie Laktose verdauen können, so ist dies keineswegs ein Vorteil, da Sie dann den schädlichen Einflüssen der Galaktose ausgesetzt sind, die Ihr Körper aus Laktose herstellt.

Statt Milch über Ihre Frühstückszerealien zu gießen, könnten Sie einmal einen Versuch mit Soja- oder Reismilch machen. Weitere Informationen über gute Kalziumquellen, die den Verzicht auf Milch möglich machen, finden Sie auf Seite 34.

Andere Nahrungsmittel, die Unverträglichkeitsreaktionen auslösen

Weizen vertragen die meisten Menschen problemlos. Doch verursacht dieses Getreide, das so vielfältig in Brot und Pasta verwendet wird, bei einigen wenigen Unverträglichkeitsreaktionen, entweder weil sie nicht über die für die Verdauung der in Weizen enthaltenen Proteine notwendigen Enzyme verfügen, so wie es bei Zöliakie der Fall ist, oder weil sie eine Allergie oder Überempfindlichkeit gegen Weizen entwickelt haben. Mittlerweile gibt es aber in den meisten Geschäften für biologische Lebensmittel weizenfreie Brote und Pastas.

Selbst Menschen, die keine speziellen Probleme mit Weizen haben, können dieses Getreide nicht immer völlig verdauen. Dies hängt teilweise von der Menge an Weizen ab, die Sie essen: Je größer die Portion ist, um so weniger davon wird verdaut.

Auch andere Getreidearten wie Mais, Gerste oder Roggen verursachen manchmal Probleme, doch ist es leicht, sie zu vermeiden. Reis, in vielen asiatischen Kulturen der wichtigste Bestandteil der Ernährung, ist im allgemeinen gut verträglich.

Etwa einer unter fünf Menschen, die an chronischer Darmreizung leiden, reagiert sensibel auf *Kaffee* oder *Tee.* Koffeinfreie Sorten sind in dieser Hinsicht möglicherweise unproblematischer.

Rohes Obst (z. B. Zitrusfrüchte, Äpfel, Trauben, Rosinen, Melonen oder Bananen) verursachen häufig Verdauungsprobleme, und dies kann auch bei einigen Fruchtsäften, insbesondere Zitrussäften, Apfelsaft und Pflaumensaft, der Fall sein.

Probieren Sie Obstarten aus, die man schälen und kochen kann. Wenn Sie die Samenkörner in Erdbeeren, Himbeeren und Brombeeren nicht vertragen, können Sie Blaubeeren ausprobieren. Avocados sind ungewöhnliche Früchte, da sie sehr viel Fett enthalten und deshalb die gleichen Probleme bereiten können wie andere stark fetthaltige Nahrungsmittel.

Rohes Gemüse verursacht manchmal ebenfalls Probleme. Dies gilt insbesondere für die Kreuzblütlerarten, beispielsweise für Brokkoli, Blumenkohl, Rosenkohl und andere Kohlarten, sowie für Tomaten, Sellerie, Spinat, Paprika und Karotten. Kochen Sie Gemüse gut gar, möglichst indem Sie es dünsten oder es auf andere Weise ohne Fett zubereiten. Manche Gemüsearten, wie beispielsweise Spinat, lassen sich gut pürieren. Wenn Sie einen Entsafter haben, können Sie Karotten darin entsaften, beispielsweise zusammen mit Gurken oder anderen Gemüsearten. Wenn Sie Probleme mit Zwiebeln und Knoblauch haben, können Sie ausprobieren, ob Sie Zwiebel- oder Knoblauchpulver besser vertragen.

Es kann sein, daß Sie mit bestimmten Gemüsearten Probleme haben, ganz gleich, wie gut Sie sie garen. Brokkoli und Kohl beispielsweise ist gut gegart wesentlich besser verträglich, bereitet einigen Menschen aber selbst dann noch Schwierigkeiten.

Bohnen (sowie andere Hülsenfrüchte) und Bohnenprodukte (z. B. Tofu) verursachen manchmal Gasbildung. Deshalb brauchen Sie sie nicht völlig zu meiden, sollten aber vielleicht kleinere Mengen davon essen. Vor allem sollten Bohnen und andere Hülsenfrüchte immer gut gegart sein. Al-Dente-Bohnen gibt es nicht. Es kann auch sein, daß verschiedene Arten von Bohnen bei Ihnen eine unterschiedliche Wirkung haben. Kleine weiße Bohnen oder Pinto-Bohnen könnten beispielsweise Gasbildung verursachen, wohingegen dies bei Kicher-erbsen und schwarzen Bohnen nicht der Fall ist. Die Reaktionen auf bestimmte Arten von Hülsenfrüchten sind von Mensch zu Mensch unterschiedlich, und sie können sich im Laufe der Zeit verändern.

Ein Loblied auf die Hülsenfrucht

Hülsenfrüchte sind sehr gute und wichtige Nahrungsmittel. Sie enthalten kein Cholesterin und fast kein Fett, dafür aber große Mengen Protein, Kalzium und Eisen. Außerdem liefern sie uns jene löslichen Faserstoffe, von denen viele Menschen glauben, sie seien nur durch den Verzehr von Haferkleie zu bekommen. Weiterhin enthalten sie Omega-3-Fettsäuren, in deren Genuß wir nach Ansicht vieler nur durch Fischöl kommen. So ziemlich das einzige, was Hülsenfrüchte *nicht* haben, ist eine gute Lobby, die ihre Vorteile propagiert.

Nüsse und Nußmuse enthalten sehr viel Fett (mit Ausnahme von Kastanien), und sie verursachen die gleichen Probleme wie andere sehr fettreiche Nahrungsmittel.

Seien Sie vorsichtig mit *Würzmitteln und Geschmacksverbesserern* wie schwarzem und rotem Pfeffer, Zimt, Chili-Pulver, Gewürznelken, Muskatnuß, getrockneter Petersilie, Senfkörnern, geriebener Orangenschale und Sojasoße. Das manchmal in zuckerfreiem Kaugummi und in Marmeladen enthaltene Sorbit kann Durchfall verursachen, wenn es in größeren Mengen konsumiert wird.

Wenn Sie nicht sicher sind, ob ein bestimmtes Nahrungsmittel für Sie problematisch ist, sollten Sie einen kurzen Test durchführen. Essen Sie eine Woche lang große Mengen von Reis, gekochtem Gemüse und Obst und geringe Mengen gut gegarter Bohnen, Erbsen und Linsen, wobei sie alle Gemüse meiden sollten, von denen Sie wissen, daß Sie sie nicht vertragen. Meiden Sie außerdem Milchprodukte, Fleisch, gebratene Speisen und Öle zum Kochen völlig. Nachdem sich Ihr Verdauungstrakt beruhigt hat, können Sie die zuvor gemiedenen Nahrungsmittel nacheinander wieder einzeln in Ihren Speiseplan aufnehmen. Dabei wird sich herausstellen, welche unter ihnen Probleme verursachen.

Wenn Sie Ihre Probleme trotzdem nicht in den Griff bekommen, können Sie mit Hilfe einer aufwendigeren Eliminationsdiät versuchen, ungewöhnlichere Ursachen für Ihre Symptome aufzuspüren. Diese Methode wird auf Seite 65 ausführlich beschrieben.

Helfende und schädliche Bakterien

Die Bakterien in Ihrem Verdauungstrakt unterstützen die Verdauung. Doch wenn Sie Antibiotika einnehmen, wird ein Teil dieser gutartigen Darmbakterien getötet. Sie können sie aber nach der Behandlung mit Antibiotika mit Hilfe spezieller Präparate wieder in Ihrem Darm ansiedeln. Manche Menschen essen zu diesem Zweck Joghurt, weil Joghurt Kulturen gutartiger Bakterien enthält. Doch würde ich Ihnen raten, den Joghurt besser zu meiden und sich die gutartigen Darmbakterien isoliert zuzuführen.

So hilfreich einige Bakterienarten sind, so wenig gilt dies für einige andere Arten. Salmonellen, *Campylobacter*, *Giardia*, Kolibakterien und viele andere schädliche Mikroben, die häufig auf rohem Geflügel und anderem Fleisch zu finden sind, können schwerwiegende Verdauungsprobleme verursachen. Wenn Sie unter chronischen Verdauungsproblemen leiden, sollte Ihr Arzt Sie auf diese häufig vorkommenden Infektionen hin untersuchen. Zwar gehen die meisten Bakterieninfektionen des Magen-Darm-Trakts von selbst vorüber, doch ist manchmal eine Behandlung erforderlich.

Pfefferminzöl

Den meisten Menschen geht es erheblich besser, wenn sie fettreiche Nahrung meiden, sich hauptsächlich von pflanzlichen Nahrungsmitteln mit einem hohen Ballaststoffanteil ernähren und wenn sie die für sie persönlich problematischen Nahrungsmittel generell meiden. Falls Sie trotz dieser Maßnahmen immer noch unter Symptomen leiden, können Sie ausprobieren, ob Pfefferminzöl Ihnen hilft.

Die Pfefferminze ist eine natürliche Hybridform der grünen Minze und der Wasserminze. Ihre Blätter enthalten ein Öl, das seit dem 18. Jahrhundert zur Behandlung von Verdauungsstörungen benutzt wird. Der aktive Wirkstoff in diesem Öl, Menthol, entspannt die Muskeln des Verdauungstrakts.

Pfefferminzöl ist nicht nur ein Volksheilmittel. Ihre Wirkkraft bei Verdauungsbeschwerden ist durch kontrollierte Studien klar nachgewiesen worden. Beispielsweise wurde am *Hope Hospital* in Manchester, England, eine Studie durchgeführt, bei der 16 Patienten mit Pfefferminzöl behandelt wurden. Bei dreizehn Testteilnehmern dieser Gruppe verbesserte sich der Zustand, wohingegen bei einer Kontrollgruppe, der man ein Placebo gegeben hatte, keine dauerhafte Besserung zu erkennen war. Einige Magen-Darm-Spezialisten benutzen Pfefferminzöl sogar, um bei Darmuntersuchungen mit dem Endoskop Spasmen im Verdauungstrakt zu lindern. Zu diesem Zweck wird einfach ein wenig Pfefferminzöl in den Verdauungstrakt gespritzt, woraufhin sich die dortigen Muskeln innerhalb von dreißig Sekunden entspannen. Wenn man dieses Öl schluckt, kann es den Schließmuskel zwischen Speiseröhre und Magen entspannen und dadurch Sodbrennen verursachen. Deshalb gibt es mittlerweile Pfefferminzöl in Kapseln, die sich erst im Magen oder Darm auflösen. Diese Produkte erhalten Sie in Apotheken und Drogerien. Pfefferminzölkapseln sollten auf nüchternen Magen eingenommen werden, damit ihre Beförderung in den Darm nicht durch Nahrung aufgehalten wird. Allerdings sollten Sie Pfefferminzöl meiden, wenn Sie Probleme mit der Gallenblase oder den Gallengängen haben.

Ingwer

Ingwer wird in der ayurvedischen Medizin, der traditionellen Heilkunst Indiens, seit langem zur Behandlung von Darmbeschwerden und starker Gasbildung sowie auch bei entzündlichen Prozessen wie Arthritis verwendet.

Die besondere Heilkraft von Ingwer ist im Hinblick auf die sogenannten «Bewegungskrankheiten» nachgewiesen worden. Weil diese bei Seeleuten, Flugpiloten und Astronauten ein verbreitetes Problem sind, haben zahlreiche Forscher versucht, Lösun-

gen zu ihrer Behebung zu finden. In einer Studie wurde die Wirkung von Ingwer auf Seeleute untersucht, die zum ersten Mal auf Seereise gingen. Am ersten Tag mit schwerem Seegang erhielten die Untersuchungsteilnehmer eine Kapsel, die entweder ein Gramm Ingwer oder ein Placebo enthielt. Diejenigen, die Ingwer erhalten hatten, mußten sich wesentlich seltener übergeben und blieben handlungsfähiger als diejenigen, die das Placebo erhalten hatten.

Bei einem anderen Test setzten Forscher Freiwillige in einen gekippten Rotationsstuhl, um bei ihnen Schwindel zu erzeugen. Dabei stellte sich heraus, daß Ingwer die Symptome wesentlich besser zu unterbinden vermochte als Dimenhydrinat, ein Mittel, das traditionell bei dieser Störung häufig eingesetzt wird. Bei den mit Dimenhydrinat behandelten Testteilnehmern trat starke Übelkeit auf, und keiner von ihnen war in der Lage, die vollen sechs Minuten des Tests auf dem Stuhl zu bleiben. Hingegen hielt die Hälfte derjenigen, die Ingwer bekommen hatten, die volle Zeitspanne durch. Zur Beruhigung des Magens reicht ein halber bis ein Teelöffel (1–2 Gramm) pulverisierter Ingwer aus, und nötigenfalls kann diese Menge täglich eingenommen werden.

Nicht nur *was* wir essen, sondern auch *wie* wir essen, ist wichtig

In Ruhe zu essen ist für jeden Aspekt der Verdauung förderlich. Das bedeutet nicht, daß Sie eine besonders lange Mittagspause brauchen. Doch wenn Sie sich die Zeit nehmen, Ihr Essen gut zu kauen, und wenn Sie während des Essens Streß vermeiden, so sind dies für Ihre Verdauungsprozesse gute Ausgangsbedingungen.

Manchmal beklagen sich Menschen darüber, daß irgend etwas mit ihrer Verdauung nicht stimmen kann, weil sie ganze Maiskörner oder andere völlig unverdaute Essensbestandteile in ihrem Stuhl entdecken. Falls Sie so etwas bei sich schon einmal bemerkt haben, ist das Problem vermutlich nicht in Ihrem Verdauungstrakt, sondern auf dem Eßtisch zu suchen.

Eine Schlange kann ein Beutetier vollständig verschlingen und es anschließend allmählich verdauen. Menschen hingegen können dies nicht. Unser Verdauungstrakt kann nur Nahrungsmittel verarbeiten, die wir zuvor gründlich durchgekaut haben, so daß sich die natürlichen Verdauungsenzyme mit dem Essen vermischen und ihre Arbeit tun können.

Auch Entspannung ist beim Essen wichtig. Bei Streß schüttet unser Körper Hormone aus, die uns für eine Kampf-oder-Flucht-Reaktion bereitmachen. Wenn wir einer Bedrohung ausgesetzt sind, ist für uns die wichtigste Priorität nicht, daß wir unseren Salat gut verdauen; deshalb tragen Streßhormone nicht zu einer guten Verdauung bei. Ganz im Gegenteil. Sie unterbrechen die normalen, synchronisierten Kontraktionen der Darmmuskeln und verursachen dadurch Krämpfe, statt die reguläre Weiterleitung der Nahrung zu gewährleisten.

Für manche Menschen sind vier bis sechs über den Tag verteilte Mahlzeiten verträglicher als drei große Mahlzeiten. Dieses dem «Grasen» vieler Tiere ähnliche Verhalten ist gesund und hat den Vorteil, daß der Verdauungstrakt jeweils geringer belastet wird. Auch die Temperatur der Nahrung, die wir zu uns nehmen, ist wichtig. Bei manchen Menschen stimulieren heiße Suppen oder Getränke die Aktivität des Dickdarms, was Schmerzen verursachen oder Durchfall provozieren kann. Wenn dies bei Ihnen der Fall ist, sollten Sie Flüssigkeiten nicht wärmer als mit Raumtemperatur zu sich nehmen.

Heilen einer Kolik

Auch Babys bekommen hin und wieder Bauchschmerzen. Ungefähr eines von fünf Babys leidet unter Koliken. Zum Glück lassen sich solche Probleme gewöhnlich durch einfache Veränderungen der Ernährung lösen. Meist sind Kuhmilch und spezielle Babynahrung aus Kuhmilch die Übeltäter. Ein Wechsel zum Stillen, falls dies möglich ist, oder zu Babynahrung auf Sojamilchbasis löst das Problem oft.

Erstaunlicherweise kann aber auch Muttermilch Probleme verursachen, je nachdem, was die *Mutter* gegessen hat. Wenn eine Mutter beispielsweise selbst Milchprodukte konsumiert, gelangen einige Proteine der Kuhmilch aus ihrem Verdauungstrakt in die Blutbahn und von dort in die Muttermilch. Bis vor relativ kurzer Zeit nahm man an, daß Proteine im Verdauungstrakt völlig aufgeschlossen werden und daß tierische Proteine unmöglich in die Muttermilch gelangen könnten. Doch wurde 1991 in der April-Ausgabe der Zeitschrift *Pediatrics* ein Bericht veröffentlicht, in dem es hieß, daß bei milchtrinkenden Frauen tatsächlich intakte Proteine aus der Kuhmilch über den Blutkreislauf in die Muttermilch gelangen können. Mittlerweile hat sich herausgestellt, daß dies sogar ziemlich häufig der Fall ist.

Vor einigen Jahren fuhr ich einmal mit dem Zug nach New York, um vor einer Gruppe von Kinderärzten einen Vortrag über die Ernährung von Kindern zu halten. Der Wagen des Zuges, in dem ich saß, war zum Glück fast leer, denn in seinem vorderen Teil versuchte ein Paar, ein schreiendes Baby zu beruhigen. Zufällig las ich auf jener Zugreise gerade ein paar Artikel über die Gefahren von Babynahrung aus Kuhmilch, wozu unter anderem zählte, daß diese Produkte Koliken verursachen können. Ich nahm in Kauf, als aufdringlich angesehen

zu werden, und fragte die jungen Eltern, ob sie irgendwelche Anzeichen dafür bemerkt hätten, daß das Kind seine Koliken durch bestimmte Nahrungsmittel bekomme. Die Mutter antwortete: «Ich gebe ihm noch die Brust. Es bekommt also nichts anderes als Muttermilch. Aber es passiert jedesmal, wenn ich Milch oder Kaffee getrunken oder Schokolade gegessen habe.»

Anderen Eltern sind ähnliche Zusammenhänge aufgefallen. Im *Journal of the American Dietetic Association* wurden die Ergebnisse einer statistischen Untersuchung veröffentlicht, an der 272 stillende Mütter teilgenommen hatten. Diese hatten festgestellt, daß ihre Babys häufig Koliken bekamen, wenn sie selbst bestimmte Dinge aßen oder tranken. In den weitaus meisten Fällen waren die Übeltäter Kuhmilch, Zwiebeln, Gemüsearten, die zu den Kreuzblütlern zählen (z. B. Brokkoli, Blumenkohl und anderer Kohl) sowie Schokolade. Die Lösung des Problems besteht darin, diese Nahrungsmittel insbesondere während der ersten vier Monate der Stillzeit zu meiden.

Magenschmerzen bei älteren Kindern ähneln der chronischen Darmreizung bei Erwachsenen, und sie werden von Kinderärzten auf eine sehr ähnliche Weise behandelt. Problematische Nahrungsmittel zu meiden, statt dessen mehr beruhigend wirkende Nahrungsmittel zu essen und außerdem Pfefferminzöl einzunehmen – all dies kann sich bei der Lösung dieses Problems als nützlich erweisen.

Divertikulitis

Divertikel sind kleine Ausbuchtungen in der Wand des Dickdarms. Wenn diese sich entzünden und deshalb schmerzen, spricht man von einer Divertikulitis. Lange wurde diese Krankheit durch eine ballaststoffarme Ernährung behandelt, was auf der Theorie beruht, daß kompakter, ballaststoffarmer Stuhl den Darmtrakt leichter passieren kann. Es stellte sich jedoch heraus, daß das genaue Gegenteil zutraf. Kompakter, harter Stuhl hat auf seinem Weg durch den Darm eine ähnliche Wirkung wie Steine. Ballaststoffreiche Nahrung hingegen enthält Wasser, wodurch der Stuhl weich wird und die Divertikel abheilen können.

Ballaststoffreiche Nahrungsmittel bilden vier Gruppen: Getreide, Hülsenfrüchte, Gemüse und Obst. Unter diesen sind die Getreide, wie Naturreis und Hafer, und Getreideprodukte, wie Weizenvollkornbrot, und alle Speisen mit Hülsenfrüchten – beispielsweise Erbsen-, Bohnen- oder Linsensuppe – der Bewegung des Darms am förderlichsten.

Wenn Sie unter den Symptomen einer chronischen Darmreizung oder unter Divertikulitis leiden, sollten Sie statt der nicht löslichen Faserstoffe, die in Weizen und in den meisten anderen Getreidearten enthalten sind, lösliche Faserstoffe bevorzugen, die sich in Haferschleim und Hülsenfrüchten befinden, wobei zu beachten ist, daß Sie Gerichte mit Hülsenfrüchten möglicher-

weise nur in relativ kleinen Portionen essen können.

Wie bereits weiter oben erwähnt, enthalten tierische Nahrungsmittel keinerlei Ballaststoffe, und bei Produkten, die hauptsächlich aus raffinierten Kohlehydraten bestehen, so wie Weißbrot und Weißmehlpasta, ist der größte Teil der natürlichen Faserstoffe entfernt worden.

Zwar gibt es auch Faserstoffe als Nahrungsergänzungsstoffe zu kaufen, doch benötigen Menschen, die keine tierischen Produkte essen, diese nur sehr selten.

Crohnsche Krankheit und ulzeröse Kolitis

Bei der chronischen Darmreizung verhält sich der Verdauungstrakt zwar auf eine Weise, die für die Betroffenen sehr unangenehm ist, doch wenn man ihn genauer anschauen könnte, würde er völlig normal und gesund wirken. Dies ist bei chronischen Darmentzündungen anders, denn in diesem Fall liegt eine tatsächliche Entzündung und Schädigung vor.

Die am häufigsten vorkommenden Entzündungen des Verdauungstrakts sind die *Crohnsche Krankheit* und die *ulzeröse Kolitis*. Die *Crohnsche Krankheit* befällt gewöhnlich den Dickdarm und den letzten Teil des Dünndarms, sie kann aber auch an jedem anderen Punkt im Magen-Darm-Trakt auftreten. Oft tritt sie bei jungen Menschen auf, die dann nach Mahlzeiten Schmerzen empfinden, die von schwachem Fieber und leichtem Durchfall begleitet werden. Diese Episoden werden oft allmählich häufiger und stärker.

Die *ulzeröse Kolitis* tritt nur im Grimmdarm, einem Teil des Dickdarms, auf. Zu den Symptomen der Krankheit zählen Blut im Stuhl, Durchfall, Schmerzen, Gewichtsverlust und Fieber.

Die Ursachen chronischer Darmentzündungen liegen bisher noch ziemlich im dunkeln. Mit hoher Wahrscheinlichkeit handelt es sich um ein ganzes Bündel möglicher Ursachen, darunter auch genetische. Eineiige Zwillinge – die genau die gleichen Gene haben – haben stets die gleiche Haar- und Augenfarbe. Doch wenn der eine Zwilling die Crohnsche Krankheit hat, besteht eine nur fünfzigprozentige Wahrscheinlichkeit, daß auch der andere daran erkrankt. Bei der ulzerösen Kolitis ist diese Wahrscheinlichkeit sogar noch geringer; sie beträgt nur 20 Prozent. Dies bedeutet, daß zwar ein Teil des Erkrankungsrisikos genetisch bedingt ist, ein weitaus größerer Teil jedoch nicht das Geringste mit genetischen Faktoren zu tun hat und deshalb beeinflußt werden kann.

Manche Forscher glauben, daß die Probleme mit einer Reizung des Verdauungstrakts infolge einer Infektion oder einer Nahrungsmittelunverträglichkeit beginnen und daß eine übertrieben starke Entzündungsreaktion den eigentlichen Schaden anrichtet. Bei einer Studie, die in Südeng-

land durchgeführt wurde, fand man eine Bakterienart mit Namen *Mycobacterium paratuberculosis*, die manchmal bei Vieh gefunden wird, bei zwei Dritteln der untersuchten Patienten, die an der Crohnschen Krankheit litten. Daraus schloß man, daß diese Infektion bei der Crohnschen Krankheit zumindest eine gewisse Rolle spielt.

Daß auch die Ernährung eine Rolle spielen könnte, stellte sich ähnlich wie bei anderen Krankheiten erst allmählich heraus. Ebenso wie Herzkrankheiten und Diabetes ist auch die chronische Darmentzündung in ländlichen Regionen Asiens sehr selten, wogegen sie in den Teilen Asiens, deren Ernährung sich der westlichen angenähert hat, häufiger auftritt. Ebenso ist sie auch in Afrika selten, kommt jedoch bei Afroamerikanern häufiger vor. Nach allen vorliegenden Untersuchungen scheint ein Umweltfaktor wie die Ernährung von entscheidender Bedeutung zu sein.

Warum die chronische Darmentzündung in westlichen Ländern so häufig auftritt

Die chronische Darmentzündung ist in Nordamerika und Nordeuropa am häufigsten, wo eine sehr fettreiche Ernährung mit einem hohen Fleischanteil üblich ist. Außerdem geht mit dem vermehrten Auftreten der Crohnschen Krankheit im Laufe der letzten dreißig Jahre auch ein starker Anstieg anderer ernährungsbedingter Störungen einher, beispielsweise der Fettleibigkeit und einiger Formen von Krebs.

Menschen, die an der Crohnschen Krankheit leiden, bevorzugen meist eine Ernährung, die arm an Ballaststoffen und reich an Zucker ist. Insbesondere essen sie gewöhnlich relativ wenig Obst und Gemüse. In England baten Ärzte eine Gruppe von Patienten im Rahmen einer Studie, mehr Vollkornbrot, Naturreis, Obst und Gemüse zu essen und ihren Konsum an Zucker, Weißmehlprodukten und geschältem Reis zu verringern. Gleichzeitig wurde zur Kontrolle eine andere Gruppe beobachtet, die gebeten wurde, bei ihren Ernährungsgewohnheiten zu bleiben. Beide Gruppen umfaßten jeweils 32 Teilnehmer, die während der nächsten fünf Jahre beobachtet wurden. Die Zahl der Teilnehmer in der Diätgruppe, die in diesen fünf Jahren aus irgendwelchen Gründen zu einem Krankenhausaufenthalt gezwungen war, belief sich auf nur ein Drittel der Anzahl von Teilnehmern der unbehandelten Kontrollgruppe, die im gleichen Zeitraum stationär behandelt werden mußte. Außerdem waren die Krankenhausaufenthalte bei den Mitgliedern der Diät-Gruppe wesentlich kürzer als bei anderen Patienten: Sie verbrachten nur ein Fünftel der sonst üblichen Zeit dort. Nur ein Mitglied der Diätgruppe mußte in dieser Zeitspanne operiert werden, wogegen es in der Kontrollgruppe fünf waren, und jene eine Person aus der Diätgruppe wurde wegen einer Krankheit operiert, die sie schon vor Beginn der Diät hatte.

Ballaststoffe vergrößern das Volumen des Stuhls. Wenn Sie zu Darmkrämpfen neigen, sollten Sie den Ballaststoffanteil in Ihrer Ernährung allmählich, also nicht plötzlich, erhöhen. Außerdem sollten Sie alles, was Sie essen, gut durchkauen.

Wie Sie herausfinden können, welche Nahrungsmittel für Sie persönlich problematisch sind

Wenn Menschen, die an einer chronischen Darmentzündung leiden, in einem Krankenhaus behandelt werden müssen, wird jegliche feste Nahrung gewöhnlich durch eine «Elementardiät» ersetzt: eine Flüssigkeit, in der alle Nährstoffe in Form ihrer kleinsten Grundbausteine enthalten sind. Proteine sind in einzelne Aminosäuren aufgespalten, um die Gefahr einer Empfindlichkeits- oder Unverträglichkeitsreaktion gegen bestimmte Proteine auszuschließen. Kohlehydrate bekommt der Patient in Form von Glukose und Fette nur als einfache Fettsäuren.

In einer Untersuchung, die in Cambridge, England, durchgeführt wurde, behandelten Forscher Patienten, die an der Crohnschen Krankheit litten, mit einer solchen Elementardiät, doch statt nach dem Abklingen der Symptome einfach wieder mit der normalen Ernährung zu beginnen, gaben sie den Testpersonen die normalen Nahrungsmittel zunächst nacheinander jeweils einzeln, um herauszufinden, ob eines davon erneut den Ausbruch von Symptomen provozieren würde.

Es stellte sich heraus, daß Milchprodukte und Weizen bei dieser Krankheit zu den häufigsten Auslösern zählten; sie provozierten bei einem Drittel bis zur Hälfte der Patienten den erneuten Ausbruch von Symptomen. Brokkoli, Mais, Hefe, Fleisch, Tomaten, Zitrusfrüchte und Eier waren ebenfalls häufig die Übeltäter. Bei anderen Studien wurden sehr ähnliche Listen von problematischen Nahrungsmitteln ermittelt. In sehr seltenen Fällen reagierten Kranke auf Reis, Äpfel, Zwiebeln, Gerste, Roggen, Alkohol und Schokolade. Insgesamt lassen sich bei etwa 70 Prozent der Patienten eines oder mehrere symptomauslösende Nahrungsmittel identifizieren. (Siehe Tabelle)

Verbreitete Auslöser der Crohnschen Krankheit

1. Weizen	8. Zitrusfrüchte
2. Milchproduke	9. Eier
3. Kreuzblütler-Gemüse*	10. Erdnüsse
4. Mais	11. Kaffee oder Tee
5. Fleisch, Geflügel oder Fisch	12. Bananen
6. Hefe	13. Kartoffeln
7. Tomaten	

* Zur Familie der Kreuzblütler gehören unter anderem Brokkoli, Blumenkohl und Rosenkohl.

Die Liste von Nahrungsmitteln, die zum Ausbruch der Crohnschen Krankheit beitragen, ähnelt erstaunlich derjenigen der potentiellen Migräne- und Arthritisauslöser. Milchprodukte und Weizen spielen auch in diesem Fall wieder eine sehr wichtige Rolle. Für manche Patienten, die Probleme mit Milch haben, ist das Problematische an der Milch die Laktose, genauso wie im Fall der chronischen Darmreizung. Doch für eine wesentlich größere Anzahl von Patienten scheinen Milchproteine das Problem zu sein.

Vor Jahrzehnten, als dieser Tatbestand gerade erst ins Blickfeld des allgemeinen Interesses rückte, tauchten Berichte über ungewöhnliche Heilungen durch relativ simple Veränderungen der Ernährung auf. Forscher in Kopenhagen beschrieben den Fall eines Bauern, der zehn- bis zwanzigmal pro Tag Stuhlgang hatte und dessen Stuhl stets wäßrig war. Wegen extremer Erschöpfung hatte dieser Mann eine Invaliditätsrente beantragt. Er wurde in ein Krankenhaus eingeliefert und erhielt eine laktosefreie Diät. Innerhalb von zwei Tagen normalisierte sich sein Stuhl. Im Laufe der folgenden beiden Wochen nahm er 15 Pfund zu und bestand dann darauf, das Krankenhaus zu verlassen, um nach Hause zu gehen und auf seinen Feldern zu säen.

Wenn Patienten im Rahmen von wissenschaftlichen Studien eine milchfreie Diät erhalten – selbst wenn bei ihnen keinerlei Anzeichen für eine Laktoseintoleranz festgestellt worden sind –, klingen die Symptome häufig deutlich ab oder verschwinden ganz. In einer Studie war dies bei einem Viertel der Patienten mit ulzeröser Kolitis sowie bei einem Drittel der Patienten mit Crohnscher Krankheit der Fall. Ein weiteres Indiz für die generell schädliche Wirkung von Milch ist die Tatsache, daß bei Babys, die mit Muttermilch statt mit aus Kuhmilch hergestellter Babynahrung großgezogen werden, das Risiko einer Erkrankung an der Crohnschen Krankheit geringer ist. Außerdem hat man mit Hilfe ausgeklügelter Immuntests bei Patienten mit beiden Krankheitsbildern Empfindlichkeitsreaktionen auf Milchproteine festgestellt. Der Konsum von Zucker und Margarine und ein Mangel an Ballaststoffen scheinen ebenfalls ungünstige Faktoren zu sein.

Nahrungsmittelempfindlichkeiten sind im Fall der chronischen Darmentzündung nicht so leicht vorhersehbar wie bei Migräne oder Arthritis, und sie können sich außerdem im Laufe der Zeit verändern. Doch wenn es Patienten gelingt, die für sie relevanten Auslöserstoffe zu identifizieren, und wenn sie diese fortan meiden, liegt ihr Rückfallrisiko im ersten Jahr bei nur 10 Prozent. Hingegen erleiden die meisten unbehandelten Patienten innerhalb des ersten oder zweiten Jahres nach der ersten Episode einen Rückfall.

In seltenen Fällen hat auch die Elementardiät, mit der die Patienten im Krankenhaus behandelt werden, zum Auftreten von Symptomen geführt, die wieder verschwanden, wenn die Ärzte für den gleichen Zweck ein anderes Produkt benutzten. Einige dieser Mittel werden auf der Basis von Maisstärke und Erdnuß- oder Distelöl hergestellt. Eine Unverträglichkeitsreaktion ist insofern eigentlich nicht überraschend, da leicht Spuren von Mais- oder Erdnußproteinen in die Mischung gelangen können.

Omega-3-Fettsäuren gegen ulzeröse Kolitis

Omega-3-Fettsäuren können ebenfalls hilfreich sein. In Kapitel 5 wurde erläutert, wie diese speziellen Öle gegen Entzündungen wirken können. Es wurde festgestellt, daß sie etwa drei Viertel der Patienten, die an ulzeröser Kolitis leiden, helfen. Sie vertreiben die Krankheit zwar nicht, können aber die Symptome sowie die Notwendigkeit einer medikamentösen Behandlung verringern.

Ein Mangel an Fettsäuren ist wahrscheinlich nicht die Ursache für diese Krankheit, doch können die Fettsäuren den Entzündungsprozeß, der den Schaden anrichtet, lindern. Hingegen gibt es bisher keinerlei Anhaltspunkte für eine positive Wirkung der Omega-3-Fettsäuren bei der Crohnschen Krankheit.

Obgleich für diesen Zweck manchmal Fischöle benutzt werden, empfehle ich gewöhnlich die stabileren (und wohlschmeckenderen) pflanzlichen Öle, die in Kapitel 5 beschrieben werden. Leinsamenöl enthält große Mengen Omega-3-Fettsäuren; Borretschsamenöl, Nachtkerzenöl, das Öl von Samen der Schwarzen Johannisbeere und Hanföl sind reich an Gammalinolensäure. Angaben zur Dosierung und Produktinformationen finden Sie auf Seite 95.

Nichts von alldem vermag zu garantieren, daß eine chronische Darmentzündung einfach so verschwindet. Manchmal tut sie dies, doch oft muß man schon zufrieden sein, wenn sie nur noch selten akut wird, so daß die Betroffenen wieder ein einigermaßen normales Leben führen können.

7. Fibromyalgie und chronische Erschöpfung

Etwa 3–4 Prozent aller Frauen leiden unter Muskelschmerzen und Schmerzempfindlichkeit fast am gesamten Körper. Diese Störung wird Fibromyalgie genannt. Ihre Ursache liegt wahrscheinlich nicht in den schmerzenden Muskeln selbst, sondern im Nervensystem, das auf normale Empfindungen ungewöhnlich reagiert. Die Nerven der Betroffenen signalisieren deren Gehirn nicht, daß jemand ihren Arm berührt hat, sondern sie übermitteln statt dessen Schmerzsignale. Gleichzeitig treten oft Erschöpfungsgefühle, Schlafstörungen, morgendliche Steifheit, Verdauungsprobleme und Depressionen auf. Bei Männern kommt Fibromyalgie seltener vor – nur etwa ein halbes bis ein Prozent der männlichen Bevölkerung leidet darunter.

Auch andere Symptome begleiten Fibromyalgie häufig: Spannungs- und Migränekopfschmerzen, Menstruationsschmerzen, rheumatoide Arthritis, Lupus, Erschöpfung, chronische Darmreizung, Infektionen der oberen Atemwege, Hitze- und Kälteintoleranz, chronische Blasen- oder Vulvaschmerzen und leicht erhöhte Temperatur. In vielen Fällen kommen zu den Schmerzen auch noch andere neurologische Symptome: Taubheitsgefühle oder Kribbeln bei etwa 80 Prozent der Betroffenen, erhöhte Sensibilität gegenüber Tönen und Geräuschen bei 70 Prozent, Verlust der Hörfähig-

keit bei 27 Prozent und subtile Störungen der Augenbewegungen bei 40 Prozent.

Nach den aktuellen diagnostischen Richtlinien sollen Ärzte die Schmerzempfindlichkeit von Patienten an achtzehn verschiedenen Körperstellen überprüfen und sie außerdem nach chronischen Schmerzen befragen. Doch wenn Sie selbst unter Fibromyalgie leiden, kennen Sie zweifellos das Gefühl der Frustration, das Patienten überkommt, wenn Ärzte unbeholfen versuchen, diese Störung zu diagnostizieren, und nicht in der Lage sind, sie effektiv zu behandeln. Gewöhnlich werden in solchen Fällen Antidepressiva verschrieben, was aber keineswegs eine adäquate Lösung ist.

Die Symptome der Fibromyalgie ähneln in vielerlei Hinsicht denjenigen der chronischen Erschöpfung (*Chronic Fatigue Syndrome / CFS*). Schmerzen, Erschöpfung und Depression sind typische Begleiterscheinungen beider Krankheitsbilder, und es ist sicher nützlich, ihre Ähnlichkeit sowie die Tatsache, daß sie eine ähnliche Behandlung erfordern, hervorzuheben.

Chronische Erschöpfung diagnostizieren Ärzte, indem sie die Patienten fragen, ob sie unter permanenten oder wiederkehrenden Erschöpfungszuständen leiden, die seit mindestens sechs Monate bestehen und die nicht durch irgendeine andere Krankheit verursacht werden. Weitere mögliche Symptome sind Erinnerungs- oder Konzentrationsstörungen, Halsschmerzen, Druckempfindlichkeit von Lymphknoten, Muskelschmerzen, Gelenkschmerzen, Kopfschmerzen, Schlafstörungen und längere Erschöpfungszustände nach dem Körpertraining.

Die Ursachen der chronischen Erschöpfung sind noch ebenso ungeklärt wie die der Fibromyalgie. Viele Forscher vermuten, daß für beide Störungen eine Infektion verantwortlich ist; allerdings konnte noch kein bestimmter Übeltäter identifiziert werden. Das Epstein-Barr-Virus ist offenbar nicht die Ursache. Auch Anomalien des Immunsystems werden als Ursache vermutet, doch ist nicht klar, wodurch derartige Defekte ausgelöst werden könnten.

Meist wird das Problem mit Hilfe von Antidepressiva behandelt, die den Schmerz lindern, depressiven Tendenzen der Betroffenen entgegenwirken und ihnen zu einem besseren Schlaf verhelfen. Oft werden außerdem entzündungshemmende Medikamente zur Linderung der häufig auftretenden Kopfschmerzen sowie der Muskel- und Gelenkschmerzen eingesetzt. Trotzdem zieht sich die Krankheit gewöhnlich über Monate oder gar über Jahre hin.

Die Ausschüttung von Endorphinen

Durch Körpertraining werden Endorphine ausgeschüttet, körpereigene chemische Stoffe, die für unser inneres Schmerzkontrollsystem eine wichtige Rolle spielen. Sie werden in der Hirnanhangdrüse produziert, wirken im Gehirn und in den Nervenbahnen und werden außerdem vom Blut in alle Körperbereiche befördert, um Schmerzen zu verringern. Regelmäßiges Körpertraining wirkt sich auch positiv auf den Schlaf aus, und ein guter Schlaf wiederum verringert die Schmerzempfindlichkeit. Studien mit Gesunden haben gezeigt, daß bei Menschen, die regelmäßig ihren Körper trainieren (sechs oder mehr Stunden pro Woche), die Schmerzempfindlichkeit erheblich geringer ist.

Der gleiche Mechanismus wirkt natürlich auch bei Menschen, die unter Fibromyalgie leiden: Wenn sie regelmäßig ein anstrengendes aerobisches Körpertraining absolvieren – beispielsweise Fahrradfahren, Laufen oder Training auf einem Stepper –, fühlen sie sich generell wesentlich besser. Entscheidend sind dabei die Häufigkeit des Trainings und eine starke Belastung; allerdings sollte die Anstrengung nur allmählich und unter Berücksichtigung individueller Leistungsgrenzen gesteigert werden.

Viele Menschen, die an chronischer Erschöpfung leiden, vermeiden Körpertraining, weil sie sich danach sehr schnell kraftlos und sogar krank fühlen. Doch wenn sie mit kurzen, einfachen Übungen beginnen und das Training erst allmählich auf längere Zeiten ausdehnen, fühlen sie sich oft besser und energievoller. Vielleicht ist es gut zu wissen, daß Menschen, die unter chronischer Erschöpfung leiden, sich zwar schwach *fühlen*, daß ihre Muskelstärke und Trainingsfähigkeit jedoch nach den Ergebnissen entsprechender Tests zu schließen durchaus normal ist – einmal abgesehen davon, daß ihre Krankheit sie zu einer weitgehend sitzenden Lebensweise zwingen kann.

In einer 1997 vom *British Medical Journal* veröffentlichten Studie heißt es: Wenn Patienten, die an chronischer Erschöpfung leiden, mit einem Körpertraining ganz allmählich begännen, beispielsweise mit 15minütigem Gehen fünfmal pro Woche, so vertrügen sie dies gut. Durch tägliche Verlängerung dieser Zeitspanne um jeweils eine oder zwei Minuten könnten sie sich allmählich an einen 30minütigen Spaziergang herantasten. Ebenso könnten sie auch bei einer ähnlichen, von ihnen bevorzugten Trainingsart wie Schwimmen oder Radfahren vorgehen.

Nach der über zwölf Wochen laufenden Studie bezeichnete mehr als die Hälfte der trainierenden Patienten ihren Zustand als deutlich besser. Und diese Verbesserung erwies sich offenbar auch als dauerhaft, denn ein Jahr später berichteten 63 Prozent der Teilnehmer, es gehe ihnen wesentlich besser als vor Beginn der Studie. Bei einer zweiten Gruppe, die statt der aerobischen Übungen nur Dehn- und Entspannungsübungen ausführte, trat nur bei einem Viertel der Teilnehmer eine Besserung ein. Der aerobische Charakter der Übungen – also

daß dabei das Herz heftig zu pochen anfängt und die Lunge kräftig arbeiten muß – scheint die entscheidende Rolle zu spielen.

Allerdings ist in diesem Zusammenhang auch eine wichtige Warnung angebracht: Bei manchen Patienten, die unter chronischer Erschöpfung leiden, kommt es gelegentlich zu einem schnellen und unerwarteten Abfallen des Blutdrucks, während sie stehen oder trainieren, eine Störung, die als neural verursachte Hypotonie bezeichnet wird. Die Betroffenen erleiden plötzlich einen Schwächeanfall, sie fangen an zu schwitzen, und sie müssen sich setzen oder legen, um nicht ohnmächtig zu werden. Um diese Gefahr auszuschließen, sollte Ihr Arzt Ihre Belastbarkeit untersuchen und Ihnen gegebenenfalls eine ungefährlichere Trainingsart empfehlen.

Die Rolle der Ernährung

Zumindest bei manchen Fällen von Fibromyalgie und chronischer Erschöpfung spielt die Ernährung eine wichtige Rolle. Dabei ist offenbar Magnesium der Schlüsselfaktor.

Forscher der *University of Texas* in San Antonio gaben Fibromyalgie-Patienten Magnesium und Apfelsäure. Bei einer zweimaligen täglichen Gabe von 150–300 mg Magnesium und 600–1200 mg Apfelsäure stellten die Testteilnehmer eine deutliche

Verringerung ihrer Schmerzen und ihrer Schmerzempfindlichkeit fest. Bei dieser Behandlung wird zunächst eine niedrigere Dosis gegeben, die dann allmählich und nach Bedarf erhöht wird.

In einer 1991 veröffentlichten britischen Studie wurde festgestellt, daß Magnesium zur Behandlung chronischer Erschöpfung nützlich ist, weil dadurch das Energieniveau der Patienten verbessert wird und ihre Schmerzen um 80 Prozent verringert werden. Den Teilnehmern wurde sechs Wochen lang eine Wochendosis Magnesium injiziert; doch ist auch eine orale Einnahme möglich.

Einige Patienten, die an Fibromyalgie leiden, haben festgestellt, daß sich ihr Zustand durch Meiden bestimmter Nahrungsmittel erheblich bessert. Ein Beispiel hierfür ist Claire Musickant aus Milwaukee in Wisconsin. Ihre Symptome setzten eines Tages ein, während sie in einem dortigen College unterrichtete. Der Schmerz begann im rechten Fuß, griff dann zunächst auf ihre Hüfte, später auf den Unterrücken über und wurde allmählich stärker. Am Ende der Unterrichtsstunde war der Schmerz unerträglich geworden. Sie schaffte es kaum, zu ihrem Auto zu kommen. In den folgenden Tagen verschlimmerte sich ihr Zustand noch weiter. Claire wurde am ganzen Körper berührungsempfindlich, und sie litt außerdem unter Kopfschmerzen, Darmstörungen, Erschöpfungsgefühlen, Angstzuständen und Depressionen.

Wie oft bei Fibromyalgie dauerte es auch bei Claire Musickant lange, bis ihre Symptome korrekt diagnostiziert worden waren, und noch länger, bis sie effektiv behandelt wurden. Schließlich stellte sich heraus, daß sie eine besondere Empfindlichkeit gegenüber Sulfiten hatte, Konservierungsstoffen, die in Fertigsalaten, Wein und vielen anderen Nahrungsmitteln verwendet werden. Außerdem wurden bei ihr auch besondere Empfindlichkeiten gegen Milchprodukte, Moosbeeren, Melonen und Mais festgestellt.

Sie gewöhnte sich an, Packungsetiketten sorgfältig zu lesen, um die für sie gefährlichen Auslöser strikt zu meiden. Außerdem fing sie an, Vitamin- und Mineralstoffpräparate einzunehmen, um ihr Immunsystem zu stärken, und sie begann mit einem regelmäßigen Körpertraining. Ihre Schmerzen und Erschöpfungssymptome ließen allmählich nach und verschwanden schließlich völlig. Nach einer Weile hatte sie mehr Energie als jemals zuvor in ihrem Leben.

Ein Test, durch den man feststellen kann, welche Nahrungsmittel man nicht verträgt

Der Test, mit dessen Hilfe festgestellt wurde, welche Nahrungsmittel sie nicht vertrug, ist von Russell M. Jaffe entwickelt worden, einem ehemaligen Forschungsmitarbeiter der *National Institutes of Health*, der herausfand, daß bei Fibromyalgie oft Empfindlichkeitsreaktionen auf bestimmte Nahrungsmittel und Umweltchemikalien eine wichtige Rolle spielen. In einer Studie, die Jaffe mit 25 Fibromyalgie-Patienten durchführte, überprüfte er deren Empfindlichkeitsreaktionen auf Nahrungsmittel und Chemikalien, verordnete ihnen Nahrungsergänzungsstoffe zur Behebung von Mangelzuständen und empfahl ihnen ein regelmäßiges Körpertraining über drei Monate. Bei den meisten Patienten ließen daraufhin die Schmerzen und die Erschöpfungsgefühle nach, und auch ihre depressiven Gefühle und Verdauungsbeschwerden gingen zurück.

Die Nahrungsmittelempfindlichkeiten der Testteilnehmer waren sehr unterschiedlich, und die meisten reagierten auf mehr als einen der getesteten Stoffe; oft lagen sogar Empfindlichkeitsreaktionen auf 15–30 unterschiedliche Auslöser vor. Am häufigsten befanden sich Monosodium Glutamat (MSG), Koffein, Nahrungsmittelfarben, Schokolade, Shrimps und Milchprodukte unter den Übeltätern.

Der zu diesem Zweck angewandte Allergietest hat nichts mit den traditionellen Hauttests zu tun, mit denen Allergien lange Zeit ausschließlich untersucht wurden. Dieser Test hat den Namen ELISA/ACT – *Enzyme-Linked Immunosorbent Assay / Advanced Cell Test*. Dabei wird mit Hilfe einer Blutprobe festgestellt, welche chemischen Stoffe bei den weißen Blutkörperchen eine Reaktion auslösen. Der Test ist nicht gerade billig, doch hat Dr. Jaffe festgestellt, daß sich mit seiner Hilfe recht zuverlässig feststellen

läßt, welche Auslöserstoffe die Symptome verschlimmern.

Ebenso wie bei den traditionellen Allergietests gibt es auch beim ELISA/ACT gelegentlich sogenannte falsche positive und falsche negative Ergebnisse, was bedeutet, daß manchmal eine Empfindlichkeit gegenüber einem bestimmten Nahrungsmittel oder einer Chemikalie angezeigt wird, obwohl der Stoff in Wahrheit unschuldig ist; andererseits kann auch eine tatsächlich bestehende Sensibilität unerkannt bleiben. Deshalb sollte ein Stoff, der nach den Erfahrungen des Patienten Symptome auszulösen scheint, auch dann gemieden werden, wenn er beim Test nicht als problematisch auffällt.

Claire Musickant begann mit ihrem Behandlungsprogramm im Jahre 1991, und ihre Symptome sind seither nicht wieder aufgetaucht. Im Alter von 64 Jahren geht sie täglich 3 km, und unter ihren früheren Symptomen leidet sie nur noch, wenn sie ein paar Tage in Folge gegen ihre Diät verstößt. Dann treten erneut Erschöpfung und Schmerzen auf, die jedoch sofort wieder verschwinden, wenn sie die Ernährungsregeln wieder strikt einhält.

Eine fettarme vegetarische Ernährung

Als wir mit unseren Untersuchungen über die Wirkung einer fettarmen vegetarischen Ernährung auf Menstruationsschmerzen begannen, stellte eine der Untersuchungsteilnehmerinnen, die seit Jahren unter den Symptomen einer Fibromyalgie und chronischer Erschöpfung gelitten hatte, fest, daß sie sich nach dem Wechsel zu einer rein vegetarischen Ernährung besser fühlte.

Es handelte sich um eine wirklich *rein* vegetarische Diät, was bedeutet, daß keinerlei Milchprodukte und auch keine anderen tierischen Produkte erlaubt waren. Unser eigentliches Ziel war, den Östrogenspiegel zu senken, doch eliminierten wir damit gleichzeitig auch einige der am weitesten verbreiteten Nahrungsmittelempfindlichkeiten. Außerdem versuchten wir, den Konsum pflanzlicher Öle auf ein absolutes Minimum zu beschränken, wodurch die Immunfunktion gestärkt wird.

Nachdem die Teilnehmer gelernt haben, diese Diät in ihren normalen Alltag zu integrieren, fällt es ihnen erstaunlich leicht, sie einzuhalten, und es wäre sicherlich nützlich, ihre Wirkung bei Patienten mit Fibromyalgie und chronischer Erschöpfung gründlicher zu testen.

Kann man durch bestimmte Nahrungsmittel die Schmerzresistenz erhöhen?

Was geht in den Nerven und im Gehirn tatsächlich vor sich, wenn wir Schmerz empfinden? Viele der für Fibromyalgie typischen Symptome können durch einen Mangel an *Serotonin* erklärt werden, ein im Gehirn produzierter chemischer Stoff, der Schmerzen unterdrückt. Serotonin ist auch für die Stimmungslage wichtig (was erklären könnte, weshalb etwa 40 Prozent der Fibromyalgie-Kranken unter Depressionen leiden) und fördert den Schlaf, der bei Fibromyalgie ebenfalls oft gestört ist. Schlafmangel kann die Schmerzresistenz selbst bei Menschen, die nicht an Fibromyalgie leiden, herabsetzen.

Serotonin produziert unser Körper aus *Tryptophan*, einer essentiellen Aminosäure. Wenn Forscher das Blut von Fibromyalgie-Kranken untersuchen, stellen sie oft fest, daß deren Tryptophanspiegel sehr niedrig ist.

In experimentellen Untersuchungen wurde festgestellt, daß Tryptophan künstlich induzierten Schmerz verringern kann. Tryptophan war zeitweilig in den USA als Nahrungsergänzungsstoff frei erhältlich, wurde aber aus dem Verkehr gezogen, nachdem bei mehreren Konsumenten eine sehr ungewöhnliche Blutkrankheit aufgetreten war, was vermutlich auf eine Verunreinigung des Tryptophans bei der Produktion zurückzuführen ist. Tryptophan ist nach wie vor nicht zum freien Verkauf zugelassen, doch läßt sich der Serotoninspiegel auch mit Hilfe einer bestimmten Art der Ernährung auf natürliche Weise erhöhen. Durch den Verzehr kohlehydratreicher Nahrungsmittel – Brot, Pasta, Kartoffeln und Obst – steigt die Serotoninmenge im Gehirn an.* Außerdem wird durch den Verzehr kohlehydratreicher Nahrungsmittel auch noch ein anderer Stoff im Gehirn angereichert: Noradrenalin, das ebenfalls für die Linderung von Schmerzen und für eine ausgeglichene Stimmungslage wichtig ist.

Salz

Eine andere in manchen Fällen nützliche diätetische Strategie wurde für die Behandlung der chronischen Erschöpfung entwickelt. Forscher der *Johns Hopkins University* stellten fest, daß Jugendliche, die unter chronischer Erschöpfung litten, gewöhnlich einen niedrigen Blutdruck haben. Deshalb empfahlen sie ihnen zusätzlich zu einer medikamentösen Behandlung eine sehr salzreiche Ernährung, um ihren Blutdruck zu erhöhen. In vielen Fällen besserte sich dadurch der Zustand der Patienten deutlich.

Was können Sie tun?

Wenn Sie unter Symptomen der Fibromyalgie oder der chronischen Erschöpfung leiden, sollten Sie folgende Schritte unternehmen:

1. Suchen Sie Ihren Arzt auf, und bitten Sie ihn um eine korrekte Diagnose, die ausschließt, daß die Schmerzen oder die Erschöpfung andere Ursachen haben. (Es gibt viele potentielle Ursachen, unter anderem viele Arten von Infektionen.) Ihr Arzt sollte auch feststellen, ob ein regelmäßiges Körpertraining für Sie ungefährlich ist.
2. Leichte aerobische Übungen sind sehr hilfreich. Das kann Reiten, Fahrradfahren, Schwimmen oder Wandern sein oder eine andere Trainingsaktivität, bei der Sie sich besonders wohl fühlen. Steigern Sie Ihr Training nur ganz allmählich. Das gilt insbesondere dann, wenn Sie unter Symptomen der chronischen Erschöpfung leiden. Beginnen Sie mit einem 3–4minütigen Training fünfmal wöchentlich, und verlängern Sie die Trainingszeit dann ganz allmählich. Muten Sie sich nicht zuviel zu.
3. Nehmen Sie zweimal täglich 150–300 mg Magnesium ein. Dies scheint sich bei Fibromyalgie sehr positiv auszuwirken. Tun Sie dies jedoch nach Absprache mit Ihrem Arzt und unter seiner Aufsicht.

---

* Tryptophan ist eine Aminosäure. Es kommt in vielen Nahrungsmitteln vor, doch gelangt es nur schwer über das Blut ins Gehirn, weil viele andere Aminosäuren mit ihm um den Zugang konkurrieren. Beim Verzehr kohlehydratreicher Nahrung schüttet unser Körper Insulin aus, das die um die Reise zum Gehirn wetteifernden Aminosäuren aus dem Blut in die Körperzellen treibt. Nachdem die Rivalen aus dem Weg geräumt sind, gelangt das Tryptophan ohne weitere Schwierigkeiten ins Gehirn, wo es schnell in Serotonin verwandelt wird.

4. In einigen Kliniken wird Patienten eine kurze kognitive Verhaltenstherapie angeboten, die ihnen helfen soll, ihren Streß abzubauen und mit ihren Schmerzen und Erschöpfungsgefühlen besser fertig zu werden. Eine solche Behandlung kann sich sehr positiv auswirken. Streß können Sie auch durch Massage, Entspannungstechniken oder Akupunktur verringern.

5. Stellen Sie fest, welche Nahrungsmittel für das Auftreten Ihrer Symptome mitverantwortlich sind. In manchen Fällen von Fibromyalgie scheinen die gleichen Nahrungsmittel als Auslöser zu fungieren, die auch häufig Migräne verursachen (siehe Seite 63). Meiden Sie diese Nahrungsmittel acht Wochen lang, und stellen Sie fest, wie Sie sich dann fühlen.

Die Rezepte am Ende dieses Buches, in denen ausschließlich Nahrungsmittel verwendet werden, die erwiesenermaßen keine Schmerzen verursachen, werden Ihnen dabei helfen. Außerdem können Sie Ihre Nahrungsmittelempfindlichkeiten mit Hilfe eines ELISA/ ACT-Tests untersuchen lassen.

6. Auch Antidepressiva können zur Behandlung von Fibromyalgie und chronischer Erschöpfung eingesetzt werden. Sie helfen vielen Patienten oft schon in einer niedrigen Dosierung. Abgesehen von ihrer positiven Wirkung auf die auch bei Fibromyalgie häufig auftretenden Depressionen werden sie in diesem Fall hauptsächlich zur Verringerung der Schmerzempfindlichkeit eingesetzt.

TEIL III

HORMONELLE STÖRUNGEN

8. Menstruationsschmerzen

Vor ein paar Jahren rief mich eine junge Frau an und bat mich, ihr ein Schmerzmittel zu verschreiben. Sie hatte so starke Menstruationskrämpfe, daß sie nicht arbeiten konnte. Sie war praktisch nicht in der Lage, irgend etwas anderes zu tun, als im Bett zu liegen und darauf zu warten, daß ihre Schmerzen vorübergingen. Ihre Mutter hatte das gleiche Problem gehabt und jeden Monat während ihrer kritischen Tage ein sehr starkes Schmerzmittel einnehmen müssen.

Ich sagte der jungen Frau, ich hätte nichts dagegen einzuwenden, ihr für ein paar Tage ein Schmerzmittel zu verschreiben, doch würde ich ihr außerdem empfehlen, sich während der nächsten vier Wochen anders zu ernähren. Sie versprach, dies zu tun. Einen Monat später rief sie mich wieder an und sagte, sie fühle sich ausgezeichnet. Der unerträgliche Schmerz, der ihr bisheriges Leben so stark belastet hatte, war einfach nicht mehr aufgetreten.

Zu jener Zeit war ich mir noch nicht völlig sicher, ob meine Empfehlung den erhofften Erfolg haben würde, weil wir vieles von dem, was uns mittlerweile über den Einfluß bestimmter Nahrungsmittel auf den Hormonhaushalt bekannt ist, damals noch nicht wußten. Doch wie sich herausstellte, war unsere wohlbegründete Vermutung durchaus richtig gewesen.

Ich habe diese Episode in meinem Buch *Food for Life* beschrieben, und einige Monate nach dessen Erscheinen erhielt ich einen Brief von Ellen Moore aus Houston in Texas. Sie hatte die dort vorgestellten Ernährungsempfehlungen ausprobiert und infolgedessen nicht nur vier Kleidergrößen abgenommen, sondern sie fühlte sich seitdem auch viel vitaler. Sie schrieb: «Aber der größte Erfolg ist für mich, daß ich seit Januar keine einzige der extrastarken Tylenol-Tabletten mehr einzunehmen brauchte. Das ist für mich wie ein Wunder. Ich kann mich noch gut an meine Teenagerzeit erinnern, in der ich so starke Krämpfe hatte, daß sie sich nicht einmal durch besonders starke Schmerztabletten völlig vertreiben ließen. Jetzt habe ich das Gefühl, wieder ein normales Leben führen zu können.»

Was verursacht den Schmerz?

Fast die Hälfte aller Frauen leidet während der Menstruation regelmäßig unter Schmerzen, und bei bis zu 10 Prozent von ihnen sind diese Schmerzen so stark, daß die Betroffenen jeden Monat zwei Tage lang nicht arbeiten und auch kaum etwas anderes tun können. Bei manchen lassen die Schmerzen nach der Geburt eines Kindes nach, doch bei vielen ändert auch dies nichts daran.

In den sechziger Jahren fand man heraus, daß bei diesem Problem bestimmte chemische Stoffe mit Namen *Prostaglandine* eine zentrale Rolle spielen. In Kapitel 5 wurde erläutert, daß diese Stoffe aus Fett hergestellt werden, das sich in den Zellwänden befindet, und daß sie Entzündungen fördern. Prostaglandine spielen auch bei Muskelkontraktionen, Verengungen der Blutgefäße, Blutgerinnselbildung und Schmerzen eine Rolle.

Kurz vor Beginn der Periode produzieren die Zellen der Gebärmutterschleimhaut große Mengen von Prostaglandinen. Wenn diese Zellen während der Menstruation zerstört und abgestoßen werden,

gelangt das in ihnen befindliche Prostaglandin in den Körper. Dadurch verengen sich die Blutgefäße im Uterus, seine Muskelschicht wird kontrahiert, und es entstehen schmerzhafte Krämpfe. Ein Teil der Prostaglandine gelangt außerdem in das Blut und verursacht Kopfschmerzen, Übelkeit, Erbrechen und Durchfall.

Forscher haben gemessen, wie groß die Prostaglandinmenge ist, die sich bei Frauen, die unter starken Menstruationsschmerzen leiden, in den Zellen der Gebärmutterschleimhaut befindet, und festgestellt, daß sie höher ist als bei anderen Frauen. Auch die Konzentration der Prostaglandine im Blutkreislauf der Betreffenden ist höher.

Dies erklärt, warum nicht-kortikosteroidhaltige entzündungshemmende Medikamente bei Menstruationsschmerzen wirksam sind. *Ibuprophen* und *Naproxen* sowie ähnliche Mittel verringern die Prostaglandinproduktion.

Für die meisten Frauen und ihre Ärzte ist dies das Ende der Geschichte. Ein paar Tage im Monat nehmen sie im Kampf gegen die Prostaglandine Schmerzmittel ein. Nur beseitigen diese Mittel den Schmerz bei vielen Frauen keineswegs völlig. Deshalb nehmen sie oft mehr Schmerztabletten, als die Ärzte ihnen empfohlen haben, und die erhoffte Erleichterung tritt in vielen Fällen auch dann noch nicht ein.

Mit Nahrungsmitteln Schmerzen bekämpfen

Aber vielleicht gibt es einen Behandlungsansatz, der das Übel an seiner Wurzel packt. Statt sich auf die Prostaglandine selbst zu konzentrieren, kann man die Aufmerksamkeit auch auf die «Fabriken» in den Zellen richten, in denen der Stoff hergestellt wird. Schließlich ist uns bekannt, daß Empfängnisverhütungspillen Menstruationsschmerzen verringern – offenbar indem sie das Zellwachstum der Gebärmutterschleimhaut hemmen. Je dünner die Schicht dieser Zellen ist, um so weniger Gewebe ist vorhanden, das Prostaglandine produzieren kann.

Während jedes Menstruationszyklus steigt und fällt die Östrogenmenge.* Östrogene sind weibliche Sexualhormone. Man kann sie sich als eine Art Hormondünger vorstellen, der das Wachstum der Zellen in Ihrem Körper anregt. Die Östrogene bewirken, daß sich in der Pubertät die Brüste entwickeln, und jeden Monat lassen sie die Gebärmutterschleimhaut dicker werden, um den Körper auf eine potentielle Schwangerschaft vorzubereiten.

Wenn man die Östrogenmenge im Blut einer Frau am Ende einer Periode und am Anfang der nächsten messen würde, würde man ein allmähliches Ansteigen feststellen. Etwa zwei Wochen lang strebt er allmählich einem Gipfelpunkt zu, fällt dann um den

---

* Der Begriff *Östrogen* bezieht sich eigentlich auf eine ganze Gruppe von Hormonen, zu denen Östron, Östradiol und Östriol zählen. Der Einfachheit halber bezeichnen wir diese kollektiv als Östrogene.

Zeitpunkt des Eisprungs schnell ab, und steigt in der zweiten Hälfte des Monats erneut, um schließlich kurz vor der nächsten Periode wieder abzufallen. Dann stößt der Uterus seine Schleimhaut zusammen mit dem Menstruationsblut ab, wobei krampfartige Schmerzen auftreten.

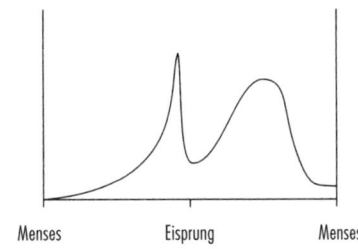

Menses   Eisprung   Menses

Schwankungen des Östrogenspiegels im Verlauf des monatlichen Zyklus

Als die junge Frau mich wegen ihrer Menstruationskrämpfe anrief, half ich ihr, Nahrungsmittel auszuwählen, die ein zu starkes Ansteigen des Östrogenspiegels verhindern würden. Das Ziel dieser Strategie war, die monatliche hormonelle Achterbahnfahrt ein wenig abzumildern, so daß die Veränderungen in ihrem Uterus weniger dramatisch ausfielen.

Wie Nahrungsmittel den Hormonspiegel verändern

Die Östrogenmenge im Blut verändert sich ständig. Manche Nahrungsmittel lassen den Hormonspiegel ansteigen, andere senken ihn. Und das geht wie folgt vor sich:

Fett treibt den Östrogenspiegel hoch. *Jede* Art von Fett tut dies: Fett vom Huhn, Fischfett, Rinderfett, Olivenöl, Maisöl – wirklich jedes Fett, das Sie nennen könnten. Es spielt keine Rolle, ob es tierischen oder pflanzlichen Ursprungs ist. Je mehr Fett Sie zu sich nehmen, um so mehr Östrogen produziert Ihr Körper.

Wenn Sie Ihren Fettkonsum generell einschränken, sinkt Ihr Östrogenspiegel schon innerhalb eines Monats deutlich. Krebsforscher haben sich sehr intensiv mit diesem Phänomen beschäftigt, weil durch eine Verringerung der Östrogenmenge im Blut gleichzeitig auch das Brustkrebsrisiko verringert wird. Wenn weniger Östrogen vorhanden ist, wird auch das Wachstum von Krebszellen eingeschränkt. Wenn eine Frau, die sich auf die typisch westliche Weise ernährt, ihren Fettkonsum auf die Hälfte der bisherigen Menge verringert, sinkt ihr Östrogenspiegel um 20 Prozent. Schränkt sie den Fettkonsum noch weiter ein, sinkt auch der Östrogenspiegel noch stärker.

Als mir der Verdacht kam, daß die Veränderung des Östrogenspiegels der Grund für das neuartige Wohlgefühl war, das Frauen empfanden, wenn sie mit einer sehr fettarmen Ernährung begannen, diskutierte ich über diese Vermutung mit Dr. Anthony Scialli, einem am medizinischen Zentrum der *Georgetown University* tätigen Gynäkologen. Wir beschlossen zu untersuchen, ob sich die positive Wirkung, die ich bei einzelnen Patienten beobachtet hatte, auch bei einer größeren Anzahl von Frauen einstellen würde. Wir erprobten also die fettarme Ernährung mit einer Gruppe von 19 Frauen, die unter mäßigen bis starken Menstruationsschmerzen litten. Jeden Donnerstagabend, wenn sie in das Büro des *Ärzte-Komitees für verantwortliche Medizin* kamen, sprachen wir mit den Teilnehmerinnen darüber, wie Nahrungsmittel den Körper beeinflussen und welche Veränderungen der Ernährung zu einer Verringerung der Hormonproduktion führen könnten. Jennifer Raymond, die die Rezepte für dieses Buch geschrieben hat, gab den Frauen Kochkurse. Wir forderten sie auf, alle tierischen Produkte und jeglichen Gebrauch von Öl zwei Monate lang zu meiden und sich auf einfache Nahrungsmittel wie Reis und andere Getreidearten sowie Hülsenfrüchte, Gemüse und Obst zu konzentrieren, wodurch sie große Mengen von Ballaststoffen zu sich nehmen würden.

Die neue Ernährungsweise macht Medikamente überflüssig

Als wir die Untersuchungsteilnehmerinnen baten, über ihre Erfahrungen zu berichten, gaben einige der Frauen an, sie hätten eine deutliche Veränderung festgestellt. Die meisten hatten einen Unterschied bemerkt, doch eine starke Veränderung war nur einigen wenigen aufgefallen: Bei letzteren waren die Schmerzen erheblich geringer gewesen, etwas, das sie seit Jahren nicht erlebt hatten. Sofern sie überhaupt noch irgendwelche Medikamente benötigten, reichte eine wesentlich kleinere Dosis aus.

Nach zwei Monaten baten wir einen Teil der Gruppe, sich wieder auf die zuvor gewohnte Weise zu ernähren, damit wir die Auswirkungen der beiden Ernährungsweisen miteinander vergleichen konnten. Zu unserer Überraschung erklärten sich viele Teilnehmerinnen dazu nur sehr zögernd bereit. Sie hatten weniger Schmerzen und mehr Energie, und außerdem hatten sie abgenommen. Zuvor hatten sie einige Wochen gebraucht, um sich an die neue Ernährung zu gewöhnen, doch mochten sie dieselbe schon nach kurzer Zeit nicht mehr missen. Mittlerweile sahen sie Fleisch und andere fetthaltige Nahrungsmittel als einen Feind an, der die Ursache ihrer Probleme gewesen war.

Durch die Veränderung der Ernährungsweise wollten wir zwei Dinge erreichen: Erstens sollten alles tierische Fett und fast alle pflanzlichen Öle eliminiert werden, denn eine fettärmere Ernährung hatte die positive Konsequenz, daß der Körper weniger Östrogen produzierte. Außerdem wurde durch die ausschließlich pflanzliche Ernährung der Ballaststoffanteil der Nahrung deutlich erhöht, was dem Körper die Ausscheidung von überschüssigem Östrogen erleichterte. Normalerweise filtert die Leber die Östrogene aus dem Blut aus und leitet sie anschließend durch eine kleine Röhre, den Gallengang, in den Darm. Dort nehmen die Ballaststoffe sie wie

ein Schwamm auf und befördern sie mit den übrigen Abfallstoffen aus dem Körper. Je mehr Ballaststoffe Ihre Nahrung enthält, um so besser funktioniert Ihr natürliches «Östrogenentsorgungssystem». Getreide, Gemüse, Hülsenfrüchte und andere pflanzliche Nahrungsmittel sorgen dafür, daß das überflüssige Östrogen aus dem menschlichen Körper befördert wird.

Tierische Nahrungsmittel enthalten grundsätzlich keine Ballaststoffe. Wenn Fisch, Huhn, Joghurt und andere Nahrungsmittel tierischen Ursprungs einen großen Teil Ihres Speiseplans ausmachen, ist der Faserstoffanteil in Ihrem Darm sehr gering – und das hat katastrophale Folgen. Das überschüssige Östrogen, das eigentlich durch Faserstoffe gebunden und aus dem Körper geleitet werden sollte, gelangt dann wieder in die Blutbahn. Durch dieses «Hormon-Recycling» wird die Östrogenmenge im Blut erhöht.

Wenn Sie also tierische Nahrungsmittel und pflanzliche Öle meiden, verringern Sie dadurch die Östrogen*produktion*. Und indem Sie statt Huhn, entrahmter Milch und anderer ballaststoffloser Nahrungsmittel Getreide, Hülsenfrüchte und Gemüse essen, erhöhen Sie die Östrogen*ausscheidung*.

Wie Sie Nahrungsmittel für sich nutzen

Sie können Ihr Ziel aus eigenen Kräften erreichen. Entscheidend ist, daß Sie die folgenden Anweisungen *genau* befolgen, denn nur dann werden Sie in den Genuß ihrer Wirkung kommen.

Essen Sie viel:
- Vollkorngetreide wie Naturreis, Vollkornbrot, Haferschleim
- Gemüse: Brokkoli, Spinat, Karotten, Süßkartoffeln, Mangold, Rosenkohl sowie alle anderen Arten und Sorten
- Hülsenfrüchte: Bohnen, Erbsen und Linsen
- Obst

Meiden Sie völlig:
- tierische Nahrungsmittel jeder Art: Fisch, Geflügel, rotes Fleisch, Eier und Milchprodukte
- pflanzliche Öle in Form von Salatsoßen, Margarine und allen Back-, Brat- und Kochölen sowie -fetten
- jede andere Art fettreicher Nahrungsmittel: Donuts, Pommes frites, Kartoffelchips, Erdnußbutter usw.

Diese Umstellung mag Ihnen als ziemlich gewaltig erscheinen, und das ist sie auch tatsächlich. Doch haben wir festgestellt, daß alle, die diese Diät ausprobieren, sich nach Bewältigung der anfänglichen Schwierigkeiten, die sich meist über etwa zwei Wochen hinziehen, an die neue Ernährungsweise gewöhnen. Am besten gelingt denjenigen die Umstellung, die mit neuen Nahrungsmitteln und neuen Produkten experimentieren und die ihre Freunde oder ihren Partner zu Hause um Unterstützung bitten.

Sobald die positiven Auswirkungen erkennbar werden – eine Verringerung der Menstruationskrämpfe, problemloses Abnehmen und ein Zuwachs an Energie –, wird Ihnen die Veränderung schon bald als so lohnend erscheinen, daß Sie sich wünschen werden, sie schon früher vorgenommen zu haben.

Wichtig ist, tierische Nahrungsmittel und stark ölhaltige Produkte *völlig* zu meiden. Selbst in scheinbar geringen Mengen kann ihr Konsum bewirken, daß die Symptome am Ende des Probemonats stärker sind als vorher.

Wählen Sie generell möglichst naturbelassene Nahrungsmittel, beispielsweise Naturreis statt weißem Reis und Vollkornbrot statt Weißbrot, damit möglichst viele Faserstoffe in Ihren Darm gelangen.

Lassen Sie sich zunächst für einen vollständigen Menstruationszyklus auf das Experiment ein; schon nach dieser kurzen Zeitspanne werden Sie erkennen, was diese Diät zu bewirken vermag. Wahrscheinlich werden Sie im Anschluß daran eine völlig andere Meinung über die Macht der Ernährung haben.

Der Einfluß des Kalziums

Neben Fettkonsum und Ballaststoffen haben auch andere Nahrungsmittelbestandteile einen Einfluß darauf, wie wir uns fühlen. Beispielsweise spielen auch Kalzium, Vitamin B_6 und die essentiellen Fettsäuren dabei eine Rolle. Doch zunächst zum Kalzium.

Bestimmten Hinweisen zufolge kann ein adäquater Kalziumspiegel sowohl Menstruationsschmerzen als auch die in Zusammenhang mit dem prämenstruellen Syndrom (PMS) auftretenden Symptome verringern. Allerdings ist eine solche Wirkung nicht bei allen Frauen festzustellen. Möglicherweise hilft Kalzium insbesondere Frauen, deren Symptome ohnehin schwächer sind; wie sich dieser Stoff auf schwerere Symptome auswirkt, ist noch nicht bekannt.

In einer Studie, an der 33 Frauen teilnahmen, wurde ein Rückgang sowohl der Menstruationsschmerzen als auch von PMS-Symptomen bei einer täglichen Gabe von 1000 mg Kalziumkarbonat festgestellt. Im Rahmen einer anderen Studie erhielten zehn Frauen mit normalen Menstruationszyklen und nur schwachen Menstruationsbeschwerden Kalzium in Kombination mit Mangan. Durch diese Behandlung wurden nicht nur die Menstruationsschmerzen, sondern auch die prämenstruelle Wasserretention verringert, und die Stimmungslage und die Konzentrationsfähigkeit der Testteilnehmerinnen verbesserten sich ebenfalls.

Obwohl die Ergebnisse dieser Studien erkennen lassen, daß sich eine Erhöhung der Kalziummenge positiv auswirken kann, ist die Erhöhung der Kalziumaufnahme durch den Konsum entsprechender Nahrungsmittel oder von Nahrungsergänzungsstoffen nicht unbedingt das Entscheidende. Den größten Teil des Kalziums, das wir konsumieren, scheiden wir ohnehin wieder aus. Etwa 60 bis 70 Prozent werden nicht im Verdauungstrakt absorbiert, sondern verlassen den Körper ungenutzt, und sogar ein Teil des absorbierten Kalziums wird mit dem Urin wieder ausgeschieden.

Wichtiger als zusätzlicher Kalziumkonsum ist, Kalziumverlust zu vermeiden. Wie schon in Kapitel 1 erläutert wurde, haben mehrere Faktoren Einfluß darauf, wieviel Kalzium unser Körper Minute für Minute verliert.

Zunächst verstärkt der Konsum von tierischem Protein den Kalziumverlust, weil dadurch die Nieren mehr Kalzium aus dem Blut entfernen und mit dem Urin ausscheiden. Wenn wir den Konsum von tierischem Protein meiden, verlieren wir nur die Hälfte der Kalziummenge, die regelmäßige Fleisch- und Milchkonsumenten täglich ausscheiden. Außerdem läßt sich der Kalziumverlust auch noch durch folgende Maßnahmen verringern:

• Vermeiden übermäßigen Salz- und Zuckerkonsums
• Beschränkung des Kaffeekonsums auf zwei Tassen täglich
• Vermeiden von Tabakkonsum
• regelmäßiges Körpertraining

- Vitamin D, entweder durch Sonnenbäder vom Körper selbst produziert oder durch Konsum von Multivitaminpräparaten zugeführt

Natürlich sollten wir auch kalziumreiche Nahrungsmittel konsumieren, und zwar am besten in Form von grünen Blattgemüsen und Hülsenfrüchten. Im Gegensatz zu diesen enthält Milch keinerlei Ballaststoffe und bringt außerdem noch viele andere Nachteile mit sich. Näheres hierzu finden Sie in Kapitel 1.

Vitamin B$_6$

Vitamin B$_6$ (Pyridoxin) scheint wissenschaftlichen Untersuchungen zufolge Schmerzen zu verringern. Man hat dieses Vitamin bei Menschen, die vom übermäßigen Gebrauch von Schmerzmitteln entwöhnt werden sollten, zur Stärkung der Schmerzresistenz eingesetzt, und es wurde auch zur Behandlung des Karpaltunnelsyndroms, bei diabetesabhängigen Nervenschmerzen und bei anderen Störungen verwendet. Offenbar regt dieses Vitamin die Produktion von Neurotransmittern an, die das Schmerzempfinden hemmen.

Die B-Vitamine scheinen auch bei der Kontrolle der Östrogene eine Rolle zu spielen, da sie deren Entfernung aus dem Blut durch die Leber unterstützen. Wenn Sie mit Ihrer Nahrung nur geringe Mengen an B-Vitaminen aufnehmen, kann es zu einem Ansteigen Ihres Östrogenspiegels kommen. Außerdem scheint Vitamin B$_6$ auch bei Depressionen, Reizbarkeit und anderen Symptomen einen positiven Einfluß zu haben.

Die übliche Tagesdosis für Vitamin-B$_6$ sind 50–150 mg. Höhere Dosierungen sollten vermieden werden, da sie Nervenstörungen verursachen können.

Zur Behandlung prämenstrueller Kopfschmerzen hat sich eine Kombination von Vitamin B$_6$ (50–150 mg) mit Magnesium (200 mg) als sehr nützlich erwiesen. Sie wirkt bei täglichem Gebrauch am zuverlässigsten, kann aber auch auf die fünf kritischen Tage im Monat beschränkt werden. Vitamin B$_6$ in Kombination mit Gammalinolensäure (GLS) (siehe weiter unten) hat sich auch zur Behandlung prämenstrueller Symptome bewährt. Zwar scheint der Konsum der genannten Nahrungsergänzungsstoffe in den angegebenen Dosierungen ungefährlich zu sein, doch empfehle ich Ihnen, sie unter der Aufsicht eines Arztes einzunehmen, der ihre Wirkung überprüfen und die Einnahme auf Ihre persönliche Situation abstimmen kann.

Vitamin B$_6$ ist in Vollkorngetreide, Hülsenfrüchten, Bananen und Nüssen enthalten. Auch dies ist ein Grund für den Verzehr von Vollkorngetreide. Wenn die Faserstoffhüllen von Getreide entfernt werden, verliert dieses auch einen beträchtlichen Teil seines Vitamin-B$_6$-Gehalts. Eine Übersicht über gute Vitamin-B$_6$-Quellen finden Sie auf Seite 186.

Wieviel Vitamin B$_6$ Sie persönlich benötigen, hängt unter anderem von Ihrem Proteinkonsum ab, da dieses Vitamin bei der Proteinverarbeitung eine wichtige Rolle spielt. Da die typische europäische und nordamerikanische Ernährung aufgrund des starken Konsums von Fleisch, Milchprodukten und Eiern sehr proteinreich ist, kann bei Menschen, die sich auf diese Weise ernähren, ein Vitamin-B$_6$-Mangel entstehen. Pflanzliche Nahrungsmittel enthalten durchaus genügend Protein, und sie helfen, Exzesse zu vermeiden.

Essentielle Fettsäuren

Wie bereits zu Beginn dieses Kapitels erwähnt, spielen Prostaglandine bei Muskelkontraktionen und Menstruationsschmerzen eine Rolle. Viele bei Menstruationsschmerzen häufig eingesetzte Schmerzmittel hemmen die Aktivitäten der Prostaglandine.

Prostaglandine werden aus dem in den Zellmembranen gespeicherten Fett hergestellt. An diesen Fetten wiederum läßt sich ablesen, was sich tagtäglich auf Ihrem Teller befindet. In grünem Blattgemüse und in Hülsenfrüchten ist nicht viel Fett, und bei dem wenigen Fett, das sie enthalten, handelt es sich großenteils um entzündungshemmend wirkende *Omega-3-Fettsäuren*.

Diese fördern die Produktion hilfreicher Prostaglandine, die entzündungshemmend wirken, statt jener, die Entzündungen begünstigen. Wenn Sie große Mengen dieser pflanzlichen Nahrungsmittel essen und gleichzeitig Fleisch, Milchprodukte und pflanzliche Öle meiden, bekommt Ihr Körper die Omega-3-Fettsäuren, die er braucht. Tatsächlich sind die Menstruationsbeschwerden von Frauen, deren Nahrung einen hohen Anteil an Omega-3-Fettsäuren enthält, gewöhnlich schwächer. Abgesehen davon wird durch eine solche Ernährung auch die Östrogenproduktion verringert.

◆ Manche Menschen versuchen, die Wirkung des «schlechten» Fetts, das in Fleisch und Milchprodukten enthalten ist, durch den Konsum von Omega-3-reichen Ölen wie Leinsamenöl zu neutralisieren. Eine andere Möglichkeit ist, eine Omega-3-Fettsäure mit Namen Gammalinolensäure (GLS) zu benutzen, die die Produktion von Prostaglandinen unterdrückt, welche andernfalls Entzündungen verstärken würden. Die entsprechenden Dosierungen und gute GLS-Quellen finden Sie auf den Seiten 95–96.

Der Nachteil dieser Strategie ist, daß Sie dadurch täglich noch 5–6 Gramm mehr Fett konsumieren als ohnehin schon. Durch eine fettarme, rein vegetarische Ernährung läßt sich das gleiche Ergebnis *ohne* zusätzlichen Fettkonsum erreichen. Sofern Sie ansonsten nicht viel Fett konsumieren, hat diese zusätzliche Fettmenge keine besonders nachteilige Wirkung, und die Wirkung der Omega-3-Fettsäuren auf die Prostaglandine fällt dann erheblich deutlicher aus, da weniger anderweitiges Fett vorhanden ist, dem gegenüber sie sich durchsetzen müßten.

Einige Forscher warnen davor, bei (auch nur möglichen) Schwangerschaften GLS zu konsumieren, weil dieser Stoff die Gefahr einer Fehlgeburt erhöhen kann.

Phytoöstrogene

Bestimmte Nahrungsmittel, die normale Bestandteile asiatischer und bestimmter vegetarischer Ernährungsweisen sind, haben eine spezifische, besonders günstige Wirkung auf die Gesundheit. Beispielsweise enthalten Sojabohnenprodukte wie Misosuppe, Tofu und Tempeh schwache pflanzliche Östrogene, die *Phytoöstrogene* genannt werden. Diese Stoffe verringern die Fähigkeit der körpereigenen Östrogene, die Zellen zu stimulieren.

Normalerweise verbindet sich Östrogen an der Zelloberfläche mit winzigen Rezeptorproteinen, die es ihm ermöglichen, den chemischen Zustand in den Zellen zu verändern. Ein Östrogenmolekül gleicht einem Jumbo-Jet, der auf einem Flughafen landet und an einem Teleskopausleger anlegt. Die Passagiere verlassen das Flugzeug und begeben sich durch den Teleskopausleger in den Terminal, wo dann plötzlich eine ungeheure Geschäftigkeit ausbricht. Die schwachen Phytoöstrogene gleichen hingegen eher einem winzigen Privatflugzeug, das nur wenige Passagiere und kein Stückgut an Bord hat, aber trotzdem an einem Teleskopausleger anlegen und diesen dadurch blockieren kann. Sie verhindern, daß sich das normale körpereigene Östrogen an die Zellen koppeln und in diesen wirken kann.

⬥ Pflanzliche Östrogene neutralisieren die Wirkung der körpereigenen Östrogene nicht völlig, sondern verringern sie nur. Dies reduziert offenbar das Brustkrebsrisiko und möglicherweise auch Menstruationsbeschwerden.

Da Phytoöstrogene jedoch schwache Östrogene sind, könnten sie bei Frauen *nach* der Menopause eine andere Wirkung haben, da der weibliche Körper dann wesentlich weniger Östrogen produziert. Bei diesen Frauen könnten die Phytoöstrogene ähnlich wie die körpereigenen Östrogene wirken, und das bedeutet, daß sie Hitzewallungen und andere für die Menopause typische Symptome verringern könnten.

Zwar sind Sojaprodukte besonders reich an Phytoöstrogenen, doch befinden sich diese auch in vielen anderen Hülsenfrüchten sowie Gemüse- und Obstsorten. Je mehr von diesen Nahrungsmitteln Sie regelmäßig essen, um so besser.

Pflanzliches Progesteron

Innerhalb eines normalen Monatszyklus dominiert Östrogen in der ersten Hälfte des Monats. Dadurch wird die Uterusschleimhaut dicker, da die Gebärmutter sich auf eine potentielle Schwangerschaft vorbereitet. Während der zweiten Hälfte des Monats dominiert ein anderes Hormon, *Progesteron*. Dieses hat unter anderem die Aufgabe, den Aktivitäten des Östrogens entgegenzuwirken und auf diese Weise eine zu starke Stimulation des Uterus zu vermeiden.

Progesteron wird nur während der Ovulation produziert – also dann, wenn einer der Eierstöcke ein Ei bereitstellt. Geschieht dies aus irgendeinem Grunde nicht, wird kein Progesteron produziert, und das Östrogen wird nicht neutralisiert.

Zur Wiederherstellung des hormonellen Gleichgewichts verschreiben Ärzte manchmal synthetische Progesteronderivate. Doch können solche Mittel viele verschiedene Nebenwirkungen hervorrufen. Es gibt allerdings ein ebenso wirksames und wesentlich ungefährlicheres Mittel: eine Hautcreme, die es dem Körper ermöglicht, pflanzliches Progesteron durch die Haut aufzunehmen. Dieses pflanzliche Progesteron wird aus Yamswurzeln und Sojabohnen gewonnen, und es ist chemisch völlig identisch mit dem vom Menschen selbst produzierten Progesteron.

Wenn Sie mit diesem natürlichen pflanzlichen Progesteron Ihre Menstruationsschmerzen behandeln wollen, sollten Sie vom 12. bis zum 26. Tag Ihres Menstruationszyklus (wobei der erste Tag der Blutung als Tag 1 gezählt wird) täglich 15–20 mg der Creme auf die Haut auftragen und dann bis zum folgenden Monat damit aufhören. Statt die Menge jeden Tag exakt abzuwiegen, können Sie während dieser Zeitspanne auch einfach ein Drittel einer ca. 66 g enthaltenden Dose oder Tube verbrauchen.

Tragen Sie die Creme auf Hautbereiche wie den Hals, den oberen Teil der Brust, den Bauch oder die Innenseiten der Arme und Beine auf, wobei Sie einen möglichst großen und nicht immer den gleichen Bereich bestreichen sollten. Zwei bis drei Monate Geduld müssen Sie allerdings aufbringen, bis eine deutliche Wirkung eintritt. Wenn Sie die Progesteronbehandlung vor dem Tag beenden, an dem Sie Ihre Periode erwarten, wird eine normale Blutung eintreten.

Falls Sie unter sehr starken PMS-Symptomen leiden, müssen Sie die Dosis eventuell erhöhen. Benutzen Sie in diesem Fall 30–40 mg täglich, und zwar vom 15. bis 26. Tag – was bedeutet, daß Sie pro Monat etwa die Hälfte einer 66 Gramm enthaltenden Dose verbrauchen. Die Erhöhung der Menge ist deshalb erforderlich, weil bei emotionalen Anspannungen das «Streßhormon» Kortison ausgeschüttet wird, das dann mit dem Progesteron um die Plätze an den Zellrezeptoren konkurriert.

Die Wirkung von Ernährungsfaktoren auf Fasergeschwulste

Unter der Gebärmutterschleimhaut, die das im Mutterleib heranwachsende Baby nähren soll, befindet sich eine Muskelschicht, die es dem Uterus ermöglicht, sich zusammenzuziehen. Manchmal formieren sich Gewebetaschen dieser Muskelzellen zu Knoten, die Fasergeschwulste genannt werden.

Fasergeschwulste sind keine Krebstumore. Meist verursachen sie keinerlei Beschwerden, und sie sind bei bis zu drei Vierteln aller Frauen in den Vereinigten Staaten zu finden, meist in sehr kleiner Form. Manchmal jedoch, wenn sie sehr groß werden, verursachen sie starke Schmerzen.

Wodurch Fasergeschwulste entstehen, ist nicht bekannt. Da wir jedoch wissen, daß Östrogen ihr Wachstum begünstigt, empfehlen viele Gynäkologen beim Auftreten dieses Problems gewöhnlich, einfach zu warten. Nach Beginn der Menopause schrumpfen die Geschwulste von selbst wieder, weil die Östrogenmenge im Blut dann ohnehin geringer wird.

Wie Ihnen mittlerweile klar sein wird, brauchen Sie nicht bis zur Menopause zu warten, um die Östrogene in Ihrem Körper beeinflussen zu können. Die weiter oben beschriebene fettarme und ballaststoffreiche Ernährung verringert die Östrogenmenge im Körper erheblich und ist ein guter erster Schritt bei der Behandlung von Fasergeschwulsten.

Außerdem können Sie pflanzliches Progesteron einsetzen, das die Wirkung des Östrogens neutralisiert und mit dessen Hilfe dem Wachsen von Fasergeschwulsten Einhalt geboten oder dieses sogar rückgängig gemacht werden kann. Gewöhnlich reicht das tägliche Auftragen von 15–20 mg *Pro-Gest* vom 12. bis 26. Tag des Menstruationszyklus aus.

Endometriose

Manchmal haben Menstruationsschmerzen ganz spezifische und klar identifizierbare Gründe. Einer der häufigsten ist Endometriose, eine Krankheit, bei der Schleimhautzellen aus dem Uterus an Orte im Körper gelangen, wo sie nicht hingehören – beispielsweise in die Eierstöcke oder in den Darmtrakt. Und ebenso wie die Zellen im Uterus jeden Monat zuerst anschwellen und dann abgestoßen werden, tun dies auch jene vagabundierenden Schleimhautzellen: Sie schwellen an und bluten und verursachen dadurch Schmerzen und Unfruchtbarkeit.

Endometriose ist bei mehr als 5 Millionen nordamerikanischen Frauen diagnostiziert worden – das sind 10 Prozent der Frauen im fortpflanzungsfähigen Alter. Das Problem scheint teilweise auf familiärer Veranlagung zu beruhen, doch ist die genetische Komponente nicht besonders stark ausgeprägt. Wenn Sie an Endometriose leiden, besteht eine 4–5prozentige Wahrscheinlichkeit, daß die Krankheit auch bei Ihrer Mutter oder bei einer Ihrer Schwestern aufgetreten ist. Nach der Menopause kommt Endometriose selten vor, außer bei Frauen, die im Rahmen einer Hormon-«Ersatz»-Therapie Östrogene in Tablettenform einnehmen.

Endometriose beginnt damit, daß Zellen in die falsche Richtung wandern. Normalerweise bewegen sich die Zellen der Gebärmutterschleimhaut während der Menstruation abwärts und werden schließlich aus dem Körper befördert. Doch manchmal gelangen einige von ihnen durch die Eileiter in die Bauchhöhle, und von dort aus können sie praktisch überallhin kommen.

Dies kommt zwar in geringfügigem Maße bei allen Frauen vor, doch normalerweise erkennt das Immunsystem die vagabundierenden Zellen und beseitigt sie mit Hilfe der weißen Blutkörperchen. Gelingt es ihnen jedoch auf irgendeine Weise, den Abwehraktivitäten des Immunsystems zu entkommen und sich in der Bauchhöhle einzunisten, bricht die Endometriose aus. Manchmal entwickeln sich bei Frauen mikroskopische Zellklumpen, ohne daß die Betroffenen unter irgendwelchen Symptomen leiden. Sind diese Gebilde etwas größer, können Entzündungen und starke Schmerzen entstehen.

Die einzige Möglichkeit, Endometriose sicher zu diagnostizieren, ist ein kleiner Einschnitt unterhalb des Nabels, durch den mit Hilfe eines sogenannten Laparoskops in die Bauchhöhle geschaut wird. Ärzte, die diese Untersuchung nicht durchführen, verharmlosen entweder die Schmerzen oder stellen eine Fehldiagnose. Nach Angaben der in Milwaukee ansässigen *Endometriosis Association* erhielten 70 Prozent der Frauen, bei denen diese Krankheit diagnostiziert wurde, zunächst von ihren Ärzten die Auskunft, es gebe keinen körperlichen Grund für ihre Schmerzen. 40 Prozent der schwarzen Frauen in dieser Gruppe war gesagt worden, der Schmerz werde durch eine Geschlechtskrankheit verursacht.

Können Nahrungsmittel Endometriose verursachen?

Der Konsum bestimmter Nahrungsmittel scheint die Endometriose-Gefahr zu erhöhen. Nach Erkenntnissen von Forschern der *Harvard School of Public Health* ist bei Frauen, die täglich zwei oder mehr Tassen Kaffee (oder vier Dosen Cola) trinken, die Gefahr einer Endometriose-Erkrankung doppelt so hoch wie bei anderen Frauen. *Warum Koffein so wirkt*, ist unbekannt.

Nahrungsmittel, die bestimmte chemische Stoffe enthalten, scheinen die Ansiedlung von Uteruszellen in der Bauchhöhle zu fördern. Polychlorierte Biphenyle (PCBs) wurden beispielsweise in der Vergangenheit häufig in Elektrogeräten, Hydrauliköl und kohlefreiem Durchschlagpapier benutzt, und Pestizide aus organischen Chlorverbindungen waren in der Landwirtschaft sehr gebräuchlich. 1992 fanden deutsche Forscher heraus, daß Frauen, in deren Blut große Mengen PCB gefunden wurden, häufiger an Endometriose erkranken.

Diese Chemikalien schwächen wahrscheinlich die Immunabwehr. Und tatsächlich wurde festgestellt, daß die *natürlichen Killerzellen* des menschlichen Körpers sowie auch andere weiße Blutkörperchen, deren Aufgabe es ist, abnorme Zellen aufzuspüren, bei Frauen, die an Endometriose leiden, in ihrer Funktion geschwächt sind. Außerdem ahmen einige organische Chlorverbindungen die Wirkung der Östrogene nach.

Diese Toxine akkumulieren sich in tierischem Fett, und in den menschlichen Körper gelangen sie hauptsächlich durch bestimmte Nahrungsmittel, insbesondere durch den Konsum von Fisch. Auch in Fleisch und in Milchprodukten sind sie zu finden. Hühner, Rinder, Schweine und andere Zuchttiere werden mit Getreide gefüttert, das mit Pestiziden behandelt und manchmal auch durch andere organische Chlorverbindungen kontaminiert worden ist. Diese Stoffe sammeln sich dann im Muskelgewebe und in der Milch der Tiere. Zwar kann auch Obst und Gemüse aus konventionellem (nichtbiologischem) Anbau Rückstände von Pestiziden enthalten, doch ist die Konzentration in diesem Fall

nicht so hoch, und die schädlichen Stoffe können zumindest teilweise durch Waschen und Schälen entfernt werden. Produkte der biologischen Landwirtschaft werden hingegen völlig ohne chemische Pestizide angebaut.

Um die Konzentration der organischen Chlorverbindungen im Körper einer Frau zu messen, untersuchen Forscher manchmal Proben ihrer Muttermilch. Das Gewebe der Brust ist ein augenfälliges Ziel für fettlösliche chemische Stoffe, und es kann tatsächlich sein, daß eine Frau während des Stillens über die Milch bis zur Hälfte des in ihrem Körpergewebe angesammelten Dioxins ausscheidet. Unglücklicherweise ist der Empfänger dieser Giftstoffe ihr Baby.

Eine vegetarische Ernährung hat nicht zuletzt auch den Vorteil, daß Sie mit Fisch, Fleisch und Kuhmilch die am stärksten durch organische Chlorverbindungen belasteten Nahrungsmittel meiden. Tatsächlich enthält die Muttermilch von Vegetarierinnen wesentlich weniger Umweltgifte als die anderer Frauen. Je früher im Leben ein Mensch mit einer rein pflanzlichen Ernährung beginnt, um so besser.

Glücklicherweise sind seit den siebziger Jahren einige der genannten Giftstoffe verboten worden, doch geht die Belastung des menschlichen Körpers durch sie nur sehr langsam zurück.

Diätetische Behandlung von Endometriose

In manchen Fällen klingt Endometriose irgendwann von selbst wieder ab; meist bleiben die Symptome allerdings bestehen oder werden sogar allmählich stärker. Die schulmedizinische Behandlung des Problems besteht gewöhnlich darin, daß der Arzt entzündungshemmende Schmerzmittel und Hormonpräparate verschreibt, wobei letztere ein Schrumpfen der Gebärmutterschleimhaut bewirken sollen.

Oft werden auch chirurgische Eingriffe vorgenommen, bei denen schmerzübermittelnde Nervenbahnen durchtrennt, Zellklumpen oder sogar der gesamte Uterus entfernt wird, manchmal mitsamt den Eierstöcken. Die chirurgische Entfernung von Zellen der Gebärmutterschleimhaut ist ungefähr so effektiv wie eine medikamentöse Behandlung, doch ist der Erfolg in beiden Fällen meist nur zeitweilig, da bei einem solchen Eingriff nur selten wirklich alle für das Übel verantwortliche Zellen entfernt werden.

Eine diätetische Behandlung der Krankheit basiert auf der Tatsache, daß unabhängig vom Entstehungsgrund für das Weiterbestehen der Endometriose in jedem Fall die Östrogene verantwortlich sind. Ohne die Östrogene würden die Zellklumpen nicht Monat für Monat weiter wachsen, sondern bald wieder verschwinden. Demnach leistet eine Ernährung, die die Östrogenmenge im Körper verringert, auch bei

Endometriose gute Dienste. Aus meinen Gesprächen mit Gynäkologen, die diesen Ansatz erprobt haben, weiß ich, daß eine solche Ernährung zumindest bei einigen Endometriose-Patienten sehr erfolgreich war.

Dr. Ronald Burmeister, ein Gynäkologe aus Rockford, Illinois, beschreibt den Fall einer 24jährigen Frau, die seit Beginn ihrer Regel Monat für Monat unter schrecklichen Menstruationsschmerzen gelitten hatte. Obwohl bei ihr bereits zweimal ein Eingriff mit einem Laparoskop vorgenommen worden war, hatten ihre Schmerzen danach nicht nachgelassen. Sie hatte versuchsweise Empfängnisverhütungspillen eingenommen, doch hatten sie lediglich Depressionen und andere unangenehme Nebenwirkungen verursacht. Medikamente, die die Hormonproduktion hemmten, hatten ihr zwar die erhoffte Linderung gebracht, doch waren sie nicht nur sehr teuer, sondern die Patientin durfte sie auch höchstens sechs Monate lang einnehmen, um ihr Osteoporose-Risiko nicht zu erhöhen. Nachdem sie diese Medikamente abgesetzt hatte, stellten sich die Schmerzen bald wieder ein. Ein Progesteronderivat brachte ihr zwar eine gewisse Linderung, vermochte die Schmerzen aber nicht völlig zu beseitigen. Ein Arzt empfahl der Frau die operative Entfernung der Gebärmutter, doch schreckte sie vor einer so drastischen Maßnahme zurück.

Neue Möglichkeiten der Behandlung von Endometriose

Dr. Burmeister schlug der Patientin vor, mit Hilfe einer speziellen Diät das hormonelle Gleichgewicht in ihrem Körper zu beeinflussen. Tatsächlich gelang es der Frau, durch eine sehr fettarme und rein vegetarische Ernährung die bisher sehr starken Schwankungen ihres Hormonspiegels zu verringern. Anders als die vorherige Behandlung mit Medikamenten und natürlich erst recht als eine operative Entfernung der Gebärmutter ließ die diätetische Behandlung der Frau die Möglichkeit, schwanger zu werden und ein Kind zu bekommen. Dr. Burmeister gab der Patientin eine Rezeptsammlung und empfahl ihr zur weiteren Information mehrere Bücher.

Innerhalb von drei Monaten ging es ihr wesentlich besser, und nach sechs Monaten waren die Schmerzen völlig verschwunden. Sie beendete die Einnahme des Progesteronderivats und strebte eine Schwangerschaft an.

Nach diesem Erfolg gab Dr. Burmeister auch drei anderen Patientinnen entsprechende Empfehlungen, und auch bei ihnen gingen die Schmerzen stark zurück. Eine Patientin berichtete, bei jeder Abweichung von der strengen Diät – wenn sie beispielsweise ein wenig Huhn oder Milchprodukte gegessen hatte – seien die Schmerzen sofort zurückgekehrt, ebenso wie durch einmaliges oder zweimaliges Vergessen eines Medikaments eine Behandlung völlig scheitern kann.

Bisher liegen noch keine klinischen Untersuchungen über den Nutzen einer fettarmen vegetarischen Ernährung bei Endometriose vor. Dies könnte sich jedoch ändern, weil eine solche Diät den Vorteil hat, daß sie im Gegensatz zu einer Hormonbehandlung nicht ausschließt, daß die Patientin schwanger werden kann. Außerdem ist eine solche Behandlung nicht kostspielig, ungefährlich und hat noch viele andere Vorteile für die Gesundheit.

Auch aerobisches Training kann helfen. Bei Frauen, die zwei Stunden pro Woche laufen, joggen oder auf andere Weise trainieren, ist das Endometriose-Risiko halb so hoch wie bei Frauen, die keine Form von Körpertraining betreiben. Der Grund hierfür ist wahrscheinlich die Verringerung der Hormonaktivität, die ein regelmäßiges Training zur Folge hat. Bei Frauen, die regelmäßig und stark trainieren, bleibt beispielsweise manchmal die Periode völlig aus. Außerdem stärkt regelmäßiges Training das Immunsystem, also unter anderem dessen Fähigkeit, umherirrende Zellen zu eliminieren.

Pflanzliches Progesteron kann ebenfalls zur Neutralisierung des Östrogens bei Endometriose eingesetzt werden. Gewöhnlich wird dazu vom 8. bis 26. Tag eines Monatszyklus (vom ersten Tag der Blutung ab gerechnet) eine 66-Gramm-Dose Hautcreme mit pflanzlichem Progesteron aufgebraucht, was einer Tagesmenge von 40–50 mg entspricht. Normalerweise wird diese Behandlung über vier Monate fortgesetzt, und wenn die Schmerzen nachlassen, wird die Dosis verringert.

Nahrungsmittel, die die Immunfunktion stärken

Wenn das Immunsystem nicht in der Lage ist, vagabundierende Zellen aus der Gebärmutter zu erkennen und zu eliminieren, können auch Nahrungsmittel, die die Immunfunktion stärken, hilfreich sein.

Durch Reduzierung des Fettkonsums wird nicht nur der Östrogenspiegel gesenkt, sondern auch das Immunsystem unterstützt. Es gilt als wissenschaftlich erwiesen, daß fettreiche Nahrung die Funktion der weißen Blutkörperchen beeinträchtigt. Dies gilt sowohl für tierisches als auch für pflanzliches Fett und für Cholesterin. Wenn im Labor weiße Blutkörperchen mit Cholesterin in Kontakt gebracht werden, wird die Funktion ersterer geschwächt. Wie wir schon in Kapitel 2 gesehen haben, beinhaltet eine fettarme und cholesterinfreie Ernährung, daß wir uns ausschließlich von pflanzlichen Nahrungsmitteln ernähren und zur Zubereitung der Speisen so wenig Öl wie möglich benutzen.

Forscher haben sich mit der Wirkung verschiedener Ernährungsweisen auf die *natürlichen Killerzellen* unseres Körpers beschäftigt, die entartete Zellen aufspüren und vernichten. Diese Untersuchungen haben ergeben, daß ein völliges Meiden von Fett und Cholesterin sich in dieser Hinsicht sehr positiv auswirkt. Bei Labortests, in denen anhand von Blutproben die Fähigkeit natürlicher Killerzellen, entartete Zellen zu zerstören, untersucht wurde, schnitten Vegetarier gewöhnlich doppelt so gut wie Fleischesser ab.

Sie können Ihr Immunsystem noch zusätzlich durch Beta-Carotin stärken, das in orangefarbenem Gemüse wie Karotten und Süßkartoffeln enthalten ist, sowie durch Vitamin E, das uns Getreide und Hülsenfrüchte liefert, und durch Vitamin C, das viele Obst- und Gemüsearten in großen Mengen enthalten.

Adenomyose

Adenomyose ist eine Störung, bei der sich Zellen, die normalerweise die Gebärmutter auskleiden, innerhalb der Muskelschicht, die den Uterus umgibt, ansiedeln. Dies kommt in einem gewissen Maße bei bis zu 40 Prozent aller Frauen vor, und wenn die Fremdkörper nicht besonders tief in die Muskelschicht vordringen, treten gewöhnlich keine Symptome auf.

Ebenso wie bei Endometriose ist auch hier der Stimulus für die Entstehung des Problems wahrscheinlich das Östrogen – womit ein weiterer Grund vorläge, die Östrogenproduktion durch eine entsprechende Diät zu verringern. Leider ist die

Wirkung dieser Art von Ernährung im Hinblick auf Adenomyose bisher noch nie einem Test unterzogen worden. Erschwerend könnte in diesem Fall hinzukommen, daß die Zellen der Gebärmutterschleimhaut *selbst* Östrogen produzieren und daß bisher nicht bekannt ist, ob sich diese lokale Östrogenproduktion durch eine bestimmte Ernährungsweise beeinflussen läßt.

Es liegen stichhaltige Beweise dafür vor, daß bestimmte diätetische Maßnahmen Frauen, die unter normalen Menstruationsschmerzen leiden, helfen können, und es ist sicher nur eine Frage der Zeit, bis klar erwiesen ist, ob sich mit Hilfe dieser oder ähnlicher Strategien auch spezifische Schmerzursachen wie Endometriose und Adenomyose sinnvoll behandeln lassen.

Es gibt noch viele andere Ansätze zur Behandlung von Menstruationsschmerzen. Einige Forscher untersuchen zur Zeit, ob die entzündungshemmenden Eigenschaften von Ingwer Menstruationsschmerzen zu verringern vermögen, wenn täglich ein halber bis ein Teelöffel (1–2 Gramm) davon eingenommen wird. Leider sind entsprechende Tests bisher nur mit Einzelpatienten durchgeführt worden. Abgesehen davon werden immer neue pflanzliche Stoffe entdeckt, die zur Behandlung derartiger Beschwerden eingesetzt werden können. Es lohnt sich also in jedem Fall, die Augen offen zu halten und darüber auf dem laufenden zu bleiben, was solche Mittel tatsächlich bewirken können.

Das A und O jeder Behandlung von Menstruationsschmerzen ist jedoch zweifellos eine fettarme, rein vegetarische Ernährung. Indem Sie tierische Nahrungsmittel völlig meiden, zur Zubereitung von Speisen so wenig pflanzliches Öl wie möglich verwenden und außerdem möglichst große Mengen ballaststoffreicher Nahrungsmittel konsumieren, können Sie auf natürliche Weise die Wirkung der Östrogene auf den Uterus verringern, gleichzeitig die meisten Umweltgifte meiden und Ihre Immunabwehr stärken.

9. Brustschmerzen

Das Auf und Ab der Hormone während des monatlichen Zyklus einer Frau kann fast jeden Teil ihres Körpers beeinflussen. Einige Frauen leiden aufgrund der hormonellen Veränderungen während ihrer Menstruation unter Brustschmerzen sowie unter Anschwellen und unter Empfindlichkeit der Brust. Die offizielle Bezeichnung für diese Störung, *Mastodynie*, sagt nichts über die Ursachen aus. Der Fachbegriff ist im Grunde nichts weiter als eine kurze Zusammenfassung dessen, was sie Ihrem Arzt beschrieben haben. Dennoch ist diese Bezeichnung eine Verbesserung gegenüber der alten Diagnose «fibrozystische Brustkrankheit», die für eine große Zahl teils normaler und teils abnormer Befunde bei Untersuchungen der Brust und bei Mammographien benutzt wurde.

Brustschmerzen bedeuten nicht, daß Sie Krebs oder irgendeine andere schwere Krankheit haben. Das Krebsrisiko ist nur in ungewöhnlichen Fällen höher, wenn Ärzte bei einer Biopsie wuchernde oder abnorme Zellen finden.* Wenn Frauen unter Brustschmerzen leiden, sind häufig die Hormone, die ihre Brüste auf die Laktation vorbereiten, also *Östrogen* und *Prolactin*, zu stark präsent.

* Informationen über die Auswirkungen bestimmter Nahrungsmittel auf Krebs und die Beschreibung eines Ansatzes zum Umgang mit Schmerzen, die nach einer Brustamputation auftreten, finden Sie in Kapitel 10.

Nahrungsmittel und Brustschmerzen

Östrogen stimuliert die Zellen der Brust. In der Pubertät regt es die Entwicklung der Brust an, und auch während jedes Menstruationszyklus wird die Brust mit Östrogen überschwemmt. Wie bereits im vorigen Kapitel erwähnt wurde, steigt der Östrogenspiegel jeweils während der ersten beiden Wochen nach der Periode an und fällt dann um die Zeit des Eisprungs rasch ab. In der zweiten Hälfte des Monats steigt er wieder ganz allmählich an und fällt unmittelbar vor der nächsten Periode erneut.

In der zweiten Monatshälfte wird die Wirkung des Östrogens durch ein anderes Hormon, *Progesteron*, neutralisiert. Durch Messung der Progesteronmenge im Blut von Frauen, die unter zyklischen Brustschmerzen litten, wurde festgestellt, daß diese oft geringer ist als bei anderen Frauen. Wenn zu wenig Progesteron vorhanden ist, um die Wirkung des Östrogens auszugleichen, stimuliert letzteres die Brustzellen zu stark, und es kommt zu den bekannten unangenehmen Auswirkungen.

Sie können jedoch das Gleichgewicht zwischen diesen beiden Hormonen mit Hilfe bestimmter Nahrungsmittel verbessern. Wenn Sie Ihren Fettkonsum reduzieren und ballaststoffreichere Nahrungsmittel bevorzugen, sinkt die Östrogenmenge in

Ihrem Blut schnell ab. Eine Gruppe junger Frauen, die regelmäßig unter Brustschmerzen litten, verringerte ihren Fettkonsum im Rahmen einer dreimonatigen Untersuchung vom amerikanischen Durchschnittswert, der 35 Prozent der Gesamtkalorienmenge ausmacht, auf 30 Prozent; dadurch sank die Östrogenmenge im Blut um ein Drittel.

Nähere Einzelheiten darüber, wie Sie dies erreichen können, finden Sie auf den Seiten 145–146. Um es kurz zusammenzufassen: Der erste Schritt besteht darin, den Konsum fettreicher Nahrungsmittel – Fleisch, Eier, Milchprodukte und pflanzliche Öle – zu verringern. Wenn Sie weniger Fett zu sich nehmen, produziert Ihr Körper weniger Östrogen. Der zweite Schritt besteht darin, große Mengen von Gemüse, Bohnen und Vollkorngetreide zu essen. Die in diesen Nahrungsmitteln enthaltenen Faserstoffe beschleunigen die Ausscheidung überschüssigen Östrogens. Durch eine fettarme und gleichzeitig ballaststoffreiche Ernährung läßt sich ein Östrogenüberschuß beseitigen.

Ich möchte Ihnen dringend raten, diesem Experiment eine Chance zu geben. Folgen Sie genau der auf den Seiten 145–146 beschriebenen Anleitung, dann werden Sie in einem oder in zwei Monaten sehen, was diese Methode zu bewirken vermag. Die Rezepte am Ende dieses Buches werden Ihnen diese Mühe zu einem Vergnügen machen.

Testen Sie Ihre Reaktion auf Koffein

1979 vertrat ein Chirurg an der *Ohio State University* die These, daß sich durch Vermeiden von Koffein und verwandten chemischen Stoffen, die in Kaffee, Tee und Schokolade enthalten sind, Brustschmerzen verringern ließen. In größeren Mengen konsumiert (d. h. mehr als zwei Tassen Kaffee oder vier große Cola-Becher pro Tag), verursacht Koffein eine Vielzahl hormoneller Veränderungen, darunter eine Erhöhung der Menge des Östrogens Östron sowie eines Proteins, das Östrogene bindet und deaktiviert.

Studien, die sich damit beschäftigen, ob Frauen sich tatsächlich besser fühlen, wenn sie Kaffee meiden, sind zu unterschiedlichen Ergebnissen gekommen. Manchen Frauen hilft es offenbar, Kaffee zu meiden, anderen jedoch nicht. Finden Sie also einfach für sich persönlich heraus, ob es Ihnen hilft, Koffein zu meiden.

Falls Sie sich entschließen sollten, sich das Kaffeetrinken abzugewöhnen, sollten Sie dies allmählich tun, denn Koffeinentzug kann Kopfschmerzen verursachen.

Pflanzliches Progesteron

Progesteron ist ein Hormon, mit dessen Hilfe die Natur die Wirkung von Östrogen unter Kontrolle hält. Man muß es wohl als einen eigenartigen Zufall bezeichnen, daß die wilde Yamswurzel einen chemischen Stoff enthält, der exakt mit menschlichem Progesteron identisch ist. Wie bereits in den Kapiteln 1 und 8 erwähnt wurde, ist dieses pflanzliche Progesteron in Form einer Hautcreme erhältlich. Wird diese Creme auf die Haut aufgetragen, so gelangt das darin enthaltene pflanzliche Progesteron allmählich in die Blutbahn und schränkt die Wirkung des Östrogens ein. Von den ca. 66 Gramm, die in einer Dose enthalten sind, tragen Sie während der zehn Tage vor Ihrer Periode täglich eine kleine Menge auf die Haut auf und beenden die Behandlung ungefähr einen Tag vor Beginn der Blutung. Insgesamt verbrauchen Sie in dieser Zeitspanne eine halbe bis zu einer ganzen Dose Progesteron-Creme.

Die natürliche entzündungshemmende Wirkung von GLS

Sie können auch versuchen, Ihre Schmerzen mit Hilfe von Borretschsamen- oder Nachtkerzenöl zu bekämpfen. Bei ungefähr der Hälfte aller Frauen wirken diese Öle erstaunlich gut. Beide enthalten relativ viel Gammalinolensäure (GLS), deren entzündungshemmende Wirkung erwiesen ist. Den Teilnehmern entsprechender wissenschaftlicher Studien wurde täglich eine Dosis von 3000 mg Nachtkerzenöl gegeben. Bei einer solchen Behandlung kann es bis zu zwölf Wochen dauern, bis die gewünschte Wirkung eintritt. GLS ist auch in Verbindung mit Vitamin B_6 (100–150 mg täglich) zur Behandlung von prämenstruellen Störungen, unter anderem von Brustschmerzen, verwendet worden.

Borretschsamenöl ist weniger bekannt als Nachtkerzenöl, doch hat es den Vorteil, daß die GLS-Menge darin wesentlich höher ist, so daß sich das gewünschte Resultat mit weniger Öl erreichen läßt. Bei Borretschsamenöl reicht eine tägliche Menge von 1000 bis 1500 mg aus (worin ungefähr 240–360 mg GLS enthalten sind). Meiden Sie diese Öle, wenn Sie schwanger sind oder dies sein könnten, denn ihre Einnahme erhöht die Gefahr von Fehlgeburten.

Wenn Sie Schmerzen haben, die sich nicht in Abhängigkeit vom Menstruationszyklus verändern, können die soeben beschriebenen Behandlungsmöglichkeiten ebenfalls nützlich sein, doch sollten Sie in diesem Fall einen Arzt aufsuchen und ihn bitten, eine präzise Diagnose zu stellen. Die Schmerzen können auch von einer bestimmten Art von Arthritis mit Namen *Costochondritis* herrühren, die an der Stelle auftritt, wo die Rippen mit dem Brustbein zusammentreffen. Siehe Kapitel 5.

Um das bisher Gesagte noch einmal zusammenzufassen, folgt nun eine Auflistung der Maßnahmen, die Sie bei Brustschmerzen ergreifen sollten:

1. Lassen Sie sich von einem Brustspezialisten untersuchen. Obwohl Zellverände-

rungen, die auf ein erhöhtes Brustkrebs-risiko hinweisen, nur selten vorkom-men, ist diese Überprüfung sehr wichtig.

2. Gestalten Sie Ihre Ernährung so, daß sie auf Ihren Hormonhaushalt ausgleichend wirkt, so wie es auf den Seiten 145–146 beschrieben wurde. Dies ist auch bei vielen anderen Beschwerden ein gesun-der erster Schritt.

3. Wenn der Schmerz trotzdem nicht weicht, können Sie zunächst ausprobie-ren, wie Sie ohne Koffeinkonsum zu-rechtkommen.

4. Machen Sie einen Versuch mit pflanz-lichem Progesteron. Tragen Sie während der zehn Tage vor Ihrer Periode insge-samt eine halbe bis zu einer ganzen 66-Gramm-Dose auf Ihre Haut auf.

5. Wenn Sie trotz all dieser Maßnah-men immer noch Schmerzen haben, können Sie versuchsweise 240–360 mg GLS täglich einnehmen. Dies ist die in 1000–1500 mg Borretschsamenöl oder in 3000 mg Nachtkerzenöl enthal-tene Menge. Zum gleichen Zweck kann auch Hanföl oder das Öl der Sa-men Schwarzer Johannisbeeren benutzt werden.

10. Krebs

Es ist schwer vorstellbar, daß Nahrungsmittel Krebs bzw. den mit dieser Krankheit verbundenen Schmerz beeinflussen können sollen. Wir haben gewöhnlich die Vorstellung, daß Krebs etwas ist, das nur durch Operationen, Bestrahlungen oder Chemotherapie wirksam behandelt werden kann, und daß selbst diese sehr belastenden Behandlungsmaßnahmen oft versagen.

Ich möchte Ihnen hier über die Ergebnisse wissenschaftlicher Untersuchungen berichten, die uns gezwungen haben, unsere bisherige Sicht des Problems Krebs und Krebsschmerzen gründlich zu verändern. Zwar verfügen wir noch nicht über alle Antworten auf diese schwierige Krankheit, doch ist mittlerweile klar, daß bestimmte diätetische Maßnahmen völlig unvermutete Behandlungsmöglichkeiten eröffnen, die wir gerade erst zu nutzen beginnen.

Ich werde in diesem Kapitel beschreiben, wie eine bestimmte Art der Ernährung die Entstehung von Krebs ebenso wie sein erneutes Auftreten nach einer erfolgreichen Behandlung verhindern und die Überlebenszeit Krebskranker erheblich verlängern kann, denn unsere wirksamsten Waffen gegen Krebsschmerzen sind diejenigen, die den Krebs selbst bezwingen oder zumindest aufhalten. Am Ende des Kapitels werde ich noch etwas zur Anwendung von Schmerzmitteln bei dieser Krankheit sagen.

Vielleicht haben Sie von Dr. Anthony J. Sattilaro gehört, der ein in den USA sehr bekanntes Buch mit dem Titel *Recalled by Life* (deutsch: *Rückruf ins Leben*) geschrieben hat. Ich habe Tony im Jahre 1986 kennengelernt. Die Ereignisse, über die ich nun berichten werde, begannen schon einige Jahre früher.

Wie Dr. Anthony J. Sattilaro seinen Krebs besiegte

Tony war ein erfolgreicher Arzt, der zunächst als Anästhesist gearbeitet hatte und dann Leiter des *Methodist Hospital* in Philadelphia geworden war. Eines Tages fand ein Radiologe in jenem Krankenhaus bei einer routinemäßigen Röntgenuntersuchung an der linken Seite von Tonys Brustkorb einen großen schwarzen Flecken. Dieser Fund war insofern höchst merkwürdig, als Tony abgesehen von chronischen Rückenschmerzen über keinerlei Beschwerden klagte. Da er mit zahlreichen Projekten beschäftigt und deshalb sehr überlastet war, hatte er sich lange nicht sonderlich um seine Gesundheit gekümmert. Weil ihn dieser Befund nun aber doch ziemlich beunruhigte, entschloß er sich zu einer sorgfältigen Untersuchung der Ursachen.

Der Radiologe führte noch am gleichen Tag eine Computertomographie durch. Schon vor dem Ende der Untersuchung war klar, daß die Ergebnisse alles andere als normal waren. Der verdächtige Bereich auf der Röntgenaufnahme erwies sich als ein großer Klumpen von Krebszellen in einer von Tonys Rippen. Weitere, langsam wachsende Krebsgeschwulste wurden in seinem Schädel, seinem Brustbein und seiner Wirbelsäule gefunden.

Dies entsprach nun nicht gerade dem, wie Tony sich den weiteren Verlauf des Tages vorgestellt hatte. Er bekam schreckliche Angst. Innerhalb weniger Stunden war aus dem vielbeschäftigten Arzt, der völlig in seiner Arbeit aufging, ein Patient mit Krebs im fortgeschrittenen Stadium geworden.

Seine Ärzte versuchten nun herauszufinden, wo der Krebs begonnen hatte, um eine möglichst effektive Behandlung planen zu können. Sie führten vier Biopsien durch, um nach Krebszellen zu suchen. Die Prostatabiopsie brachte die Wahrheit ans Licht.

Prostatakrebs kommt bei älteren Männern häufig vor. Wenn er erst spät im Leben beginnt, wächst er oft sehr langsam – sogar so langsam, daß Ärzte oft empfehlen, ihn gar nicht zu behandeln. Doch Tony war erst 46 Jahre alt, und in diesem noch relativ jungen Alter ist Prostatakrebs extrem aggressiv. In Tonys Fall hatte er sich bereits so weit ausgebreitet, daß praktisch nichts mehr zu tun war. Eine chirurgische Entfernung des Tumors war unmöglich. Der behandelnde Onkologe empfahl Tony, seine Angelegenheiten in Ordnung zu bringen.

Kurz darauf setzten jene Schmerzen ein, die für in den Knochen wachsende Krebszellen typisch sind. Als sie stärker wurden, brauchte Tony starke Schmerzmittel, um den Tag durchstehen zu können. Diese Mittel verursachten manchmal sehr starke Übelkeitsgefühle. Trotz der Schmerzen und der unangenehmen Nebenwirkungen seiner Medikamente versuchte er, seine Arbeit im Krankenhaus so lange wie möglich fortzusetzen.

Allerdings machte sich Tony Sattilaro keinerlei Illusionen über seine Krankheit. Wie jeder Arzt hatte auch er genügend Krebsfälle gesehen, um zu wissen, was ihm bevorstand. Außerdem lag zur gleichen Zeit sein eigener Vater mit Lungenkrebs im Sterben. Kurz nachdem Tony erfahren hatte, wie es um ihn stand, mußte er seinen Vater beerdigen und versuchen, seine Mutter, so gut er konnte, zu unterstützen.

Nach der Beerdigung fuhr er zur Mautstelle von New Jersey, um nach Philadelphia zurückzufahren. Zwei Tramper, Männer Mitte Zwanzig, warteten dort auf eine Mitfahrgelegenheit. Obwohl sie ein wenig merkwürdig aussahen, nahm er sie mit, weil er sich darauf freute, sich während der Fahrt ein wenig unterhalten zu können. Er erzählte den Fremden vom Tod seines Vaters und davon, daß ihm nun das gleiche Schicksal bevorstehe. Zufällig kamen die beiden gerade von einer Schule für makrobiotisches Kochen. Sie waren offenbar völlig begeistert und überzeugt von den in

Nahrung enthaltenen Heilkräften und verkündeten ihm, Krebs brauche nicht unbedingt tödlich zu sein. Durch Veränderung seiner Ernährung könne er diese Krankheit bezwingen.

Tony war völlig irritiert. Da kamen zwei junge Männer daher, die halb so alt waren wie er, keinerlei medizinische Ausbildung erhalten hatten und sich offenbar nicht darüber im klaren waren, daß er ein ausgebildeter Arzt war. Und diese Kerle glaubten genau zu wissen, was er tun könne. Was er ihnen über seine Krankheit gesagt hatte, schien sie nicht sonderlich zu beeindrucken. Doch er ließ sie gewähren. Er ließ sie über Yin und Yang erzählen und darüber, wie Nahrungsmittel das energetische Gleichgewicht des Körpers beeinflussen können, und all dies erschien ihm als völliger Unsinn. Als er sie schließlich absetzte, baten sie ihn um seine Adresse, weil sie ihm weitere Informationen schicken wollten. Ein paar Tage später kam ein Päckchen mit einem Buch über Ernährung und Krebs an. Was er darin las, erschien ihm nicht viel überzeugender als das, was die beiden jungen Männer gesagt hatten. Doch enthielt das Buch ein Zitat einer Ärztin, die selbst Brustkrebs gehabt und der eine makrobiotische Diät das Leben gerettet hatte. Offenbar war der Krebs dadurch in die Remission getrieben worden. Dies ließ Tony aufhorchen, weil Brustkrebs ebenso wie Prostatakrebs durch Hormone verursacht wird. Und dies war eine Ärztin, die einen diätetischen Behandlungsansatz vertrat. Immer noch sehr skeptisch, aber interessiert, mehr zu erfahren, suchte er das makrobiotische Zentrum in Philadelphia auf.

Das Wort *Makrobiotik* bedeutet «langes Leben», und die makrobiotische Ernährung basiert auf Getreide, Gemüse und Hülsenfrüchten, die nach Prinzipien, die der chinesischen Medizin entstammen, in einem bestimmten Verhältnis zueinander gegessen werden sollen. Die moderne makrobiotische Diät benutzt viele traditionelle asiatische Nahrungsmittel. Sie besteht aus großen Mengen Reis und Gemüse und meidet strikt Milchprodukte, Fleisch sowie zuckerhaltige und denaturierte Nahrungsmittel.

Tony fand zwar keine Informationen über Doppelblind-Tests, die die Wirksamkeit dieser Ernährung belegt hätten, doch er wurde von einer Mischung aus Neugier und Verzweiflung getrieben. Er nahm an Mahlzeiten in jenem Zentrum teil, und die Mitarbeiter desselben gaben ihm auch Essen für zu Hause mit. An die Geschmäcke mußte er sich zunächst sehr gewöhnen. Doch schon bald geschah etwas, das die neuartigen Geschmackseindrücke in einem völlig anderen, positiven Licht erscheinen ließ: Seine Schmerzen gingen zurück.

Er spürte die Veränderungen Tag für Tag. Zunächst benötigte er weniger Schmerzmittel, und nach drei Wochen waren die Schmerzen völlig verschwunden. Er war sich zwar nicht sicher, ob die neue Ernährungsweise der Grund für diese Veränderung war, doch er hatte nicht vor, damit aufzuhören. Jeden Tag nahm er seine Eßstäbchen mit in den Speiseraum der Ärzte und aß zum Vergnügen seiner Kollegen Speisen, wie die asiatische Landbevölkerung sie zu essen pflegt. Westliche Genüsse waren für ihn völlig tabu. Allmählich kam er zu Kräften, und er konnte sich wieder ohne Schmerzmittel auf seine Arbeit konzentrieren. Ein Jahr später fühlte er sich immer noch gut, und er beschloß, von dem Arzt, der ihn behandelte, seinen aktuellen Zustand untersuchen zu lassen. Er wollte jene Untersuchung wiederholen, die gezeigt hatte, wie weit der Krebs bei ihm schon fortgeschritten war. Die Untersuchung wurde durchgeführt, und als seine Ärzte die Ergebnisse sahen, waren sie schockiert. Von Krebs war keine Spur mehr zu erkennen – nicht in seiner Wirbelsäule, nicht in seinem Schädel und auch sonst nirgendwo in seinem Körper. Vermutlich war der Krebs nicht völlig verschwunden, sondern nur so winzig, daß man ihn auf den Aufnahmen nicht mehr sehen konnte. Sein Gesundheitszustand verbesserte sich weiter, und er beschloß, seine Arbeit im *Methodist Hospital* aufzugeben, sich der Erforschung der Beziehung zwischen Ernährung und Gesundheit zu widmen, zu schreiben und Vorträge zu halten. Er schrieb ein Buch über seine Erfahrungen, das zum Bestseller wurde.

Als ich Tony kennenlernte, lebte er in Florida, wo er studierte, schrieb und tägliches Körpertraining betrieb. Er zeigte mir den Scan, durch den sein Krebs entdeckt worden war, sowie auch die später gemachten Aufnahmen, die das Verschwinden der Krebstumore zeigten. Er hatte zahllose Briefe von Krebskranken erhalten, die ihn um Rat baten. Er hatte ihnen allen geantwortet, er sei sich nicht sicher, ob die Ernährung der Faktor gewesen sei, der ihm geholfen habe. Natürlich sei seine Genesung erstaunlich, doch könne er einfach nicht behaupten, das, was ihm geholfen hätte, würde auch anderen helfen.

Dann erzählte Tony mir etwas, das mich sehr beunruhigte. Er hatte sich entschlossen, mit der makrobiotischen Diät aufzuhören. Da er seit fast zehn Jahren keinen Krebs mehr hatte, wollte er diesen Test wagen, um festzustellen, ob der Krebs wirklich völlig verschwunden sei. Er fing allmählich an, wieder Fisch und Huhn zu essen.

Ich verstand nicht, warum er dieses Risiko einging. Ein Krebs, der auf effektive Weise unterdrückt worden ist, ist damit noch nicht völlig verschwunden. Und ob er nun an die Wirkung der Diät glaubte oder nicht – warum wollte er schlafende Hunde wecken? Seine makrobiotischen Berater hatten ihm gesagt, Krebs einmal zu bezwingen sei für den Körper ohnehin schon eine enorme Leistung; ihn danach wieder zu provozieren und anschließend erneut zu versuchen, ihn zu zähmen – davon würden sie ihm dringend abraten.

Kurz darauf kehrte Tonys Krebs zurück und auch die seit Jahren verschwundenen Schmerzen. Er mußte wieder starke Schmerzmittel einnehmen, und diesmal ließ sich daran auch durch eine erneute Umstellung der Ernährung nichts mehr ändern. Während meines letzten Gesprächs mit ihm konnte er nur noch undeutlich sprechen, er war sehr geschwächt und nicht in der Lage, sich zu konzentrieren.

Nach seinem Tode blieben die Fragen, die er aufgeworfen hatte, weiter bestehen. War der Krebs bei ihm tatsächlich durch die makrobiotische Diät verschwunden? War das spätere Abweichen von dieser Diät der Grund für seine Rückkehr gewesen? Diese Fragen lassen sich zwar nicht definitiv beantworten, aber es gibt erstaunlich viele Anhaltspunkte dafür, daß die Ernährung tatsächlich die krebsverursachenden Hormone zu beeinflussen vermag und daß sie auch das Risiko von Krebserkrankungen und deren Verlauf beeinflußt.

Dies bedeutet nicht, daß Krebskranke andere Behandlungen vernachlässigen sollten. Chirurgische Eingriffe, Bestrahlungen, Chemotherapie und Hormonbehandlungen können allesamt sehr wichtig sein. Doch kann ein Krebspatient zusätzlich zu diesen konventionellen Behandlungsmethoden die Heilkräfte nutzen, die in Nahrungsmitteln enthalten sind.

Krebsbehandlung mit Hilfe von Nahrungsmitteln

Krebs beginnt, wenn eine Zelle anfängt, sich unkontrolliert zu vermehren. Dies kann in der Prostata, der Lunge, der Brust, im Verdauungstrakt oder in irgendeinem anderen Teil des Körpers passieren. Die Zelle teilt sich dann immer wieder und wird zu einem Zellklumpen, der in benachbarte Gewebe eindringt. Schließlich trennen sich einige Krebszellen von der Muttergeschwulst und wandern in andere Körperbereiche, ein Prozeß, der Metastasenbildung genannt wird.

Einer von drei Erwachsenen in westlichen Ländern erkrankt irgendwann in seinem Leben an Krebs. Dies ist ein gewaltiger statistischer Anstieg gegenüber früheren Jahren und eine völlig andere Situation als in Ländern, die noch keine westlichen Eßgewohnheiten übernommen haben.

Das *National Cancer Institute* hat zu analysieren versucht, inwieweit das Krebsrisiko auf genetischen Faktoren beruht und inwieweit die Entstehung von Krebs Faktoren zuzuschreiben ist, auf die der Mensch zumindest prinzipiell Einfluß hat, zum Beispiel Rauchen, Ernährung, Röntgenaufnahmen, Radon usw. Nach den Schätzungen sind 80 bis 90 Prozent aller Krebsfälle auf Umweltfaktoren zurückzuführen, wenn wir zu diesen die Ernährung und das Rauchen hinzurechnen. Dreißig Prozent aller Krebsfälle werden durch Tabakkonsum ver-

ursacht, darunter viele Fälle von Lungenkrebs, Mundhöhlenkrebs, Kehlkopfkrebs,
Nierenkrebs und Blasenkrebs. Eine noch
größere Zahl, nämlich zwischen 30 und
60 Prozent, ist ernährungsbedingt. Bei der
Entstehung von Prostata-, Brust-, Eier-
stock-, Uterus-, Darm-, Magen- und sogar
Lungenkrebs sowie weiterer Krebsarten
spielen bestimmte Arten von Nahrungsmitteln eine Rolle, die das Wachstum von
Krebszellen fördern. Diese Ernährungsfak-
toren sind zwar nicht die einzige Ursache
dafür, daß die betreffenden Organe von
Krebs befallen werden, doch verstärken sie
die Wirkung von Umweltgiften, radioak-
tiver Strahlung, genetischen Belastungen
und anderen Faktoren.

Hinweise darauf, wie die Ernährung die
Entstehung von Krebs beeinflussen kann,
sind in vielen Studien unterschiedlichster
Art zu finden. So wurde beispielsweise die
Zahl der Krebsfälle in Ländern, deren Ernährung sich stark voneinander unterscheidet, miteinander verglichen, etwa in Japan
und in den Vereinigten Staaten. Um Ernäh-
rungsfaktoren und genetische Faktoren unterscheiden zu können, wurde dann die Po-
pulation derjenigen untersucht, die von
Asien in die Vereinigten Staaten emigriert
waren und sich dort westliche Eßgewohnheiten angeeignet hatten. Auch wurden
Untersuchungen über die Ernährungsgewohnheiten von Krebskranken durchgeführt, die mit den entsprechenden Gewohnheiten anderer Menschen im gleichen

sozialen Umfeld verglichen wurden. Auf
diese Weise konnte zweifelsfrei nachgewiesen werden, daß bestimmte Nahrungsmittel
Krebs fördern, wohingegen andere vor
Krebs zu schützen scheinen.

Wir können diese Information nutzen,
um unser Risiko, selbst eines Tages an Krebs
zu erkranken, zu verringern. Und falls Sie
bereits an Krebs erkrankt sind, werden Sie
auch Informationen darüber finden, wie
Nahrungsmittel den Verlauf dieser Krankheit zu beeinflussen vermögen – was sehr
wichtig ist, wenn Sie ein Wiederauftreten der Krankheit verhindern, möglichst
schmerzfrei bleiben oder werden und die
Wirkung des Krebses auf Ihr Leben mini-
mieren wollen. Wir wissen wesentlich mehr
über die Möglichkeit, mit Hilfe bestimmter Nahrungsmittel Krebserkrankungen zu
verhindern, als darüber, wie man nach einer
Krebsdiagnose die Situation mit Hilfe einer
bestimmten Ernährung verbessern kann.
Trotzdem gibt es viele wichtige Informationen, die in beiden Situationen nützlich
sein können.

Die Krebsarten, bei denen die Ernährung eine besonders wichtige Rolle spielt,
sind diejenigen, die in Organen entstehen,
die stark durch Sexualhormone beeinflußt
werden – Prostata, weibliche Brust, Gebärmutter und Eierstöcke –, sowie diejenigen,
die in Organen beginnen, die bei der Verdauung von Nahrung eine Rolle spielen –
Speiseröhre, Magen, Darm, Leber und
Bauchspeicheldrüse. Doch ist festgestellt

worden, daß Eßgewohnheiten auch bei anderen Arten von Krebs eine Rolle spielen.

Wenn bei Ihnen Krebs diagnostiziert worden ist, möchte ich Ihnen dringend raten, mit Ihrem Arzt einen ganz persönlichen Behandlungsplan zu erarbeiten und dabei einer bewußten Einbeziehung der Ernährung sehr viel Gewicht beizumessen. Nicht allen Ärzten liegt es, ihre Patienten in Ernährungsfragen zu beraten, da die meisten in dieser Hinsicht eine sehr unzulängliche Ausbildung erhalten haben. Doch kann Ihr Arzt Sie zu einem sachkundigen Diätspezialisten überweisen, und Sie können ihn auch bitten, sich mit den in diesem Buch beschriebenen Methoden und Konzepten vertraut zu machen und sie zur Ergänzung anderer Behandlungsmaßnahmen zu nutzen.

Prostatakrebs

Prostatakrebs kommt in Asien wesentlich seltener vor als in Europa und in den Vereinigten Staaten. Bei einem in Hongkong lebenden Mann ist die Wahrscheinlichkeit, daß er an Prostatakrebs erkrankt, nur halb so hoch wie bei einem Mann in Schweden. Und in Teilen Chinas, die noch kaum mit westlichen Einflüssen in Berührung gekommen sind, ist eine solche Erkrankung noch unwahrscheinlicher.

In statistischen Untersuchungen stellt sich immer wieder eine Verbindung von Prostatakrebs mit dem Konsum tierischer Produkte wie Milch, Fleisch, Eiern, Käse, Sahne und Butter heraus – Nahrungsmitteln, die zu wichtigen Säulen der westlichen Ernährung geworden sind. Zusammen mit den zum Kochen und Braten benutzten Ölen tragen sie zu dem riesigen Fettkonsum bei, der die Testosteronproduktion im Körper eines Mannes anregt. Diese wiederum läßt die Prostatazellen wachsen, wodurch zunächst gutartige Prostatavergrößerungen und schließlich auch Krebszellen entstehen.

Prostatakrebs tritt seltener bei Vegetariern und bei Menschen auf, die mehr Reis, Sojabohnenprodukte und grüne oder gelbe Gemüsesorten konsumieren. Diese Nahrungsmittel haben zwei Eigenschaften, die das Krebsrisiko verringern. Erstens sind sie fettarm, weshalb sie den Testosteronspiegel tendenziell eher senken. Und zweitens unterstützen die Ballaststoffe in natürlichen pflanzlichen Produkten die Entfernung des Testosterons aus dem Körper. Dies geht genauso vonstatten wie die schon in Kapitel 8 beschriebene Entfernung von Östrogen aus dem Körper. Die Leber filtert das Blut, entfernt Testosteron daraus und leitet es durch den Gallengang in den Dünndarm. Dort nehmen Ballaststoffe das Hormon auf und befördern es zusammen mit anderen Abfallstoffen aus dem Körper. Reichlicher Verzehr von Gemüse, Hülsenfrüchten und Getreide hält dieses System zur Entfernung

von überschüssigem Testosteron funktionsfähig. Da Fisch, Huhn, Eier und alle anderen tierischen Lebensmittel keinerlei Ballaststoffe enthalten, werden die Bindung
von Testosteron und seine Ausscheidung um
so stärker beeinträchtigt, je mehr tierische
Nahrungsmittel wir essen. Stehen zur Aufnahme des Hormons nicht genügend Ballaststoffe zur Verfügung, wird ein Teil des
Testosterons vom Verdauungstrakt aus in die
Blutbahn zurückgeleitet, wo es wieder aktiv wird.

Eine rein vegetarische Ernährung
schränkt außerdem die Aktivität des Testosterons ein. Je mehr pflanzliche Nahrung
Sie konsumieren, um so größere Mengen
eines Proteinmoleküls namens SHBG (*sex-
hormone binding globulin*) produziert Ihr Körper. Dieses sorgt dafür, daß das Testosteron
so lange inaktiv bleibt, bis es benötigt wird.
In der *Massachusetts Male Aging Study* wurde
die interessante Feststellung gemacht, daß
die Tendenz zu Aggressivität und Dominanz
bei Männern um so stärker zurückgeht, je
mehr SHBG sich in ihrem Blut befindet.
Folglich sind Männer, die viel pflanzliche
Nahrung essen, besser in der Lage, die weniger guten Eigenschaften von Testosteron
unter Kontrolle zu halten. Dadurch werden
sie nicht zu Schwächlingen, sondern sie
werden nur leichter mit ihren Macho-Ten-
denzen fertig.

Die krebshemmende Wirkung pflanzlicher Nahrung basiert teilweise auf der Wirkung des roten Pigments Lycopen. Eine

Harvard-Studie, an der 47 000 im Gesund-
heitswesen Tätige teilnahmen, ergab, daß
Männer, die oft Erdbeeren und Tomaten
essen, seltener an Prostatakrebs erkranken.
Bei denjenigen, die wöchentlich zehnmal
oder häufiger Tomatensaft, Spaghetti mit
Tomatensoße, rohe Tomaten oder andere
Tomaten enthaltende Speisen – sogar Piz-
za – aßen, war das Risiko einer solchen
Erkrankung um bis zu 45 Prozent geringer
als bei den übrigen. Tomaten enthalten viel
Lycopen, und gekochte Tomaten scheinen
in dieser Hinsicht sogar noch besser zu wirken als rohe – möglicherweise weil das
Lycopen durch den Kochprozeß besser
verwertbar wird. Da viele Menschen Tomaten nicht vertragen, werden sie sicherlich
glücklich sein zu erfahren, daß Lycopen
auch in Wassermelonen, in rosafarbener
Grapefruit und in Guaven enthalten ist.

Nahrungsmittel haben nicht nur Einfluß
darauf, wer an Krebs erkrankt und wer
nicht, sondern sie beeinflussen auch den
Verlauf der Krankheit, nachdem sie ausgebrochen ist.

Wenn bei einem Patienten Prostatakrebs
diagnostiziert worden ist, versuchen die be-
handelnden Ärzte mit allen verfügbaren
Mitteln, die Wirkung des Testosterons zu
verringern. Dazu werden weibliche Sexualhormone eingesetzt, und oft wird der Patient auch kastriert. Wie wir bereits wissen,
läßt sich das Testosteron auch durch die Ernährung zähmen. Aus Statistiken geht klar
hervor, daß bei einem in Hongkong leben-

den Mann gegenüber einem Schweden die Gefahr einer Erkrankung an Prostatakrebs nur halb so hoch ist, daß jedoch bei dem Schweden die Gefahr, an der Krankheit zu sterben, achtmal so hoch ist wie bei dem Asiaten. Der Grund hierfür ist vermutlich die Wirkung einer vorwiegend pflanzlichen Ernährung auf das Testosteron.

Ernährungsprinzipien zur Verhinderung von Prostatakrebs

- Meiden Sie den Konsum tierischer Nahrungsmittel völlig, und benutzen Sie zum Kochen so wenig pflanzliches Öl wie eben möglich, um die Testosteronerzeugung in Ihrem Körper einzuschränken.
- Bevorzugen Sie ballaststoffreiche Nahrungsmittel (Getreide, Gemüse, Hülsenfrüchte), um die Entfernung von überschüssigem Testosteron aus Ihrem Körper zu beschleunigen. Gemüse ist außerdem reich an Vitaminen, die Ihre körpereigenen Abwehrmechanismen gegen Krebs stärken – ein Punkt, mit dem wir uns weiter unten noch ausführlicher beschäftigen werden.
- Ein Nährstoff, den Ihr Körper unbedingt in ausreichenden Mengen braucht, ist Vitamin B_{12}. Dieses kann in Form eines beliebigen Multivitaminpräparats oder eines speziellen Vitamin-B_{12}-Präparats mit einer Tagesdosis von 5 mcg oder mehr eingenommen werden.
- Wenn Sie nähere Informationen über die von Dr. Sattilaro erprobte makrobiotische Diät erhalten wollen, können Sie sich an das Kushi-Institut wenden (P.O.Box 7, Becket, MA 01223, USA).

Niemand kann garantieren, daß eine bestimmte neue Ernährungsweise bei jedem Menschen zu ähnlich positiven Resultaten führt, wie es offenbar bei Dr. Sattilaro der Fall war. Doch sollten wir unser Wissen zu nutzen versuchen. Wenn Sie Ihr Risiko, an Prostatakrebs zu erkranken, verringern oder zumindest die Krebsschmerzen reduzieren und das Fortschreiten der Krankheit verzögern wollen, sollten Sie sich an den folgenden Prinzipien orientieren:

Brustkrebs

Als ich noch Medizinstudent war, zählten zu den ersten Patienten, um die ich mich kümmerte, Frauen mit Brustkrebs. Viele von ihnen waren noch ziemlich jung. Damals war ich erstaunt darüber, wie häufig Brustkrebs auftrat. Er ist auch heute noch eine der häufigsten Todesursachen von Frauen in den Dreißigern und Vierzigern. Das Risiko, an Brustkrebs zu erkranken, lag damals bei 1 zu 14, und es ist mittlerweile auf 1 zu 8 angestiegen.

In Studien über Patientinnen, die an Brustkrebs erkrankt sind, ist ein Muster zu erkennen, das demjenigen von Prostatakrebs ähnelt. In den fünfziger Jahren war Brustkrebs in Japan sehr selten, und in jener Zeit war dort eine fettarme Ernährung allgemein üblich. Die Japaner ernährten sich damals vorwiegend von Reis und von großen Mengen Gemüse. Milchprodukte spielten für sie praktisch keine Rolle, und wenn sie Fleisch aßen, dann nur in sehr kleinen Mengen, um den Speisen ein wenig Würze zu geben.

Im Laufe der letzten Jahrzehnte hat sich die Ernährung der Japaner sehr geändert. Wie viele Asiaten haben auch sie westliche Eßgewohnheiten übernommen, und überall in Japan schießen Fastfood-Restaurants wie Pilze aus dem Boden.

Zwischen den fünfziger und den achtziger Jahren ist der Konsum von Reis und Gemüse in Japan sehr stark zurückgegangen, und der Konsum von rotem Fleisch, Geflügel und Eiern hat sich verachtfacht. Der Konsum von Milchprodukten ist seit den Fünfzigern auf das Fünfzehnfache gestiegen, und der Fettkonsum hat sich verdreifacht. Im gleichen Zeitraum hat auch die Häufigkeit von Brustkrebs dramatisch zugenommen. Bei reichen japanischen Frauen, die täglich Fleisch essen, ist das Brustkrebsrisiko achtmal höher als bei ärmeren Frauen, die nur selten oder nie Fleisch essen.

Es gibt viele Studien, in denen die Ernährungsgewohnheiten von Populationen, die häufig an Krebs erkranken, mit der Ernährung anderer verglichen werden, bei denen die Zahl der Krebsfälle geringer ist. Auch die Ernährungsgewohnheiten krebskranker und anderer Frauen sind verglichen worden. Die Ergebnisse all dieser Untersuchungen lassen sich letztlich in der Aussage zusammenfassen, daß das Brustkrebs-

risiko von der Menge an Fett – insbesondere an tierischem Fett – abhängt, die Frauen konsumieren.

Wie wir in Kapitel 8 gesehen haben, produziert der Körper um so mehr Östrogen, je mehr Fett eine Frau ißt, und er scheidet um so weniger Östrogen aus, je geringer der Ballaststoffanteil der Nahrung ist. Auch wurde festgestellt, daß das Blut von Frauen, die an Brustkrebs leiden, mehr Östrogen enthält als das Blut anderer Frauen.

Tierisches Fett scheint in diesem Zusammenhang problematischer zu sein als pflanzliches. Forscher der *New York University* haben die Ernährungsgewohnheiten von 250 an Brustkrebs erkrankten Frauen mit der Ernährung von 499 gesunden Frauen aus der gleichen Provinz im Nordwesten Italiens verglichen. Beide Gruppen konsumierten viel Olivenöl und große Mengen Kohlehydrate. Was die Ernährung der Gruppe der Krebspatientinnen unterschied, war die Menge an tierischen Produkten, die sie aßen. Bei den Frauen, die die größten Mengen an Fleisch, Käse, Butter und Milch aßen, war das Krebsrisiko etwa dreimal so hoch wie bei den übrigen.

Die positiven Wirkungen einer rein vegetarischen Ernährung

Eine rein vegetarische Ernährung meidet nicht nur die Gesundheitsrisiken, die der Konsum von tierischem Fett mit sich bringt, sondern führt dem Körper außerdem große Mengen an Ballaststoffen zu.

Deshalb befindet sich im Blut von Frauen, die sich rein vegetarisch ernähren, weniger Östrogen. Außerdem verfügen sie über mehr SHBG, das Protein, das Östrogen ebenso bindet und deaktiviert wie Testosteron. Eine rein vegetarische Ernährung führt dem Körper auch viele Phytoöstrogene zu, schwache Östrogene, die die normalen Östrogene von den Rezeptoren an Brustzellen verdrängen und dadurch die Wirkung des körpereigenen Östrogens verringern. In Sojaprodukten sind diese natürlichen Stoffe in besonders hoher Konzentration enthalten, doch auch in vielen Gemüsesorten sind sie zu finden – sicherlich ein weiterer Grund für die geringere Zahl der Krebsfälle in asiatischen Ländern.

Auch Milchprodukte scheinen das Brustkrebsrisiko zu erhöhen. Studien, in denen verschiedene Populationen untersucht wurden, ergaben, daß Brustkrebs in Gebieten, in denen Milchkonsum üblich ist, häufiger auftritt, und daß Milchtrinkerinnen häufiger an Brustkrebs erkranken als andere Frauen. Selbst bei gleich hohem Fettanteil der Nahrung erkranken Milchtrinkerinnen häufiger an Brustkrebs.

In einer Studie, die ich zusammen mit Kollegen 1997 dem *Physicians Committee for Responsible Medicine* (Ärztekomitee für verantwortliche Medizin) vorlegte, versuchten wir herauszufinden, welche Bestandteile von Kuhmilch Brustkrebs begünstigen könnten. Wir kamen zu dem Ergebnis, daß

nicht nur das Fett in der Milch problematisch ist – obwohl es sicherlich auch ein Grund zur Besorgnis ist, denn etwa die Hälfte der in Vollmilch enthaltenen Kalorien entfallen auf das tierische Fett. Aber Milch enthält außerdem auch Östrogene, weil Milchvieh zur Maximierung der Milchproduktion ständig in schwangerem Zustand gehalten wird. Überdies enthält Milch Wachstumsfaktoren, die das Wachstum der Kälber beschleunigen sollen. Der bekannteste unter diesen, IGF-1 (*insulin-like growth factor*) genannt, ist ein noch gefährlicherer Stimulus für das Wachstum von Krebszellen als Östrogen.

Auch Alkohol kann die Krebsgefahr erhöhen. Selbst ein einziges alkoholisches Getränk täglich erhöht das Brustkrebsrisiko verglichen mit der Gefährdung von Frauen, die keinen Alkohol trinken, um mehr als 50 Prozent. Umweltchemikalien, die sich oft im Fett von rotem Fleisch, Fisch und Milchprodukten ablagern und die in geringeren Mengen auch in nicht-biologischen pflanzlichen Nahrungsmitteln vorkommen, können ebenfalls eine Rolle spielen.

Weitere Faktoren, die das Risiko einer Erkrankung an Brustkrebs erhöhen, sind etwa die Östrogen-«Ersatz»-Therapie, die oft (und meiner Meinung nach fälschlich) Frauen nach der Menopause empfohlen wird, orale Empfängnisverhütungsmittel, Fettleibigkeit, radioaktive Strahlung, Umweltgifte und in manchen Fällen auch genetische Einflüsse. Wie schon in Kapitel 8 erwähnt wurde, hängt das Maß, in dem Sie mit Umweltgiften in Berührung kommen, stark davon ab, was Sie essen.

Die Überlebenschancen bei Brustkrebs

Vor mehr als dreißig Jahren bemerkte Ernst Wynder von der *American Health Foundation* in New York, daß japanische Frauen nicht nur wesentlich seltener an Brustkrebs erkrankten als Amerikanerinnen, sondern daß Japanerinnen, *wenn* sie an Brustkrebs erkrankten, nach dem Ausbruch der Krankheit meist wesentlich länger überlebten. Der Grund hierfür ist zumindest teilweise der geringere Fettanteil der traditionellen japanischen Ernährung. Aus zahlreichen Studien ist zu entnehmen, daß die Chancen, Brustkrebs zu überleben, um so höher sind, je weniger Fett die Betroffenen konsumieren.

Forscher in Buffalo, New York, haben untersucht, wie sich Frauen ernährten, die an Brustkrebs erkrankt waren und bei denen der Krebs bereits auf andere Körperbereiche übergegriffen hatte. Die Wissenschaftler stellten fest, daß das Risiko, an der Krankheit zu sterben, je 1000 Gramm Fett, die die Patientinnen im Monat konsumierten, um jeweils 40 Prozent stieg. Wenn man den typischen Fettkonsum von Amerikanern im Laufe eines Monats als Maßstab zugrunde legt, so konsumiert jemand, der täglich 1800 Kalorien zu sich nimmt, im

Monat ungefähr 2000 Gramm Fett. Verglichen damit enthält eine rein vegetarische Ernährung, die auch den Zusatz von pflanzlichen Ölen beim Kochen völlig zu vermeiden versucht, nur etwa 600 Gramm Fett pro Monat. Sollte sich das soeben erwähnte Untersuchungsergebnis als stichhaltig erweisen, so unterscheiden sich die Überlebenschancen bzw. das Todesrisiko von Vegetarierinnen und Fleischesserinnen zu jedem beliebigen Zeitpunkt um etwa 60 Prozent.

Das bedeutet nicht, daß das Todesrisiko der Frauen 60 Prozent beträgt, sondern daß dieses Risiko um 60 Prozent *höher* ist, als es andernfalls wäre – sofern die Betreffenden mit den Teilnehmerinnen der Studie vergleichbar sind.

Auch in einer kanadischen Studie wurde festgestellt, daß bei Frauen nach der Menopause eine Krebserkrankung mit höherer Wahrscheinlichkeit auf die Lymphknoten übergreift, wenn sie größere Mengen an gesättigten Fettsäuren konsumieren.[*] Außerdem ist die Überlebenswahrscheinlichkeit von Nichtraucherinnen höher als die von Raucherinnen.

Eine rein vegetarische Ernährung enthält weniger Fett und mehr Ballaststoffe, komplexe Kohlehydrate und Beta-Carotin, und

---

[*] Diese Art von Fett ist in besonders großen Mengen in Milchprodukten, Geflügel, rotem Fleisch und sogar Fisch enthalten – beispielsweise besteht Fischfett zu 15 bis 30 Prozent aus gesättigten Fettsäuren. Hingegen ist der Anteil dieses Fetts in Gemüse, Getreide, Hülsenfrüchten und anderen pflanzlichen Produkten wesentlich geringer.

alle diese Stoffe scheinen die Überlebens-chancen von Brustkrebspatientinnen zu er-höhen. Außerdem helfen sie ihnen abzu-nehmen, was wiederum ihre Chancen, nicht an Krebs zu erkranken, erhöht und auch im Fall einer Krebserkrankung die Überlebenschancen verbessert.

Schmerzen nach einer Brustamputation

Ungefähr 10 Prozent der Frauen, bei denen eine Brustamputation vorgenommen wur-de, leiden anschließend an der Stelle des Eingriffs unter Schmerzen. Diese setzen unmittelbar nach der Operation ein und sind manchmal dauerhaft, wahrscheinlich weil bei der Operation Nervenbahnen durchtrennt worden sind.

Eine Hilfe zur Lösung dieses Problems stammt aus einer unerwarteten Quelle. Wie wir bereits in Kapitel 5 gesehen haben, hat *Capsaicin*, der Stoff, der Cayennepfeffer sei-ne Schärfe gibt, eine nützliche Eigenschaft: Wenn man ihn in Form einer Creme auf die Haut aufträgt, neutralisiert er die *Substanz P*, einen Neurotransmitter, der Schmerz-empfindungen übermittelt. Manchmal ver-ursacht das Auftragen einer solchen Creme zunächst einen stechenden Schmerz, doch gewöhnlich läßt dieser bei längerer Fort-setzung der Behandlung nach.

Aus mehreren Untersuchungen geht hervor, daß Capsaicin auch zur Behandlung von Schmerzen, die infolge einer Brustam-putation auftreten, geeignet ist. An einer dieser Untersuchungen nahmen 14 Frauen teil, die seit durchschnittlich vier Jahren un-ter Schmerzen litten. Nachdem sie vier Wo-chen lang eine Creme benutzt hatten, die 0,025 Prozent Capsaicin enthielt, gingen die Schmerzen so weit zurück, daß sie nur noch sehr schwach waren, und bei vier wei-teren trat eine mindestens 50prozentige Besserung ein. In mehreren Fällen trat der Höhepunkt der Schmerzlinderung erst vier Wochen nach Beginn der Behandlung ein. Zwei weitere Studien kamen zu ähnlichen Ergebnissen. Man trägt die Capsaicin-Creme einfach 3 bis 4 Wochen lang vier- bis fünfmal täglich auf die Haut auf. Wenn Ih-nen das Stechen zu stark ist, können Sie zunächst auch nur einen kleinen Hautbe-reich bestreichen und diesen dann allmäh-lich ausweiten. Nach etwa einer Woche regelmäßiger Anwendung der Creme ver-schwindet das anfängliche Stechen.

Gebärmutter- und Eierstockkrebs

Gebärmutter und Eierstöcke werden eben-so wie Prostata und Brust sehr stark durch die Sexualhormone beeinflußt. Aus Unter-suchungen geht hervor, daß Eierstockkrebs in Bevölkerungsgruppen, die viel Fett kon-sumieren, häufiger vorkommt. Forscher der *Johns Hopkins University* haben festgestellt, daß das Risiko einer Erkrankung an Eier-stockkrebs im Einklang mit der Höhe des

Cholesterinspiegels der betreffenden Frauen steigt – und ein hoher Cholesterinspiegel zeigt eine sehr fettreiche Ernährung an. Hoher Fettkonsum und Fettleibigkeit sind auch bei Gebärmutterkrebs Risikofaktoren, doch andere Faktoren wie etwa die Einnahme von Östrogenpräparaten spielen dabei ebenfalls eine wichtige Rolle.

Auch Milchkonsum scheint das Risiko einer Erkrankung an Eierstockkrebs zu erhöhen. Dr. Daniel Cramer von der *Harvard University* hat die Ernährungsgewohnheiten von Hunderten von Frauen, die an Eierstockkrebs erkrankt waren, mit denjenigen einer demographisch ähnlichen Gruppe von Frauen, die keinen Krebs hatten, verglichen. Es stellte sich heraus, daß die Krebspatientinnen erheblich größere Mengen von Milchprodukten konsumierten.

Milchprodukte sind natürlich oft sehr fettreich, doch machte nicht dieser Faktor Dr. Cramer die größten Sorgen, sondern der Milchzucker, auch Laktose genannt. Laktose entsteht aus zwei kleineren Zuckern mit Namen Glukose und Galaktose, und Galaktose kann auf die Eierstöcke toxisch wirken. Bei dieser Untersuchung wurde außerdem festgestellt, daß Frauen, die große Mengen von Milch und Milchprodukten konsumierten, häufiger unfruchtbar waren als andere.

Normalerweise helfen Enzyme dem Körper, Galaktose auszuscheiden. Manche Frauen verfügen über diese Enzyme jedoch nur in sehr geringen Mengen, und wenn sie dann täglich Milchprodukte konsumieren, verdreifacht sich ihr Risiko, an Eierstockkrebs zu erkranken. Da Galaktose nicht aus dem Fett der Milch, sondern aus Milchzucker produziert wird, ist sie in *allen* Milchprodukten enthalten, also nicht nur in Vollmilch, sondern auch in entrahmter Milch sowie auch beispielsweise in Joghurt, Eiscreme und Käse.

Uns liegen keine fundierten Beweise dafür vor, ob bestimmte Nahrungsmittel die Überlebenschance bei Gebärmutter- oder

Schuldgefühle bringen nichts

Wenn Krebskranke hören, daß bestimmte Nahrungsmittel das Risiko einer Krebserkrankung erhöhen, meinen manche von ihnen, dies bedeute, sie selbst trügen in irgendeiner Weise die Schuld an ihrer Krankheit oder die Erforscher und Befürworter einer gesunden Lebensweise würden mit dem Finger auf sie zeigen. Falls Sie ein ähnliches Gefühl haben sollten, rate ich Ihnen, sich möglichst bald wieder davon zu lösen. Niemand hätte die Resultate bestimmter wissenschaftlicher Studien im voraus wissen können, und auch heute noch sind nur wenige Ärzte in der Lage, ihren Patienten die Informationen zu geben, die sie benötigen, um die in unserer Nahrung schlummernden Heilkräfte für sich nutzen zu können. Schuldzuweisungen haben weder in der Krebsforschung noch in der Krebsbehandlung etwas verloren. Sobald bestimmte Fakten bekannt werden, sollten wir sie möglichst effektiv für die Erhaltung unserer Gesundheit nutzen.

Eierstockkrebs erhöhen, doch ist dies wahrscheinlich, da diese Organe unter dem Einfluß der gleichen Sexualhormone stehen, die auch bei Brustkrebs die Überlebenschancen beeinflussen. Es ist zu hoffen, daß bald eine Untersuchung darüber durchgeführt wird, ob eine sehr fettarme und ballaststoffreiche vegetarische Ernährung die negative Wirkung von Östrogen zu verringern vermag.

Dickdarmkrebs

Der Dickdarm kommt mit allem, was wir essen, in direkten Kontakt. Insofern ist es kaum verwunderlich, daß Nahrungsmittel das Darmkrebsrisiko erheblich beeinflussen.

Die übelsten Auswirkungen hat Fleisch jeder Art. Zunächst einmal enthalten tierische Produkte oft krebsverursachende chemische Stoffe. Wahrscheinlich ist Ihnen bekannt, daß sich Freunde des Grillens mittlerweile Sorgen darüber machen, daß das Fett, das vom Fleisch auf die glühende Kohle herabtropft, Rauch erzeugt, der das Fleisch mit einer dünnen Schicht karzinogener Stoffe überzieht. Diese Sorgen sind durchaus angebracht, aber es wäre falsch, nur besorgt zu sein, wenn es um das sommerliche Grillen im Freien geht. Eine noch wesentlich beunruhigendere Quelle für Karzinogene ist das ganz normale Kochen. Wenn tierische Proteine erhitzt werden,

entstehen krebsverursachende Stoffe, die sogenannten heterozyklischen Amine. Sie entstehen durch die Erhitzung selbst, also nicht durch die Rauchentwicklung beim Grillen.

Obwohl dies im Hinblick auf Rindfleisch seit langem bekannt ist, war es im Hinblick auf Huhn bisher noch nicht untersucht worden. Nach einem aktuellen Bericht des *National Cancer Institute* ist nun erwiesen, daß das gleiche Phänomen auch bei Hühnerfleisch auftritt, und es scheint in diesem Fall sogar noch wesentlich gravierender zu sein als beim Rindfleisch. Ein gut durchgegarter Hamburger enthält pro Gramm 33 Nanogramm des Karzinogens PhIP, und ein gut durchgegartes gegrilltes Steak enthält ungefähr die gleiche Menge des Schadstoffs. Ein gegrilltes Huhn hingegen enthält pro Gramm Fleisch 480 Nanogramm PhIP, also fünfzehnmal so viel wie Rindfleisch.

Diese gefährlichen Chemikalien spielen bei der Entstehung von Darmkrebs eine wichtige Rolle, und sie könnten auch Mitverursacher von Brustkrebs sein. Eine über 24 Jahre laufende finnische Studie, an der fast 10 000 Menschen teilnahmen, ergab, daß der Konsum von gebratenem Fleisch das Risiko einer Erkrankung an einer der von Sexualhormonen abhängigen Krebsarten (Brust-, Eierstock- und Gebärmutterkrebs) erhöht, selbst wenn man die ebenfalls schädliche Wirkung eines erhöhten Fettkonsums nicht berücksichtigt.

Noch beunruhigender ist, was mit den durch den Verdauungstrakt strömenden Verdauungssäften geschieht. Die Gallenblase sondert Gallensäure ab, die die Fettverdauung fördert. Doch verwandeln Bakterien, die sich im Verdauungstrakt befinden, die Gallenflüssigkeit in krebsfördernde chemische Stoffe, die sogenannten sekundären Gallensäuren. Durch Fleischkonsum wird das Wachstum der Bakterien gefördert, die diese gefährlichen chemischen Verbindungen hervorrufen, wohingegen durch eine pflanzliche Ernährung das Wachstum unschädlicher Bakterien angeregt wird.

Diese Probleme sind keineswegs nur rein theoretischer Natur, denn sie tauchen immer wieder in Statistiken über Krebserkrankungen auf. In der *Harvard Nurses' Health Study* wurde festgestellt, daß bei Frauen, die täglich Fleisch essen, das Dickdarmkrebsrisiko mehr als doppelt so hoch ist wie bei Frauen, die nur selten oder nie Fleisch essen. Eine ähnliche Studie über Männer, die ebenfalls von Forschern der *Harvard University* durchgeführt wurde, zeigte, daß regelmäßiger Fleischkonsum das Dickdarmkrebsrisiko mehr als verdreifacht.

Getreide, Hülsenfrüchte, Gemüse und Obst schützen vor Krebs

Hingegen schützen Getreide, Hülsenfrüchte, Gemüse und Obst vor Krebs. Bei Menschen, die große Mengen von Gemüse essen, ist das Risiko einer Erkrankung an Dickdarmkrebs geringer. Pflanzen enthalten keine tierischen Proteine und Fette, und die in ihnen enthaltenen Ballaststoffe beschleunigen den Transport der Nahrung durch den Darm und damit auch den Abtransport etwaiger Karzinogene. Ballaststoffe absorbieren und verdünnen auch die Gallensäuren und beeinflussen die Bakterienpopulation im Darm, wodurch die Entstehung der schädlichen sekundären Gallensäuren unwahrscheinlicher wird.

Diese Informationen sind für jeden wichtig, der sich möglichst optimal vor Dickdarmkrebs schützen möchte. Besonders brisant sind sie jedoch für Menschen, bei denen bereits Darmpolypen gefunden worden sind, da sich diese leicht in Krebswucherungen verwandeln können. Jerome J. DeCosse, ein Chirurg, der am *Cornell Medical Center* arbeitet, gab Patienten, bei denen wiederholt Darmpolypen aufgetreten waren, Kleie zu essen. Innerhalb von sechs Monaten wurden die vorhandenen Polypen kleiner, und neue traten seltener auf. Dies bedeutet jedoch nicht, daß nun jedermann unbedingt Kleie essen muß. Auch Vollkorngetreide, Hülsenfrüchte und Gemüse enthalten große Mengen natürlicher Ballaststoffe und sind außerdem frei von tierischem Fett und Cholesterin.

Andere Krebsarten des Verdauungstrakts

Menschen, die große Mengen von Obst und Gemüse essen, erkranken seltener an Krebsarten wie Speiseröhren-, Magen-, Bauchspeicheldrüsen- und Dickdarmkrebs.

Die Speiseröhre muß mit einigen besonders großen Belastungen fertig werden, insbesondere mit Alkohol und Tabak, die zusammen das Krebsrisiko noch zusätzlich erhöhen. Durch häufigen Konsum sehr heißer Getränke oder sehr scharf gewürzter Speisen wird das Speiseröhrenkrebsrisiko ebenfalls erhöht.

Magenkrebs scheint durch den Konsum von geräucherten und gepökelten Nahrungsmitteln begünstigt zu werden. Diese Krebsform ist in Japan aufgrund der dortigen Vorliebe für geräucherte und in Salz gepökelte Nahrungsmittel sehr verbreitet – in völligem Gegensatz zu der traditionell geringen Zahl anderweitiger Krebserkrankungen in diesem Land.

Auch Bauchspeicheldrüsenkrebs ist in internationalen Vergleichen untersucht und mit dem Konsum von Fleisch, Alkohol und Kaffee in Verbindung gebracht worden. Seit die Japaner sich in ihrer Ernährung immer stärker an westlichen Einflüssen orientieren, ist auch in Japan die Zahl der Fälle von Bauchspeicheldrüsenkrebs allmählich angestiegen.

So unterschiedlich die spezifischen Mitverursacher für bestimmte Krebsarten auch sein mögen, in wissenschaftlichen Untersuchungen über Krebs sind immer wieder zwei beherrschende Themen zu finden: Ernährungsweisen, die reich an tierischen Produkten und anderen fettreichen Nahrungsmitteln sind, scheinen das Krebsrisiko generell zu erhöhen, wohingegen der Konsum von Gemüse und Obst es offenbar verringert. Menschen, die besonders viel Obst und Gemüse konsumieren, erkranken am seltensten an Krebs, und dies gilt für erstaunlich viele Arten dieser Krankheit: für Lungen-, Brust-, Dickdarm-, Magen-, Mundhöhlen-, Kehlkopf-, Speiseröhren-, Bauchspeicheldrüsen- und Gebärmutterhalskrebs. Bei einem fünfzigjährigen männlichen Raucher, der nur wenig Obst und Gemüse ißt, besteht eine Wahrscheinlichkeit von 1 zu 5, daß er innerhalb der nächsten 25 Jahre an Lungenkrebs erkrankt. Ißt der gleiche Mann jedoch große Mengen Obst und Gemüse, oder konsumiert er viel Vitamin C, so sinkt sein Krebsrisiko auf 7 Prozent.

Bei Vegetariern ist das Risiko einer Krebserkrankung um 40 Prozent geringer als bei Fleischessern. Eine rein vegetarische Ernährung, bei der auch Milchprodukte und Gebratenes gemieden und große Mengen von frischem Gemüse verzehrt werden, kann das Krebsrisiko noch weiter verringern.

Stärkung der Immunfunktion

Nach neuesten Untersuchungen hängt die eindeutig krebsabwehrende Wirkung bestimmter Nahrungsmittel mit deren Einfluß auf die Immunfunktion zusammen. Sobald irgendwo in unserem Körper Krebszellen auftauchen, müssen die weißen Blutkörperchen diese Zellen als abnorm erkennen und zerstören. Diese Soldaten unseres Körpers können ihre Arbeit wesentlich besser tun, wenn sie gut genährt sind und nicht mit einer großen Fettmenge im Blut fertig werden müssen.

Forscher in New York baten eine Gruppe Freiwilliger, ihren Konsum von Fett in jeder Form zu verringern. Drei Monate später wurde anhand einer Blutprobe untersucht, wie es um die Fähigkeit der weißen Blutzellen der Versuchsteilnehmer, abnorme Zellen zu zerstören, bestellt war. Tatsächlich war die Immunfunktion deutlich besser geworden.

Gemüse, Obst, Getreide und Hülsenfrüchte enthalten nicht nur wenig Fett, sondern liefern uns auch viele wichtige Nährstoffe, insbesondere Beta-Carotin, Vitamin C und E sowie das Mineral Selenium – alles Stoffe, von denen bekannt ist, daß sie die Immunfunktion stärken. Das bedeutet jedoch nicht, daß man ungeheure Mengen an Gemüse essen muß, um in den Genuß der Wirkung dieser natürlichen Helfer zu kommen. Um die Immunfunktion deutlich zu stärken, reicht eine Beta-Carotin-Menge von 30 mg aus – die Menge, die in zwei großen Karotten enthalten ist.

Auch in dieser Hinsicht sind Vegetarier ungeheuer im Vorteil. Forscher am *Deutschen Krebsforschungszentrum* in Heidelberg nahmen Vegetariern und Mitarbeitern des Krebszentrums, die sich nicht vegetarisch ernährten, Blutproben ab und untersuchten daran die Fähigkeit der weißen Blutkörperchen, Krebszellen zu bekämpfen. Bei den Blutproben der Vegetarier war die Fähigkeit, Krebszellen zu zerstören, doppelt so stark wie bei den Nicht-Vegetariern – vermutlich weil deren Ernährung fettärmer und reicher an Vitaminen und Mineralen war.

Eine gesunde Ernährung läßt sich mit jeder anderen Krebsbehandlung problemlos vereinbaren. Ich möchte Ihnen dringend empfehlen, alle Behandlungsmaßnahmen ausführlich mit Ihrem Arzt abzusprechen und dabei in jedem Fall Überlegungen bezüglich einer adäquaten Diät einzubeziehen.

Einige Bemerkungen zum Thema Schmerzmittel

Bei Krebs im fortgeschrittenen Stadium sind Schmerzmittel meist unverzichtbar. Doch häufig werden sie den Kranken in zu geringen Dosierungen und zu selten gegeben. Immer wieder bin ich gebeten worden, Krebspatienten wegen ihrer Depressionen und ihrer Teilnahmslosigkeit zu untersuchen, und dann stellte ich fest, daß sie unter ihren nicht adäquat behandelten Schmerzen litten. Bei Krebskranken werden zur Schmerzbekämpfung häufig Opiate eingesetzt, die sich für diesen Zweck auch ausgezeichnet eignen. Doch sind manche Ärzte der Meinung, sie müßten die Dosis oder die Häufigkeit der Einnahme sehr stark beschränken, um die Entstehung einer Abhängigkeit zu verhindern. Manchmal ist diese Vorsicht sicherlich angebracht, doch oft hat ein solches Vorgehen nur zur Folge, daß die betreffenden Patienten weiterhin unter Schmerzen leiden.

Schmerzmittel ähneln in gewisser Hinsicht Antibiotika: Man muß sie in einer Dosierung und so oft einnehmen, daß sie die Probleme auch tatsächlich zu beseitigen vermögen. Halbherzige Maßnahmen sind unsinnig, es sei denn, ein Patient wünscht ausdrücklich eine geringere Dosis. Als ich mich zu Beginn meiner medizinischen Ausbildung um Krankenhauspatienten kümmerte, war es noch üblich, ihnen routinemäßig Schmerzmittel zu verschreiben, die sie alle vier Stunden einnehmen sollten. Wir stellten jedoch fest, daß die Wirkung dieser Tabletten gewöhnlich nur drei Stunden anhielt. Richtiger wäre, Schmerzmittel so zu verschreiben, daß ihre Wirkung nie nachläßt.

Heute ist es üblich, Patienten im Krankenhaus um Schmerzmittel bitten und sie dann zunächst eine Weile warten zu lassen. Manchmal dauert es ziemlich lange, bis das Personal das Mittel schließlich bringt – was für die Patienten eine sehr qualvolle Erfahrung ist. Es gibt Ärzte und Pfleger, die ihre Patienten auffordern, «sich zusammenzureißen», damit sie möglichst wenig Medikamente brauchen. Eine bessere Strategie ist, Schmerzmittel nach einem festen Zeitplan zu verabreichen, so daß der Patient weder darum bitten noch sich schämen muß, *weil* er darum bittet. Er kann dann immer noch auf das Medikament verzichten, wenn er es zum festgesetzten Zeitpunkt nicht braucht, doch wenn er dies nicht tut, bekommt er es. Dies ist die einzige Möglichkeit, eine adäquate Schmerzbehandlung zu garantieren.

Wenn Sie selbst oder ein Mensch, der Ihnen nahesteht, Medikamente gegen chronische Schmerzen erhalten, empfehle ich Ihnen, sich darüber beraten zu lassen, ob die Dosis, die Sie bekommen, wirklich ausreichend ist. Gewöhnlich führen Psychiater, die sich auf psychotrope Medikamente spezialisiert haben, solche Gespräche durch, und eine solche Beratung kann ungeheuer nützlich sein.

TEIL IV

STÖRUNGEN DES STOFFWECHSELS UND DES IMMUNSYSTEMS

11. Karpaltunnelsyndrom

Sie arbeiten jeden Tag an einer Registrierkasse oder an einer Computertastatur und haben seit einiger Zeit eine leichte Taubheit und ein Kribbeln in Ihren Fingern bemerkt. Das Kribbeln verwandelt sich allmählich in Schmerz, und Sie lassen immer häufiger Dinge fallen. Ihr Arzt weiß sofort, um welches Problem es sich handelt. Es wird *Karpaltunnelsyndrom* genannt, was bedeutet, daß ein Nerv auf seinem Weg entlang den Handwurzelknochen eingeklemmt wird.

Der Nerv, um den es bei dieser Störung geht, ist der Mittelarmnerv (*Nervus medianus*), die wichtigste Kommunikationsverbindung zwischen dem Gehirn und Ihren Daumen, Zeige- und Mittelfingern. Um die Hand zu erreichen, muß er zwischen einem Gelenkband unmittelbar unter der Haut und den darunterliegenden Knochen hindurchkommen. Das wäre an und für sich kein Problem, wenn der Nerv nicht mit vielen Blutgefäßen und Sehnen verbunden

wäre, die sich bei jeder Fingerbewegung vor- und zurückbewegen.

Wenn Sie nun kräftig auf Ihrer Computertastatur tippen oder sich auf dem Piano so richtig austoben, verursacht dies in Ihrem Handgelenk ein geschäftigeres Kommen und Gehen als in einem riesigen Bahnhof. Wenn Sie mit den Fingern der einen Hand die Sehnen des anderen Handgelenks berühren, können Sie spüren, wie aktiv das Gelenk bei jeder Fingerbewegung ist. Bei Menschen, die aufgrund ihrer Arbeit immer wieder kräftige Handbewegungen ausführen müssen, ist die Gefahr der Entstehung von Entzündungen und Schwellungen besonders groß. Wenn dies geschieht, wird es für die Sehnen und Nerven in der Hand eng, und die Nerven können dann eingeklemmt werden.

Das Karpaltunnelsyndrom tritt manchmal ohne jeden erkennbaren spezifischen Anlaß, also ohne eine besonders starke Überlastung auf. Häufig leiden Diabetiker,

Menschen mit rheumatoider Arthritis, Gicht oder Schilddrüsenüberfunktion darunter sowie Patienten, die wegen Nierenproblemen regelmäßig zur Dialyse müssen, und schließlich Schwangere und generell Frauen mittleren Alters.

Das Karpaltunnelsyndrom scheint eine relativ neue Krankheit zu sein. Hippokrates hat die verschiedensten Krankheiten beschrieben, die wir heute immer noch erkennen; doch ist in seinen Schriften nirgends von einer Krankheit die Rede, die dem Karpaltunnelsyndrom ähnelt. Ebensowenig ist das Problem in den Schriften der berühmten Ärzte des Mittelalters zu finden. Falls es damals schon existierte, ist es offenbar bis 1880 unbemerkt geblieben, denn zu dieser Zeit tauchte es erstmals in medizinischen Lehrbüchern auf. Wir wissen letztlich nicht, warum diese Störung so, wie wir sie heute kennen, entstanden ist, doch vermuten einige Forscher, daß die modernen Arbeitsbedingungen in Verbindung mit den heutigen Ernährungsgewohnheiten den Mittelarmnerv sehr stark belasten und die Symptome verursachen.

Die Chirurgen schleifen schon ihre Skalpelle, um dem Problem zu Leibe zu rücken und den auf dem Nerv lastenden Druck zu verringern; doch sollten Sie vielleicht vor einer solchen Operation zunächst andere Behandlungsmöglichkeiten ausprobieren.

Ein Vitamin, das Schmerzen bekämpft

Das Problem des Karpaltunnelsyndroms könnte durch ein simples Vitamin gelöst werden – Vitamin B_6, auch Pyridoxin genannt. Seine schmerzlindernden Eigenschaften werden häufig genutzt, um die Schmerzresistenz von Menschen zu erhöhen, die sich vom übermäßigen Gebrauch von Kopfschmerztabletten zu entwöhnen versuchen, sowie auch um die bei Diabetikern häufig auftretenden Nervenschmerzen sowie Schmerzen des Kiefergelenks zu behandeln.

Beim Karpaltunnelsyndrom wird Vitamin B_6 eingesetzt, seitdem bei einigen Patienten, die unter dieser Störung litten, ein Vitamin-B_6-Mangel festgestellt wurde. Dies legte die Vermutung nahe, daß der Schmerz verschwinden könnte, wenn der Vitaminmangel behoben würde. Und tatsächlich wurde in mehreren Studien nachgewiesen, daß durch diese Maßnahme die Schwellung, das Kribbeln oder das unangenehme Gefühl in der Hand verringert werden und daß das Problem manchmal sogar vollständig verschwindet.

In einer an der *University of Texas* in Austin durchgeführten Studie mit zehn Teilnehmern samt einer mit elf Personen durchgeführten Anschlußstudie stellten die Forscher John Ellis und Karl Folkers und ihre Kollegen fest, daß Vitamin B_6 das Karpaltunnelsyndrom heilen kann, wenn auch nicht unbedingt sehr schnell. Zwar trat bei einigen Untersuchungsteilnehmern schon nach wenigen Wochen der erhoffte Erfolg ein, doch ließ er bei anderen bis zu zwölf Wochen auf sich warten.

Im Grunde ist es nicht sonderlich überraschend, daß Vitamin B$_6$ diese Wirkung hat, denn seit langem ist bekannt, daß der menschliche Körper es zur Produktion von Neurotransmittern benötigt, jener chemischen Stoffe, die die Botschaften unserer Nerven übermitteln, darunter auch solche, die unser Schmerzempfinden beeinflussen. Vitamin B$_6$ ist wichtig für die Synthese von Serotonin und GABA (Gamma-Aminobuttersäure), zwei Neurotransmittern, die Schmerzimpulse in den Nerven hemmen.

Vitamin B$_6$ scheint hauptsächlich den Schmerz selbst zu beeinflussen, nicht den

Nutzung von Vitamin B$_6$ zur Behandlung des Karpaltunnelsyndroms

- Vitamin B$_6$ ist wichtig für die Produktion schmerzhemmender Neurotransmitter.
- Die übliche Dosis sind 50–150 mg täglich. Vermeiden Sie höhere Dosierungen.
- Gedulden Sie sich zwölf Wochen, denn so lange kann es dauern, bis das gewünschte Resultat eintritt.
- Die Einnahme sollte unter Aufsicht Ihres Arztes erfolgen.
- Benutzen Sie während der Vitamin-B$_6$-Einnahme zusätzlich eine Gelenkschiene, damit Ihr Gelenk nicht immer wieder überlastet wird.

Grund für sein Auftreten. Wenn Forscher bei Patienten, die unter dem Karpaltunnelsyndrom oder unter Diabetes leiden, die Nerven*funktion* überprüfen, erweist sich Vitamin B$_6$ gewöhnlich als wirkungslos. Es wirkt allein auf den Schmerz.

Über die Zahl der Patienten, die von einer Vitamin-B$_6$-Behandlung profitieren, kommen verschiedene Studien zu unterschiedlichen Ergebnissen. Bei etwa der Hälfte bis zu zwei Dritteln der Behandelten bessert sich der Zustand deutlich, wohingegen die Besserung bei den restlichen Behandelten im allgemeinen weniger dramatisch ausfällt. Allerdings haben einige Forscher keinen deutlichen Vorteil einer Vitamin-B$_6$-Behandlung gegenüber einer Placebobehandlung feststellen können, und noch niemand hat zu erklären vermocht, warum das Mittel einigen Menschen zu helfen scheint und anderen nicht.

Forscher setzen Vitamin B$_6$ in Form von Nahrungsergänzungspräparaten ein, weil diese größere Mengen des Vitamins enthalten als jedes Nahrungsmittel. Dennoch kann der Verzehr natürlicher Nahrungsmittel, die reich an Vitamin B$_6$ sind, längerfristig ähnlich positive Wirkungen haben wie der zeitweilige Vitaminkonsum in Tablettenform. Vollkorngetreide, Bohnen, Bananen und Nüsse sind reich an Vitamin B$_6$, und es ist nicht schwierig, mit ihrer Hilfe auf die empfohlene Tagesdosis von 2 mg für Frauen und 2,2 mg für Männer zu kommen. Vitaminpräparate sind nützlich, wenn

Sie unter akuten Symptomen leiden, doch können zur Vorbeugung sicherlich auch die entsprechenden Nahrungsmittel eingesetzt werden.

Menschen in westlichen Ländern bekommen aus zwei Gründen nicht immer soviel Vitamin B_6, wie sie brauchen: Erstens essen sie nicht so große Mengen Vollkorngetreide und Hülsenfrüchte, wie zur Deckung des Vitamin-B_6-Bedarfs erforderlich wäre. Zweitens erschöpft Protein die Vitamin-B_6-Reserven, und aufgrund ihres hohen Anteils an Fleisch, Geflügel und Fisch

ist die westliche Ernährung sehr proteinreich. Da dieses Vitamin unter anderem die Aufgabe hat, Proteine umzuwandeln, erfordert eine proteinreiche Ernährung größere Mengen des Vitamins als eine proteinärmere rein vegetarische Ernährung.

Hormone und das Karpaltunnelsyndrom

Auch andere Faktoren spielen beim Karpaltunnelsyndrom eine Rolle. So erhöht unter anderem Tabakkonsum das Risiko des Auftretens dieser Störung – nur für den Fall, daß Sie noch einen weiteren Ansporn benötigen, Tabak zu meiden. Beim Alkohol sind die vorliegenden Ergebnisse nicht eindeutig. Starker Alkoholkonsum erhöht das Erkrankungsrisiko, während mäßiger Konsum es aus bisher unbekannten Gründen sogar verringern kann.

Außerdem spielen offenbar weibliche Sexualhormone eine Rolle – wobei nicht völlig geklärt ist, worin diese besteht und wie wir Einfluß auf sie nehmen können. Das Syndrom tritt bei Frauen wesentlich häufiger auf als bei Männern, und zwar oft während der Schwangerschaft, insbesondere in deren letztem Drittel, wenn bestimmte Hormone (unter anderem Östriol und Progesteron) in besonders reichlichem Maße im Körper vorhanden sind; und gewöhnlich nehmen die Schmerzen wieder ab, kurz nachdem das Baby geboren worden ist. In seltenen Fällen tritt die Störung zu

Natürliche Quellen für Vitamin B_6 (in mg)	
Avocado (1)	0,85
Banane (1)	0,66
Brokkoli (1 Tasse, gek.)	0,22
Rosenkohl (1 Tasse, gek.)	0,46
Kichererbsen (1 Tasse, gek.)	0,23
Kidney-Bohnen (1 Tasse, gek.)	0,21
Limabohnen (1 Tasse, gek.)	0,30
Perlbohnen (1 Tasse, gek.)	0,30
Pintobohnen (1 Tasse, gek.)	0,27
Kartoffeln (1 gebrat.)	0,70
Sojamehl (1 Tasse)	0,57
Spinat (1 Tasse, gek.)	0,44
Süßkartoffel (1 Tasse, gek.)	0,80
Vegetar. *Baked Beans* (1 Tasse)	0,34

Quelle: J.A.T. Pennington, *Bowes and Church's Food Values of Portions Commonly Used*, 16. Aufl. (Philadelphia: J.B. Lippicott, 1994).

Beginn des Stillens auf und verschwindet danach wieder. Auch Empfängnisverhütungspillen, die verschiedene Hormone enthalten, erhöhen das Risiko, am Karpaltunnelsyndrom zu erkranken.

Für den Einfluß der Hormone bei dieser Störung spricht auch deren Auftreten vor erst relativ kurzer Zeit, worin man eine Parallele zur starken Zunahme anderer hormonbedingter Störungen sehen könnte, die auf die rasante Ausbreitung fett- und proteinreicher Ernährungsgewohnheiten in der westlichen Hemisphäre (und seit dem Zweiten Weltkrieg auch in Asien) und die abnehmende Beliebtheit von Gemüse, Getreide, Hülsenfrüchten und Obst im Laufe der letzten 150 Jahre zurückzuführen ist.

Durch welche Wirkungen dieser Hormone könnte das Karpaltunnelsyndrom entstehen? Zunächst können Östrogene Wasserretention und Schwellungen verursachen, wodurch der Mittelarmnerv eingeklemmt werden kann. Außerdem kann die Einnahme von Empfängnisverhütungspillen offenbar die Vitamin-B_6-Menge im Blut verringern.

Die Herstellung eines hormonellen Gleichgewichts

Wie wir bereits in Kapitel 8 gesehen haben, lassen sich mit Hilfe bestimmter Nahrungsmittel Hormonschwankungen verringern.

Was können Sie gegen das Karpaltunnelsyndrom tun?

- Lassen Sie zunächst eine fundierte Diagnose erstellen. Ihr Arzt sollte überprüfen, ob irgendeine andere Störung vorliegt, die Nervensymptome hervorruft. Besprechen Sie jede Behandlung, die Sie in Erwägung ziehen, gründlich mit Ihrem Arzt, insbesondere wenn Sie schwanger sind oder stillen.
- Vermeiden Sie repetitive Bewegungen und ungeschickte Handstellungen während der Arbeit, und machen Sie Pausen, wenn Sie das Gefühl haben, diese zu benötigen.
- Probieren Sie unter der Aufsicht Ihres Arztes eine Behandlung mit täglich 50–150 mg Vitamin B_6 aus. Es kann zwölf Wochen dauern, bis ein positives Resultat erkennbar wird.
- Auch Bandagieren des Handgelenks kann helfen. Wenn die Symptome abklingen, können Sie dazu übergehen, die Bandage nur nachts anzulegen.
- Wenn alle bisher erwähnten schonenden Maßnahmen versagen, empfehlen Ärzte manchmal harntreibende Mittel, lokale Kortikosteroidinjektionen oder chirurgische Eingriffe. Letztere verlaufen nicht immer erfolgreich, und sie sollten insbesondere während einer Schwangerschaft nur im äußersten Notfall durchgeführt werden, da das Syndrom gewöhnlich nach der Entbindung wieder verschwindet.

Kurz zusammengefaßt könnte man sagen: Je mehr Fett Sie konsumieren, um so mehr Östrogen produziert Ihr Körper. Eine große Menge Körperfett hat die gleiche Wirkung, da Fettzellen Enzyme enthalten, die für die Östrogenproduktion erforderlich sind.

Außerdem helfen ballaststoffreiche Nahrungsmittel wie Vollkorngetreide, Gemüse, Hülsenfrüchte und Obst dem Körper, Östrogene auszuscheiden. Es wird bereits untersucht, ob sich derartige Diäten zur Reduzierung des Brustkrebsrisikos und des Risikos einer Erkrankung an anderen hormonbedingten Problemen nutzen lassen. Leider hat meines Wissens noch kein Forscher sich mit dem Nutzen einer solchen Ernährung zur Behandlung des Karpaltunnelsyndroms befaßt.

Pflanzliches Progesteron

In den Kapiteln 1, 3 und 8 wurde der Gebrauch von pflanzlichem Progesteron bei Osteoporose, Migräne und Menstruationsschmerzen beschrieben. Einige Experten sind der Meinung, dieses Mittel könne auch beim Karpaltunnelsyndrom von Nutzen sein; allerdings ist diese These noch nicht durch kontrollierte Studien erhärtet worden. Der Einsatz von Progesteron zur Behandlung des Karpaltunnel-

syndroms ist eine paradoxe Maßnahme, denn obwohl der weibliche Körper während der Schwangerschaft große Mengen von Progesteron produziert, tritt diese Störung bei Frauen gerade während der Schwangerschaft besonders häufig auf. Doch weisen die Befürworter der These darauf hin, daß Progesteron die Wirkungen der Östrogene neutralisiert und zur Behebung von Bindegewebsproblemen beiträgt.

Dr. John Lee, der aktivste Verfechter der Verwendung von pflanzlichem Progesteron zu Heilzwecken, empfiehlt den Einsatz einer Creme mit diesem Stoff in einer Dosis von 15–20 mg täglich vom 12. bis 26. Tag des Menstruationszyklus, wobei der Tag des Beginns der Blutung als Tag 1 gezählt wird. Bei dieser Dosierung wird im Monat etwa ein Drittel einer handelsüblichen 66-Gramm-Dose verbraucht. Nach der Menopause sollte die Creme in jedem Kalendermonat 25 bis 26 Tage aufgetragen werden, wobei in dieser Zeit eine ganze Dose verbraucht wird. Anschließend wird die Behandlung bis zum Anfang des folgenden Monats unterbrochen. Es kann einige Monate dauern, bis die gewünschte Wirkung eintritt.

12. Diabetes

Bei Diabetes tritt eine bestimmte Art von Schmerzen auf. Wenn Menschen bereits mehrere Jahre an dieser Krankheit leiden, entstehen bei ihnen manchmal stechende und brennende Empfindungen in Unterschenkeln und Füßen. Dies ist ein Symptom für eine Fehlfunktion der Nerven, die sich auch in Form von Kribbeln und Taubheitsgefühlen äußern kann.

Dieser Zustand, der als diabetesbedingte Neuropathie bezeichnet wird, wird vermutlich durch die schlechte Durchblutung der winzigen Blutgefäße, die die Nerven versorgen, verursacht oder durch einen toxischen Effekt, der bei sehr starkem Schwanken des Blutzuckerspiegels eintritt. Unsere Nerven benötigen ebenso wie jeder andere Teil unseres Körpers Sauerstoff und Nährstoffe, und wenn sie diese aufgrund einer schlechten Durchblutung nicht bekommen, können sie ihre Funktion nicht adäquat erfüllen. Ebenso können die bei Diabetikern häufig auftretenden Durchblutungsstörungen auch Augen, Nieren und Herz schädigen.

Durch eine Neuropathie verursachte Schmerzen können sehr unangenehm sein und das Gefühl vermitteln, die Symptome würden sich ständig verschlimmern. Wenn Sie unter diesem Problem leiden, haben Sie wahrscheinlich versucht, es mit Medikamenten zu behandeln, und manchen Betroffenen hilft dies tatsächlich. Beispielsweise verringern bestimmte Antidepressiva typische Diabetikerschmerzen, und zwar offenbar deshalb, weil sie die chemischen Transmitterstoffe in den Nerven, die die Schmerzempfindungen verursachen, blokkieren. Allerdings verbessern diese Mittel die Funktion der Nerven nicht, und oft verringern sie die Schmerzen nur sehr geringfügig, manchmal sogar überhaupt nicht. Hier kann durch bestimmte Ernährungsmaßnahmen Abhilfe geschaffen werden.

Durch eine adäquate Ernährung und ein einfaches Trainingsprogramm lassen sich die Schmerzen oft völlig beseitigen. Sogar die Diabeteserkrankung selbst verschwindet in vielen Fällen oder geht zumindest stark zurück.

Mit der Frage, wie diätetische Maßnahmen bei Diabetes helfen können, haben sich viele Forscher beschäftigt. Dr. Milton Crane hat in Weimar, Kalifornien, eine wichtige Studie über die Schmerzsymptome durchgeführt. An ihr nahmen 22 Patienten teil, die seit vielen Jahren an Diabetes Typ II und unter Nervenschmerzen in den Beinen und Füßen litten. Ihnen wurden ein Trainingsprogramm und eine spezielle Diät verordnet, wobei letztere weit über die üblichen Diätempfehlungen für Diabetiker hinausging.

Das Ergebnis war erstaunlich. Innerhalb von nur zwei Wochen verschwanden bei 17 der Patienten die Beinschmerzen völlig, und bei den restlichen Teilnehmern trat zumindest eine Besserung ein. Fünf Patienten konnten fortan auf alle Diabetikermedikamente verzichten, und die übrigen konnten deren Dosis auf die Hälfte senken. Ich werde Ihnen in diesem Kapitel erläutern, wie das bei jenem Test erprobte Trainings- und Diätprogramm funktioniert und wie Sie es zu Ihrem eigenen Nutzen einsetzen können.

Was ist Diabetes?

Diabetes ist eine Störung, bei der sich Zucker im Blut ansammelt. Normalerweise wird Zucker aus der in der Nahrung enthaltenen Stärke gewonnen. Außerdem mobilisieren Speichermoleküle in der Leber, die Ersatzbatterien ähneln, im Bedarfsfall zusätzlichen Zucker aus den körpereigenen Energiereserven.

Das Hormon *Insulin* fungiert für die Zellen Ihres Körpers wie eine Art Pförtner. Es befördert den Zucker aus dem Blut in jede einzelne Zelle. Bei Diabetes erfüllt das Insulin seine Aufgabe jedoch nicht so, wie es dies eigentlich sollte. Statt den Zucker in die Zellen zu befördern, läßt es zu, daß er sich im Blut ansammelt. Dieser Zuckerüberschuß im Blut gelangt teilweise durch die Nieren in den Urin, wo er mit Hilfe einfacher Urintests entdeckt werden kann.

Wenn Diabetes bei Kindern auftritt, produzieren die Insulinzellen in der Bauchspeicheldrüse der Betroffenen kein Insulin mehr. Diese Kinder benötigen in jedem Fall Insulininjektionen, ganz gleich, wie sie sich ernähren. Allerdings kann die Insulindosis verringert werden, wenn sie eine bestimmte Art von Diät einhalten, die gleichzeitig auch die Gefahr von Komplikationen reduziert. Und wie wir noch sehen werden, kann eine sinnvolle Diät sogar den Ausbruch der Krankheit verhindern.

Bei der im Erwachsenenalter ausbrechenden Form von Diabetes befindet sich zwar noch Insulin im Blut, doch erfüllt es seine Aufgabe nicht so gut, wie es dies eigentlich sollte. Diese Form von Diabetes läßt sich in vielen Fällen durch die richtige Art von Ernährung und Körpertraining sehr positiv beeinflussen, und manchmal verschwindet sie durch diese Maßnahmen sogar völlig.

Neue Lösungsansätze anstelle der traditionellen Diabetikerdiäten

Traditionelle «Diabetikerdiäten» sind nicht besonders wirksam. Ältere Diäten dieser Art basierten auf der Theorie, daß Diabetiker Stärke weitgehend meiden sollten, weil diese im Körper in Zucker umgewandelt wird. Damit werden aber auch einige der gesündesten Getreide-, Bohnen- und Gemüsearten ausgeklammert, und dem Patienten bleiben letztlich nur noch Nahrungsmittel übrig, die sehr reich an Fett oder Protein sind. Nun verschlechtert Fett die Funktion des Insulins sogar noch, und ein zu starker Konsum von Protein schädigt die Nieren und verursacht außerdem auch noch andere Probleme.

In neueren Diabetikerdiäten regeln sogenannte Austauschlisten den Konsum bestimmter Mengen von Milch, Obst, Gemüse, Stärke, Fleisch und Fett sehr starr, damit die Ernährung Tag für Tag möglichst konstant bleibt. Dies erleichtert es, die zur Regulierung des Blutzuckerspiegels erforderliche Medikamentenmenge zu berechnen. Zwar ist dies gegenüber den älteren Diabetikerdiäten zweifellos ein wichtiger Fortschritt, doch ermöglicht auch dieser Ansatz es nur wenigen Patienten, völlig auf Medikamente zu verzichten. Schwere Komplikationen können so auf die Dauer kaum verhindert werden, und bei den meisten Menschen, die einer solchen Diät folgen, treten letztlich doch immer mehr Symptome auf, sie benötigen ständig mehr Medikamente und auch häufiger medizinische Behandlungen.

Erste Hinweise darauf, daß es bessere Möglichkeiten geben könnte, wurden durch Studien bekannt, die Anfang der achtziger Jahre durchgeführt wurden. Dabei wandte man sich von den Austauschlisten ab und konzentrierte sich auf Nahrungsmittel, die die Funktion des Insulins unterstützen. Viele Teilnehmer dieser Studi-

en konnten nach Abschluß derselben dauerhaft auf Medikamente verzichten. Doch erst in neuester Zeit stellt sich heraus, wie wirksam dieser Ansatz tatsächlich ist.

Ein revolutionärer Ansatz

Wenn Forscher neuartige Diäten entwickeln, um Diabetes zu lindern oder völlig zu besiegen, nutzen sie drei Ansätze, die dem Insulin die Arbeit erleichtern und die ein starkes Ansteigen des Blutzuckerspiegels verhindern.

1. *Fettarme Nahrungsmittel helfen dem Insulin, seine Aufgabe besser zu erfüllen.* Wenn sich viel Fett in Ihrem Blut befindet oder wenn Sie sehr viel Körperfett haben, hat das Insulin Schwierigkeiten damit, den Zucker in die Zellen zu befördern. Es ist so, als ob das Insulin versuchen würde, einen glitschigen Türgriff herunterzudrücken, um die Tür zu öffnen, jedoch immer wieder davon abrutscht, weshalb die Tür geschlossen bleibt. Infolgedessen sammelt sich im Blut der Zucker.
Je weniger Fett Sie essen, um so besser. Diese wirksame Maßnahme wird von den Austauschlisten nicht genutzt, da sie Butter, Fleisch, Öle und andere sehr fettreiche Nahrungsmittel enthalten, die dem Körper weitaus mehr Fett zuführen, als er benötigt.

2. *Komplexe Kohlehydrate geben den Zucker*

nach und nach ab. Die in Hülsenfrüchten, Gemüse und Getreide enthaltene Stärke nennt man *komplexe Kohlehydrate.* Dies bedeutet, daß die natürlichen Zucker bei diesen Nahrungsmitteln chemisch zu einer Kette verbunden sind. Während des Verdauungsprozesses werden sie allmählich voneinander getrennt und gelangen dann nach und nach ins Blut. Ihr Körper kann diese natürlichen Zucker als Energiespender nutzen.

Wenn Sie hingegen raffinierten Zucker konsumieren, indem sie beispielsweise einen Schokoriegel essen oder eine Limonade trinken, gelangt der darin enthaltene Zucker sofort in Ihr Blut. Das gleiche gilt auch für einige Obstarten, deren Süße von einfachen Fruchtzuckern stammt, die vom Verdauungstrakt schnell in das Blut gelangen.

3. *Ballaststoffe sorgen dafür, daß Zucker langsam und stetig absorbiert wird.* Ballaststoffe sind Pflanzenfasern, beispielsweise die äußeren Hüllen von Getreide, die in Vollkornbrot und Naturreis noch enthalten, jedoch bei Weißbrot und weißem Reis entfernt worden sind. Auch Hülsenfrüchte und Gemüse enthalten große Mengen von Ballaststoffen, tierische Nahrungsmittel hingegen nicht.

Die Kombination der drei Ernährungsprinzipien bringt den Erfolg

Durch Kombination dieser drei Prinzipien können wir herausfinden, welche Nah-

rungsmittel dem Insulin die Arbeit erleichtern. Vollkorngetreide wie Naturreis und Vollkornbrot enthalten extrem wenig Fett. Nur 5 Prozent der Kalorien von Naturreis stammen von Fett. Getreide enthält außerdem große Mengen von komplexen Kohlehydraten und, sofern es sich nicht um weißen Reis oder Weißbrot handelt, auch große Mengen von Ballaststoffen. Bei Hülsenfrüchten und Gemüse verhält es sich ähnlich. Ihr Fettanteil bewegt sich meist zwischen 4 und 10 Prozent Fett, und alle sind reich an komplexen Kohlehydraten und natürlichen Ballaststoffen.

Früchte sind ebenfalls sehr fettarm und ballaststoffreich, doch werden ihre Fruchtzucker vom Körper schneller absorbiert als die in stärkehaltigen Pflanzen enthaltenen Zucker.

Tierische Nahrungsmittel sind in keiner Hinsicht von Vorteil. Wie wir bereits in Kapitel 2 gesehen haben, sind alle Arten von Fleisch – sogar Hühnerbrust ohne Haut – fettreicher als jedes pflanzliche Nahrungsmittel. Und kein tierisches Nahrungsmittel enthält irgendwelche komplexen Kohlehydrate oder Ballaststoffe.

Auch pflanzliche Öle sollten gemieden werden. Zwar sind sie für das Herz besser als tierische Fette, doch wirken sie auf das Insulin ganz ähnlich wie letztgenannte.

Bei Tests mit Diäten, die aus großen Mengen von Gemüse, Getreide und Hülsenfrüchten bestanden, wobei tierische Produkte und pflanzliche Öle generell gemieden wurden, stellte sich heraus, daß die Untersuchungteilnehmer keine Austauschlisten und keine vorgeschriebenen Portionsgrößen mehr benötigten, um den Blutzuckerspiegel unter Kontrolle zu halten.

Studien, in denen diese Art von Ernährung in Verbindung mit regelmäßigem Gehen, Fahrradfahren oder anderen Arten des Körpertrainings untersucht wurde, ergaben, daß 90 Prozent der Diabetiker, bei denen die Krankheit im Erwachsenenalter ausgebrochen war und die mit oralen Medikamenten behandelt wurden, nach weniger als einem Monat dieser neuen Behandlungsmethode keine Medikamente mehr brauchten. Von denjenigen, die Insulin bekommen hatten, benötigten 75 Prozent es nicht mehr. Die Zustandsverbesserungen erwiesen sich als dauerhaft, und bei vielen Patienten verschwand die Krankheit völlig.

Andere Forscher stellten fest, daß die Kombination einer rein vegetarischen Ernährung mit Körpertraining nicht nur den Blutzuckerspiegel reguliert, sondern auch das Risiko von Augen-, Nieren- und Nervenkomplikationen sehr stark verringert.

Pflanzliche Nahrungsmittel sind die besten

Dr. Crane orientierte sich bei seinen am *Weimar Institute* durchgeführten Untersuchungen an den gleichen Prinzipien. Er ar-beitete mit einer rein vegetarischen Diät, die aus Gemüse, Getreide und Hülsenfrüchten bestand und bei der auch pflanzliche Öle auf ein verschwindend geringes Minimum reduziert wurden. Das Ergebnis war eine wesentlich bessere Kontrolle über die Krankheit und ein völliges Verschwinden der Beinschmerzen. Die positiven Resultate traten selbst bei Menschen, die seit Jahren unter ihren Beschwerden litten, sehr schnell ein.

Wir vermuten, daß pflanzliche Nahrungsmittel Nervenschmerzen unterbinden, weil sich durch sie der Blutzucker besser unter Kontrolle bringen läßt, denn ein hoher Blutzuckerspiegel macht schmerzempfindlicher. Forscher am medizinischen Zentrum der *Veterans Administration* in Minneapolis untersuchten die Schmerztoleranz von acht jungen Männern. Bei ihnen wurde an der Haut zwischen den Fingern ein Stromkontakt befestigt, der mit einem Elektrostimulator verbunden war. Dann wurde allmählich die Stärke des Stroms erhöht, und die Versuchsteilnehmer wurden gebeten mitzuteilen, wann sie Schmerzen empfanden und ab wann die Situation für sie unerträglich wurde. Anschließend erhielten sie eine Portion Zucker, woraufhin sie wesentlich schneller und intensiver auf den Schmerz reagierten.

Danach wurde das Experiment mit Diabetikern wiederholt, deren Blutzuckerspiegel gewöhnlich höher ist als der anderer Menschen. Es stellte sich heraus, daß sie auch besonders schmerzempfindlich waren.

Doch hat eine rein vegetarische Ernährung auch noch eine andere Wirkung, die bei Diabetes eine Rolle spielen könnte. Komplexe Kohlehydrate regen das Gehirn zur Produktion von zwei Neurotransmittern an, die die Stimmungslage und das Schmerzempfinden beeinflussen: Noradrenalin und Serotonin. Dies sind genau die chemischen Stoffe, deren Produktion auch Antidepressiva fördern sollen; und wie wir noch sehen werden, können Antidepressiva bei der Behandlung von Nervenschmerzen tatsächlich eine wichtige Rolle spielen. Die Noradrenalinausschüttung reicht aus, um nach dem Essen mehr als zwei Stunden lang die Kalorienverbrennung zu beschleunigen. Ob diese Beeinflussung der Körperchemie zum Verschwinden der Beinschmerzen beiträgt, kann bisher nur vermutet werden.

Die beschriebenen neuen Erkenntnisse wurden durch eine Studie vertieft, die mein Kollege Dr. Andrew Nicholson vom *Ärztekomitee für verantwortliche Medizin* in Zusammenarbeit mit dem *Medical Center* der *Georgetown University* durchgeführt hat. In ihr wurde untersucht, was Nahrungsmittel *ohne zusätzliches Körpertraining* zu bewirken vermögen. Ich sollte in diesem Zusammenhang darauf hinweisen, daß Körpertraining für die Erhaltung der Gesundheit generell wichtig ist und daß dies insbesondere für Diabetiker gilt. Doch wollten wir zu Forschungszwecken feststellen, ob es Nah-

rungsmittel gab, mit denen wir das angestrebte Ziel auch ohne Körpertraining erreichen konnten.

Ebenso wie Dr. Crane arbeiteten auch wir mit einer rein vegetarischen Diät unter zusätzlicher Vermeidung von pflanzlichen Ölen, doch empfahlen wir keinerlei Übungsprogramm. Aufgrund der Diät sank der Blutzuckerspiegel der Patienten um ganze 54 Punkte ab, wohingegen der Wert bei einer herkömmlichen Diabetikerdiät nur halb so stark reduziert wurde. Obwohl die Teilnehmer nicht dazu angehalten wurden, beim Essen die Kalorien zu zählen, verloren Sie im Laufe der dreimonatigen Studie durchschnittlich 8 Kilo Gewicht, wobei der Vergleichswert einer herkömmlichen Diabetikerdiät bei 4 Kilo liegt. Auch Abnormitäten der Nierenfunktion wurden stark verringert.

Insgesamt betrachtet sind herkömmliche Diabetikerdiäten, bei denen Austauschlisten benutzt werden, nicht besonders erfolgreich. Mit einer fettarmen, rein vegetarischen Diät können wesentlich bessere Ergebnisse erzielt werden. Und bei zusätzlichem regelmäßigem Körpertraining können Sie mit noch besseren Resultaten rechnen, weil Muskeln, die stark arbeiten müssen, selbst dann Zucker aus dem Blut entfernen, wenn nur wenig Insulin vorhanden ist.

Ich möchte Ihnen nun einen Eindruck davon vermitteln, was dies für einen Menschen bedeuten kann. Bruce Burdick aus

Lenexa in Kansas hatte von der Behandlungsmethode, die ich empfehle, gehört. Er schrieb mir daraufhin den folgenden Brief:

Meine Tochter Heather, die ein Geschäft für biologische Lebensmittel betreibt, hat mich dazu gebracht, Ihr Programm drei Wochen auszuprobieren. Ich war damals Diabetiker mit Bluthochdruck und einem Blutserum, das einer Bratensoße ähnelte. Und ich hatte 35 Kilo Übergewicht.

Aus irgendeinem Grund hatte ich das Gefühl, die von Ihnen empfohlene Methode sei genau das Richtige für mich. Ich überzeugte meine Frau Mary davon, sich an dem 21tägigen vegetarischen Diätprogramm zu beteiligen. Wir schränkten dabei unseren Kalorienkonsum in keinerlei Hinsicht bewußt ein. Wir aßen große Mengen von Bohnen, Reis, Pasta, Obst und Gemüse. Außerdem kauften wir uns ein Brotbackgerät, so daß wir jeden Tag frisches Brot essen konnten. Zusätzlich begannen wir mit einem leichten Trainingsprogramm: Wir gingen jeden Tag 30 bis 45 Minuten lang auf der Mall spazieren.

Das Ergebnis war phantastisch. Die ersten drei Wochen flogen geradezu vorüber. Wir probierten alle möglichen neuen Rezepte aus. Im Laufe der letzten sechs Monate habe ich 23 Kilo abgenommen, und meine Konfektionsgröße ist von 3X über 2X zu XL und schließ-

lich bis auf L zurückgegangen, und mein Blutdruck ist von 160/100 auf 130/80 gesunken. Außerdem habe ich meinen Blutzucker so weit unter Kontrolle, daß ich kein Insulin mehr brauche.

Ich könnte noch viel darüber erzählen, wie gut ich mich fühle und wie gut ich aussehe (wie meine Freunde sagen). Deshalb möchte ich Ihnen von ganzem Herzen dafür danken, daß Sie mir Ihr Wissen und all die wichtigen Informationen zugänglich gemacht haben.

Die Erfahrung, die Bruce machte, ist keineswegs ungewöhnlich. Obwohl es sich wie ein Wunder anhören mag, daß es möglich sein soll, völlig auf Medikamente zu verzichten, keine Schmerzen mehr zu haben und sich wieder gesund zu fühlen, können wir alle dies erreichen, wenn wir uns auf eine bestimmte Weise ernähren.

Andere Behandlungsmethoden

In Kapitel 11 haben wir uns damit beschäftigt, daß Vitamin B$_6$ die beim Karpaltunnelsyndrom auftretenden Nervenschmerzen lindern kann. Bei Diabetes wirkt dieses Vitamin ähnlich. Es kann auch in diesem Fall die Schmerzen verringern, verbessert aber keineswegs die Funktion der Nerven. Ebenso wie Medikamente sollte auch Vitamin B$_6$ als nützliche Ergänzung einer fettarmen, rein vegetarischen Diät in Verbindung mit einem Körpertraining eingesetzt werden, keineswegs als Ersatz für eine solche Behandlung. Die übliche Tagesdosis liegt zwischen 50 und 150 mg, und gewöhnlich dauert es mehrere Wochen, bis sich positive Resultate einstellen. Höhere Dosierungen sollten vermieden werden, da sie Nervenprobleme verursachen können.

Capsaicin, der chemische Stoff, der Peperoni ihre Schärfe gibt, ist in einer Creme enthalten, die Patienten, die unter Schmerzen infolge einer Brustamputation sowie unter Arthritis oder Gürtelrose leiden, sehr nützlich sein kann. Das Mittel wurde auch an Patienten getestet, die unter Diabetikerschmerzen litten. Im Rahmen einer von mehreren Instituten durchgeführten Studie wurde den Testteilnehmern empfohlen, eine 0,075prozentige Capsaicin-Creme viermal täglich auf die schmerzenden Körperbereiche aufzutragen. Diese Behandlung half 70 Prozent der Patienten. Daß jedoch auch eine Placebobehandlung 53 Prozent der Patienten einer Kontrollgruppe half, relativiert die Wirkung einer Capsaicin-Behandlung von Diabetikerschmerzen gemessen an ihrer Wirkung bei anderen Beschwerden sehr stark.

Vitamin B_6 und Capsaicin können bei der Behandlung von Diabetikerschmerzen nützliche Ergänzungen zu einer fettarmen rein vegetarischen Diät in Verbindung mit einem Körpertrainingsprogramm sein. Falls Sie jedoch noch keinen Versuch mit dem Diät-und-Körpertrainingsprogramm gemacht haben, sollten Sie dies zuerst tun, weil es den Verlauf Ihrer Krankheit völlig verändern könnte.

Wie man bei der Behandlung von Diabetes vorgehen sollte

1. Ernähren Sie sich fettarm und rein vegetarisch – d. h., vermeiden Sie alle tierischen Nahrungsmittel und alle isolierten pflanzlichen Öle und Fette. Im Rezeptteil dieses Buches finden Sie viele Beispiele dafür, wie sich unter Beachtung dieser Prinzipien köstliche Speisen zubereiten lassen. Falls diese Art von Ernährung Ihnen völlig neu ist, sollten Sie sich vornehmen, sich drei Wochen lang sehr strikt daran zu halten. In dieser Zeitspanne können Sie ausgiebig mit unterschiedlichen Nahrungsmitteln experimentieren, ohne daß Sie das Gefühl belastet, sich langfristig zu etwas sehr Schwierigem verpflichtet zu haben.

2. Konzentrieren Sie sich auf Nahrungsmittel, die reich an komplexen Kohlehydraten und Ballaststoffen sind: Hülsenfrüchte, Gemüse und Vollkorngetreide, also keine Getreide und Getreideprodukte, deren Faserstoffe entfernt worden sind (z. B. Weißbrot, Weißmehl-Pasta und weißer Reis).

3. Trainieren Sie regelmäßig, jedoch innerhalb der Leistungsgrenzen, die Ihr Arzt Ihnen empfohlen hat. Ein halbstündiger

Spaziergang jeden Tag oder ein einstündiger Spaziergang dreimal die Woche ist für die meisten Menschen ein gutes Training; und wenn Ihre Belastbarkeit steigt, können Sie zu anstrengenderen Trainingsformen übergehen. Wenn Ihre Muskeln durch ein Training strapaziert werden, entziehen sie dem Blut Zucker.

4. Zur Sicherung einer umfassenden Nährstoffversorgung ist eine Vitamin-B_{12}-Quelle wichtig. Diesen Zweck kann jedes Multivitaminpräparat ebenso erfüllen wie spezielle Vitamin-B_{12}-Tabletten, die eine Tagesmenge von 5 mcg oder mehr enthalten.

5. Wenn Sie trotz all dieser Maßnahmen weiterhin unter Nervenschmerzen leiden, sollten Sie nach Rücksprache mit Ihrem Arzt und unter dessen Aufsicht zusätzlich täglich 50–150 mg Vitamin B_6 einnehmen.

Verursacht Kuhmilch Diabetes?

Kuhmilch steht unter dem Verdacht, in der Kindheit beginnende Diabeteserkrankungen zu verursachen. Aus vielen Studien geht hervor, daß die in Kuhmilch enthaltenen Proteine die Produktion von Antikörpern provozieren, die die Insulinzellen in der Bauchspeicheldrüse schädigen können. Im *New England Journal of Medicine* wurden 1992 neue Belege dafür veröffentlicht, daß

der Konsum von Kuhmilch tatsächlich zur Entstehung der Krankheit bei Kindern beitragen könnte. Von 142 Kindern, die bereits an Diabetes erkrankt waren, wurden bei allen große Mengen von Antikörpern gegen ein bestimmtes in Kuhmilch enthaltenes Protein gefunden.

Zwar mag es vielen als absurd erscheinen, daß Milchproteine irgendeine Art von Störungen der Gesundheit hervorrufen könnten, doch sollte man bedenken, daß die Natur wohl einfach nicht vorausgesehen hat, daß Menschen Kuhmilch trinken könnten. Kuhmilch hat für die Ernährung eines neugeborenen Kalbs genau die richtige Nährstoffzusammensetzung, also nicht diejenige, die für ein menschliches Baby am besten geeignet ist. Im Hinblick auf Diabetes beruht das Problem nicht auf Milchfett oder Laktosezucker, sondern auf den in der Milch enthaltenen Proteinen, die den menschlichen Körper zur Produktion von Antikörpern veranlassen können, die wiederum möglicherweise die Bauchspeicheldrüse schädigen. Kuhmilchproteine sind auch die Hauptursache für jene Koliken, unter denen jedes fünfte Baby leidet, und sie zählen auch zu den häufigsten Verursachern von Migräne, Arthritis und Verdauungsproblemen.

Als der weiter oben erwähnte Artikel im *New England Journal of Medicine* erschien, stand bereits fest, daß Kuhmilch bei Kindern Eisenmangel und andere Störungen verursachen kann. Unglücklicherweise meinen Eltern häufig, Milch sei eine gute Kalziumquelle; hingegen sind sie weitaus seltener über die Nachteile des Milchkonsums und über gesündere Kalziumquellen informiert.

Nachdem diese Erkenntnisse über ein weiteres Gesundheitsproblem vorlagen, organisierte das *Ärztekomitee für verantwortliche Medizin* eine Pressekonferenz mit Experten für Kinderheilkunde, darunter Dr. Benjamin Spock und Dr. Frank Oski, dem Leiter der Abteilung für Kinderheilkunde an der *Johns Hopkins University*. Alle geladenen Experten pflichteten mir bei, daß Eltern über die potentiellen Gefahren von Milchprodukten aufgeklärt werden müßten.

Im Grunde ist es nicht verwunderlich, daß die Milchindustrie daraufhin versuchte, diese neuen Erkenntnisse abzutun. Doch kurz darauf organisierte die *Amerikanische Akademie für Kinderheilkunde* eine Konferenz, auf der über dieses Thema diskutiert wurde. Die Teilnehmer kamen zu dem Ergebnis, daß der Kontakt mit Milchprotein bei der Entstehung von Diabetes tatsächlich eine wichtige Rolle spielen könnte. Unter Berufung auf die Ergebnisse von über 90 Studien zum Thema konstatierte die Akademie, daß durch Meiden von Kuhmilch

bei anfälligen Personen eine Diabeteserkrankung hinausgezögert oder sogar völlig verhindert werden könne.

Die wissenschaftliche Erhärtung der These, daß Kinder und Jugendliche durch Milchkonsum an Diabetes erkranken könnten, hilft Ihnen nicht viel weiter, wenn Sie bereits Diabetiker sind. Ich habe dies jedoch hier wiedergegeben, weil viele Eltern trotz der mittlerweile überwältigenden Belege noch nichts über diesen Zusammenhang wissen und sich deshalb weiterhin von Anzeigenkampagnen über die positiven Eigenschaften des «Naturprodukts Milch» beeindrucken lassen.

Ganz gleich, ob Sie schon in Ihrer Kindheit oder erst als Erwachsener an Diabetes erkrankt sind, die Auswahl der richtigen Nahrungsmittel kann sich ungeheuer positiv auf Ihre Gesundheit auswirken. Falls Sie unter Schmerzen leiden, können diese bei einer adäquaten Ernährung verschwinden. Möglicherweise werden Sie sogar Ihren Medikamentenkonsum reduzieren können, und wenn Sie erst als Erwachsener Diabetiker geworden sind, kann die Krankheit aufgrund der richtigen Ernährung völlig verschwinden.

13. Herpes und Gürtelrose

Viren sind so klein, daß man nur staunen kann, welch großen Schaden sie anzurichten vermögen. Die verschiedenen Mitglieder der Familie der Herpesviren können Lippenherpes, Genitalherpes und Gürtelrose verursachen.

Mit Hilfe bestimmter Nahrungsmittel können wir unser Immunsystem gegen die Angriffe von Viren stärken, und insbesondere eine Aminosäure namens Lysin ist wegen ihrer Fähigkeit, Virusinfektionen zu verhindern und zu bekämpfen, bekannt geworden. In diesem Kapitel werden wir uns mit Lysin und anderen Verbündeten im Kampf gegen diese Eindringlinge beschäftigen.

Lippenherpes und Genitalherpes

Lippenherpes wird durch das *Herpes-simplex*-Virus Typ 1 (HSV-1) verursacht. Dieses Virus wird sehr schnell von Mensch zu Mensch übertragen, und etwa 90 Prozent aller Menschen weltweit sind damit infiziert. Die meiste Zeit über ist es inaktiv, kann sich aber jederzeit in Form von Lippenherpes manifestieren, gewöhnlich an Stellen, wo die normale Gesichtshaut und die Mundschleimhaut aneinanderstoßen, beispielsweise in den Mundwinkeln.

Der nächste Verwandte dieses Virus, *Herpes simplex* Typ 2, verursacht das durch sexuelle Kontakte übertragene Genitalherpes. Dabei kommt es zu einer Rötung der Haut und zur Bildung von Bläschen, die später aufplatzen und eine schmerzende Wunde zurücklassen, welche gewöhnlich erst nach zwei bis drei Wochen wieder heilt. Ebenso wie HSV-1 kann auch HSV-2 lange Zeit schlummern, ohne sich bemerkbar zu machen. Bei etwa 40 Prozent der Infizierten treten nach einem Ausbruch nie mehr Symptome auf. Bei einem wiederholten Auftreten des Problems ist oft Streß oder eine Schwächung der Immunfunktion die Ursache.

Die Behandlung von Herpes mit Lysin

Seit den frühen siebziger Jahren mehrten sich wissenschaftliche Berichte darüber, daß Lysin das wiederholte Akutwerden von Herpes verhindert und die Heilung solcher Beschwerden beschleunigt.

Lysin ist eine Aminosäure, ein kleines Molekül, das unser Körper nicht selbst herstellen kann. Es ist eine jener *essentiellen* Aminosäuren, die wir aus unserer Nahrung beziehen müssen, um die Proteine aufbauen zu können, aus denen unser Körper besteht. Einer der vielen erfreulichen Unterschiede zwischen uns Menschen und einem

Herpes-Virus ist, daß Lysin Herpes-Viren an der Vermehrung hindern kann.

Außerdem benötigt das Virus, um sich vermehren zu können, eine andere Aminosäure mit Namen *Arginin*. Ohne diese kann es nicht die zu seiner Vermehrung erforderlichen Proteine herstellen. Es stirbt zwar

Prävention und Behandlung von Herpes mit Lysin

Wenn Sie Lysin benutzen wollen, sollten Sie folgende Punkte beachten:

1. Verwenden Sie L-Lysin. Außerdem gibt es auch D-Lysin, das aber biologisch inaktiv ist.
2. Wählen Sie eine möglichst niedrige Dosierung, die bei Ihnen noch die gewünschte Wirkung hat; sie liegt zwischen 500 und 3000 mg täglich. In den ersten Studien über die Wirkkraft dieses Stoffs wurden zur Verhinderung von Herpesausbrüchen 500 mg verwendet und zur Behandlung von bereits entstandenen Herpesausschlägen die doppelte Menge. In späteren Studien wurden zur Prävention dreimal täglich 1000 mg verwendet, die die Teilnehmer zum Essen einnahmen. Dosierungen in dieser Höhe scheinen ungefährlich zu sein; doch über die Ungefährlichkeit höherer Dosierungen ist bisher nichts bekannt.
3. Meiden Sie argininreiche Nahrungsmittel wie Nüsse, Saaten, Schokolade und Gelatine.
4. Benutzen Sie Lysin nur nach Rücksprache mit Ihrem Arzt. Das Mittel kann ohne weiteres in Verbindung mit Anti-Viren-Medikamenten eingenommen werden, die Ihr Arzt Ihnen eventuell verschreiben wird.

nicht ohne diesen Stoff, kann sich aber zumindest nicht weiter ausbreiten.

Die beiden genannten Aminosäuren konkurrieren miteinander, und wir können diese Tatsache zu unserem Vorteil nutzen. Lysin behindert die Absorption von Arginin im Verdauungstrakt und regt die Nieren dazu an, seinen Konkurrenten mit dem Urin auszuscheiden. Außerdem entfernt es in den Zellen befindliches Arginin, so daß den Herpes-Viren geringere Mengen dieses Stoffs zur Verfügung stehen.

Aphthen

Lysin scheint auch bei Aphthen günstig zu wirken, wie eine im Jahre 1983 durchgeführte statistische Untersuchung ergab. Ausgehend von der Theorie, daß ein herpesähnliches Virus die Ursache für Aphthen sein könnte, gaben Forscher 28 Patienten Lysin und stellten fest, daß dieser Stoff die Entstehung der Aphthen in fast allen Fällen zu verhindern vermochte und auch deren Abheilen beschleunigte. Dazu wurde eine Tagesdosis von 500 mg verabreicht, die verdoppelt wurde, wenn die anfängliche Dosis nicht ausreichte, um das Auftreten der Ausschläge zu verhindern. Bei Auftreten einer Aphthe wurde die Lysindosis bis zum Verschwinden derselben auf 1000 mg alle sechs Stunden erhöht.

Gürtelrose

Herpes zoster, auch Gürtelrose genannt, ist ein schmerzhafter Ausschlag, der am Bauch oder am Gesicht auftritt. Das Virus, das ihn verursacht, ist ein naher Verwandter von HSV-1 und HSV-2 und der gleiche Erreger, der auch Windpocken verursacht.

Mehr als 90 Prozent aller amerikanischer Kinder erkranken irgendwann an Windpocken. Das Virus dringt über die Atemwege in den Körper ein, breitet sich über die Blutbahn aus und verursacht dann einen juckenden Ausschlag, der nach ein bis zwei Wochen abheilt. Danach ist das Virus jedoch keineswegs tot, sondern es verbirgt sich im Inneren von Nervenzellen.

Jahrzehnte später, wenn die Immunabwehr des betreffenden Menschen schwächer wird, breitet sich der Erreger der Gürtelrose über die für Schmerz- und Tastempfindungen zuständigen Nerven aus, die in der Haut enden. Das Virus verursacht dann Entzündungen sowie einen stechenden und brennenden Schmerz, der durch die Nerven zum Gehirn weitergeleitet wird. Dies ist der Anfang einer sogenannten Gürtelrose. Wenn das Virus aus den Nerven in die Haut vorgedrungen ist, verursacht es dort einen schmerzhaften Ausschlag.

Nicht jeder, der als Kind Windpocken gehabt hat, erkrankt später an Gürtelrose, sondern nur etwa 10 bis 20 Prozent der Infizierten. Vermutlich aus irgendwelchen bisher noch nicht näher bekannten genetischen Gründen tritt Gürtelrose bei weißhäutigen Menschen häufiger auf als bei dunkelhäutigen.

In den meisten Fällen verschwindet das Problem nach einigen Wochen. Manchmal jedoch bleibt der Schmerz nach Abklingen des Ausschlags weiter bestehen. Unter den Menschen, die meist im Alter über sechzig an Gürtelrose erkranken, leidet etwa die Hälfte unter anhaltenden Schmerzen, die manchmal erst nach Monaten oder gar Jahren wieder verschwinden.

Anti-Viren-Medikamente können während des akuten Stadiums der Gürtelrose nützlich sein, und sie sind im allgemeinen ungefährlich. Werden sie gleich von Anfang an eingesetzt, können sie den Schmerz des akuten Anfalls verringern und eventuell auch ein monatelanges Anhalten der Schmerzen verhindern.

Wenn die Schmerzen nach Abklingen der Gürtelrose weiter anhalten, werden sie gewöhnlich mit Antidepressiva behandelt, nicht, um die Stimmungslage des Patienten aufzubessern, sondern um seine Schmerzen zu bekämpfen. Diesen Zweck erfüllen am besten ältere Produkte dieser Art, die die Produktion von Noradrenalin im Gehirn stimulieren. Einige Experten empfehlen, mit einer solchen Behandlung schon gleich nach Erstellung des diagnostischen Befunds Gürtelrose zu beginnen. Antidepressiva, die die Serotoninproduktion beeinflussen, sind in diesem Fall nicht von Nutzen. Einige Ärzte verschreiben außerdem Kodein oder andere, betäubend wirkende Schmerzmittel.

Die Verwendung von Lysin bei *Herpes zoster* ist noch kaum erforscht. Eine 1983 durchgeführte Untersuchung über die Wirkung von Lysin bei Gürtelrose ergab, daß 90 Prozent der Benutzer das Mittel entweder als «wirksam» oder als «sehr wirksam» bezeichneten, wohingegen 10 Prozent keinerlei positive Auswirkungen bemerkt hatten. Die Dosierung ist die gleiche wie bei *Herpes simplex*.

Einige Patienten, die an Gürtelrose erkrankt waren oder die unter den im Anschluß daran auftretenden Schmerzen litten, haben von der bereits in Kapitel 5 beschriebenen Capsaicin-Creme profitiert. Capsaicin neutralisiert in den Nerven die *Substanz P* und verringert dadurch die Schmerzempfindlichkeit.

Capsaicin verbesserte im Rahmen einer Studie den Zustand von 64 Prozent der Teilnehmer, die seit über einem Jahr unter Schmerzen infolge einer Gürtelrose litten. Zwar beseitigt dieses Mittel die Schmerzen offenbar gewöhnlich nicht völlig (dies war bei weniger als 20 Prozent der Teilnehmer der Fall), verringert sie aber deutlich. Capsaicin-Creme kann auch von Patienten, die Antidepressiva einnehmen, problemlos angewandt werden.

Capsaicin-Cremes werden im allgemeinen fünfmal täglich auf die von Ausschlag befallenen Hautbereiche aufgetragen. Gedulden Sie sich vier Wochen mit Ihrem Urteil über die Wirksamkeit des Mittels, denn die Reaktion tritt manchmal erst mit einer gewissen Verzögerung ein. Waschen Sie sich nach dem Auftragen der Creme gründlich die Hände, damit keine Spuren des Wirkstoffs in Ihre Augen gelangen. Das anfängliche Stechen der Capsaicin-Creme verschwindet nach der ersten Woche. Ich rate Ihnen allerdings, das Mittel nach Rücksprache mit Ihrem Arzt anzuwenden, da dieser Ihnen helfen kann, die bestmögliche Dosis herauszufinden und diese Maßnahme auf die übrigen abzustimmen.

Bei Gürtelrose sollten unbedingt von Anfang an und mit allen verfügbaren Mitteln die Schmerzen behandelt werden, weil sich dadurch möglicherweise verhindern läßt, daß sich eine langwierige Neuralgie entwickelt. Zu diesem Zweck müssen unmittelbar nach der Diagnose Medikamente zur Bekämpfung von Viren, Antidepressiva und sogar betäubend wirkende Schmerzmittel in Verbindung mit Capsaicin eingesetzt werden. Ziel dieser Behandlung ist, die akute Phase so kurz wie möglich zu halten, um eine Perpetuierung der Schmerzen zu verhindern.

Stärkung der Immunabwehr

Das Wiedererwachen des *Herpes zoster*-Virus nach Jahrzehnten ist in den meisten Fällen ein Zeichen dafür, daß die Immunabwehr des Patienten schwächer wird. Mit

Hilfe bestimmter Nahrungsmittel kann die Immunfunktion gestärkt werden. Wie bereits in Kapitel 8 erwähnt wurde, gilt dies für fettarme pflanzliche Nahrungsmittel. Der Grund dafür ist vor allem, daß das Vermeiden von Fett- und Cholesterinkonsum die Funktionsfähigkeit der Immunzellen verbessert. Außerdem enthalten Gemüse, Hülsenfrüchte und Obst Nährstoffe, die die Immunfunktion unterstützen.

Weil wir mit zunehmendem Alter gewöhnlich inaktiver werden, arbeiten wir uns oft nicht mehr hungrig. Und wenn wir dann weniger Gemüse und Obst essen, beschaffen wir uns nicht mehr die Mengen an Vitaminen und Mineralstoffen, die wir brauchen, um die Leistungsfähigkeit unseres Immunsystems zu erhalten. Eine Verstärkung der körperlichen Aktivität und der Wechsel zu gesünderen Ernährungsgewohnheiten können diesen Mangel ausgleichen. Außerdem haben Forscher herausgefunden, daß schon eine einzige tägliche Multivitamintablette geringfügige Defizite ausgleichen und das Immunsystem deutlich stärken kann.

Die Wirkung von Streß

Streß kann Herpesviren aktivieren und den Ausbruch von Lippenherpes und Genitalherpes verursachen; bei Gürtelrose scheint dies auch der Fall zu sein. Streß verstärkt die nach einer Gürtelrose häufig auftretenden chronischen Schmerzen, die auch mit Hilfe von Entspannungstechniken gelindert werden können. In Kapitel 16 werden Methoden des Streßabbaus beschrieben, die leicht zu erlernen sind und schnell wirken.

Viren sind und bleiben ein Rätsel, und sie lassen sich auch nicht annähernd so gut behandeln, wie uns allen dies wohl lieb wäre. Trotzdem können die obigen Maßnahmen die Wahrscheinlichkeit von Herpesausbrüchen verringern und deren Dauer verkürzen.

14. Nierensteine und Harnwegsinfektionen

Wenn Sie jemals einen Nierenstein gehabt haben, wollen Sie mit Sicherheit nicht noch einmal einen bekommen. Anders als der Schmerz, den Frauen bei der Geburt eines Kindes erleben und der in der Erinnerung zu verblassen scheint, hinterläßt ein Nierenstein einen Eindruck, der dem Einschlag eines Riesenmeteoriten ähnelt.

Ungefähr 12 Prozent aller Amerikaner bekommen irgendwann in ihrem Leben einen Nierenstein. Aus irgendeinem Grund trifft dieses Problem Männer dreimal so häufig wie Frauen und Weiße häufiger als Asiaten und Afrikaner bzw. Afroamerikaner. Besonders oft treten Nierensteine bei Menschen im Alter zwischen vierzig und sechzig Jahren auf.

Es ist durchaus gerechtfertigt, sich Sorgen darüber zu machen, daß solche Steine nach einer Weile erneut auftreten können, denn genau dies passiert bei 30–50 Prozent der Betroffenen innerhalb von fünf Jahren nach der Bildung des ersten Steins. Deshalb ist es in diesem Zusammenhang sicherlich eine gute Nachricht, daß sich die Wahrscheinlichkeit eines solchen Rückfalls mit Hilfe einer bestimmten Ernährung leicht und wirksam verringern läßt.

Ein Nierenstein bildet sich ähnlich wie ein Salzkristall in einem Glas Wasser. Wenn Sie ein paar Salzkörner in das Glas schütten und das Wasser umrühren, lösen sich die Salzkristalle schnell auf. Doch wenn Sie die Salzmenge im Wasser allmählich immer weiter erhöhen, vermag das Wasser das Salz irgendwann nicht mehr aufzunehmen, woraufhin sich wieder Kristalle bilden. Die Kristalle, die sich in den Nieren bilden, bestehen nicht aus Tafelsalz, sondern aus Kalziumoxalat. Dies ist eine Verbindung aus dem Kalzium, das in der Nahrung oder in Nahrungsergänzungsstoffen enthalten war, und *Oxalat*, einem in vielen pflanzlichen Nahrungsmitteln enthaltenen Stoff. In selteneren Fällen bilden sich Nierensteine auch aus Harnsäure, einem bei der Proteinverarbeitung entstehenden Abfallstoff.

Wenn Sie verhindern wollen, daß in einem Glas Wasser Salzkristalle entstehen, können Sie entweder die Salzmenge verringern oder die Wassermenge vergrößern. Um zu verhindern, daß sich in Ihren Nieren Steine bilden, müssen Sie entweder dafür sorgen, daß weniger Kalzium, *Oxalat* und Harnsäure durch sie fließt, oder dafür, daß mehr Wasser sie durchspült und bereits entstandene Kristalle wieder auflöst. Bei Menschen, die Kalzium und *Oxalat* schnell durch die Nieren ausscheiden, besteht eine erhöhte Gefahr der Bildung von Nierensteinen. Doch läßt sich die Wahrscheinlichkeit der Steinbildung durch einige simple Maßnahmen verringern.

Woraus besteht ein Nierenstein?

Kalziumoxalat	72%
Harnsäure	23%
Ammoniummagnesiumphosphat	5%
Cystin	<1%

Um eine Diät entwickeln zu können, die das Nierensteinrisiko deutlich verringert, haben Forscher die Ernährungsgewohnheiten großer Gruppen von Menschen statistisch ausgewertet. Außerdem experimentierten sie mit unterschiedlichen Diäten, um herauszufinden, welche von diesen die Ausscheidung von Kalzium und anderer Stoffe, aus denen sich Steine bilden können, verlangsamen.

Im Grunde ist es ziemlich einfach, aus den auf diese Weise gesammelten Erkenntnissen praktischen Nutzen zu ziehen. Dazu werden wir uns zunächst mit Nahrungsmitteln beschäftigen, die vor der Bildung von Nierensteinen schützen, und dann mit solchen, die die Steinbildung fördern.

Schützende Nahrungsmittel

Bestimmte Bestandteile der Ernährung verringern eindeutig das Risiko der Nierensteinbildung. Bei dem ersten unter ihnen wird dies wohl kaum jemanden überraschen.

Wasser zu trinken, ist sehr nützlich. Es verdünnt den Urin und verhindert, daß Kalzium, Oxalat und Harnsäure feste Kristalle bilden. Wenn Sie täglich etwa 2,5 Liter Flüssigkeit in Form von Wasser, Fruchtsaft, Kaffee, Tee, Suppe, Wein oder beliebigen Getränken zu sich nehmen, verringern Sie dadurch das Risiko, daß sich bei Ihnen Nierensteine bilden, um etwa ein Drittel im Vergleich zu Menschen, die täglich nur die Hälfte dieser Flüssigkeitsmenge trinken. Dies gilt auch, wenn Sie an Ihrer Ernährung ansonsten nichts verändern. Sie können dieses Risiko jedoch durch verschiedene andere Maßnahmen noch stärker reduzieren.

Ihr Durst ist ein ziemlich guter Anhaltspunkt dafür, wieviel Wasser Sie auf lange Sicht benötigen. Doch hinkt unser instinktives Gefühl bezüglich unseres Flüssigkeitsbedarfs dem tatsächlichen Bedarf oft etwas hinterher, und das Signal, das Wasserbedarf anzeigt, wird erst gegeben, wenn in Ihrem Körper schon ein gewisser Wassermangel besteht. Deshalb ist es besser, regelmäßig Wasser oder andere Flüssigkeiten zu trinken.

Kaliumreiche und natriumarme Nahrungsmittel Eine Studie, die von Forschern der *Harvard University* mit 46 000 Männern durchgeführt wurde, ergab, daß ein hoher Kaliumkonsum das Risiko der Nierensteinbildung auf die Hälfte verringern kann. Kalium hilft den Nieren, dafür zu sorgen, daß das Kalzium in den Knochen und im Blut bleibt, statt mit dem Urin ausgeschieden zu werden. Dies bedeutet nicht, daß wir Kaliumtabletten einnehmen oder jeden Tag messen müssen, wieviel Kalium wir mit der Nahrung aufgenommen haben. Wir brauchen einfach nur jeden Tag Bananen, Brokkoli, Blumenkohl und fast alle anderen Arten von Obst, Gemüse und Hülsenfrüchten in großen Mengen zu essen. Pflanzen sind von Natur aus reich an Kalium.

Gleichzeitig sollten Nahrungsmittel bevorzugt werden, die den Salzkonsum möglichst gering halten. Natrium erhöht den Verlust von Kalzium durch die Nieren und damit auch das Risiko der Bildung von Nierensteinen. Diese Wirkung ist zwar in der breiten Öffentlichkeit nicht sehr bekannt, gilt aber unter Wissenschaftlern als erwiesen, denn es wurde festgestellt, daß Menschen, die Ihren Konsum von Salz (Natriumchlorid) auf die Hälfte reduzieren, dadurch ihren täglichen Kalziumbedarf um etwa 160 mg verringern.

Pflanzliche Nahrungsmittel jeder Art – Reis, Brokkoli, Kichererbsen, Äpfel, Kartoffeln, Blumenkohl – enthalten in ihrem natürlichen Zustand fast kein Natrium. Erst durch Konservierung oder durch die Verarbeitung zu Suppen und anderen kommerziellen Produkten werden ihnen große Mengen an Salz zugefügt. Milchprodukte und Fleisch enthalten mehr Salz als pflanzliche Nahrungsmittel, und konservierte Nahrungsmittel und Snacks noch mehr. In

Natrium und Kalium in Lebensmitteln (in mg)

Pflanzliche Produkte	Natr.	Kal.
Apfel (1 mittlerer)	1	159
Banane (1 mittlere)	1	451
Schwarze Bohnen (1 Tasse*)	1	611
Brokkoli (1 Tasse*)	44	332
Blumenkohl (1 Tasse*)	8	400
Weizenschleim (1 Tasse*)	7	48
Grapefruit (1 mittlere)	0	316
Perlbohnen (1 Tasse*)	2	669
Orange (1 mittlere)	1	250
Kartoffel (1 mittlere)	16	844
Reis (1 Tasse*)	1	60

Tierische Produkte	Natr.	Kal.
Vollmilch (1 Tasse)	120	370
Entrahmte Milch (1 Tasse)	126	406
Ziegenmilch (1 Tasse)	122	499
Muttermilch (1 Tasse)	40	128
Yoghurt (1 Tasse)	105	351
Cheddar-Käse (60 g)	352	56
Rindergehacktes (110 g*)	69	253
Roastbeef (110 g*)	51	377
Hühnerbrust o. Haut (110 g*)	82	286
Schellfisch (110 g*)	98	447
Schwertfisch (110 g*)	130	414

Quelle: J.A.T. Pennington, *Bowes and Church's Food Values of Portions Commonly Used*, 16. Aufl. (Philadelphia: J.B. Lippicott, 1994).

* Die Menge bezieht sich auf gekochte Portionen.

der Tabelle auf Seite 206 können Sie den Kalium- und Natriumgehalt häufig konsumierter Nahrungsmittel ablesen. Wie Sie dort sehen, sind pflanzliche Nahrungsmittel auch in dieser Hinsicht in jedem Fall die bessere Wahl.

Kalzium Obwohl die meisten Nierensteine Kalzium enthalten, ist nicht immer das in der Nahrung enthaltene Kalzium das Problem. Wenn Sie zwischen den Mahlzeiten Kalziumtabletten einnehmen, können diese durchaus das Risiko der Steinbildung erhöhen, weil etwa 8 Prozent des Kalziums, das Sie in dieser Form zu sich nehmen, in den Urin gelangt. Nehmen Sie Ihre Kalziumtablette hingegen *zu* den Mahlzeiten ein, so erzielen Sie den gegenteiligen Effekt, denn auf diese Weise können Sie die Steinbildung verhindern. Das ist vermutlich deshalb so, weil Kalzium das in der Nahrung enthaltene Oxalat bindet und dadurch im Verdauungstrakt festhält, statt zuzulassen, daß es vom Körper absorbiert wird. Dadurch wiederum brauchen die Nieren weniger Oxalat auszufiltern, und es ist auch weniger Oxalat vorhanden, aus dem Nierensteine entstehen können.

Übrigens brauchen wir keine Milchprodukte zu konsumieren, um in den Genuß von Kalzium zu kommen. Wie Sie bereits wissen, hat der Konsum von Milchprodukten viele unangenehme Folgen, die unter anderem durch die in diesen Nahrungsmitteln enthaltenen tierischen Proteine, durch

den Laktosezucker, durch Umweltgifte und häufig auch durch die in ihnen enthaltenen großen Mengen an Fett hervorgerufen werden. In der weiter oben erwähnten Harvard-Studie wurde festgestellt, daß die Nutzung pflanzlicher Kalziumquellen wie Brokkoli und Orangen das Risiko der Nierensteinbildung verringert.

Kaffee und Tee Kaffee, ob koffeinhaltig oder koffeinfrei, verringert das Risiko der Steinbildung. Das gleiche gilt auch für Tee. Koffein wirkt entwässernd, was bedeutet, daß mehr Flüssigkeit durch die Nieren fließt. Obwohl dadurch gleichzeitig auch Kalzium ausgeschwemmt wird, verlieren Sie mehr Wasser als Kalzium, wodurch letztendlich die Gefahr der Nierensteinbildung verringert wird.

Auch alkoholische Getränke scheinen das Risiko der Nierensteinbildung zu verringern, wahrscheinlich aufgrund ihrer entwässernden Wirkung.

Problematische Nahrungsmittel

Tierisches Protein ist Ihr schlimmster Feind, wenn Sie von Natur aus zur Bildung von Nierensteinen beziehungsweise zu Nierenerkrankungen jeglicher Art neigen. Seit langem ist bekannt, daß tierisches Protein (Fisch, Geflügel, rotes Fleisch, Eier und Milch) die Nieren überlastet und allmählich ihre Filterfähigkeit erschöpft. Ärzte raten

Nierenkranken generell, möglichst wenig Fleisch und andere tierische Nahrungsmittel zu essen.

Doch haben tierische Proteine noch eine andere Wirkung auf die Nieren. Sie bewirken, daß den Knochen Kalzium entzogen und mit dem Urin ausgeschieden wird, wodurch sie die Steinbildung fördern. Außerdem erhöhen sie die Harnsäuremenge im Urin. In einer kontrollierten Studie, die im *American Journal of Clinical Nutrition* veröffentlicht wurde, war bei Teilnehmern, die sich rein vegetarisch ernährten, der Kalziumverlust weniger als halb so groß wie bei typischen Fleischessern.

Das Problematische an tierischen Produkten ist nicht nur die *Menge*, sondern auch die *Art* von Protein, die sie enthalten. Ein Proteinmolekül ähnelt einer Perlenkette, wobei jede «Perle» eine Aminosäure ist. Die Proteine in einem Hähnchenschenkel oder in einem Fischschwanz unterscheiden sich von denjenigen in *Baked Beans* oder in Brokkoli durch die Art von Aminosäuren, die sie enthalten, sowie durch die Anordnung, in der sie miteinander zu einer Proteinkette verbunden sind.

Tierische Produkte sind reich an Aminosäuren, die Schwefel enthalten, ein Element, das die Eigenschaft hat, Kalzium aus den Knochen auszuschwemmen. Dieses Kalzium gelangt in das Blut, wird von den Nieren ausgefiltert und landet schließlich im Urin, wo es zur Steinbildung beitragen kann.

Fleisch und Eier enthalten zwei- bis fünfmal mehr schwefelhaltige Aminosäuren als Getreide und Hülsenfrüchte. Insofern sind Vegetarier auch in dieser Hinsicht enorm im Vorteil. Da sie generell kein tierisches Protein essen, bleibt ihr Kalzium in den Knochen, also dort, wo es hingehört, und sie haben gewöhnlich stärkere Knochen und seltener Nierensteine als Fleischesser.

Zwischen 1958 und den späten sechziger Jahren hat die Zahl der Nierensteinfälle in Großbritannien ungeheuer zugenommen. Natürlich kann sich die genetische Situation der britischen Bevölkerung nicht plötzlich verändert haben. Deshalb beschloß ein Forscherteam in Leeds, herauszufinden, ob sich in den betreffenden Jahren die Eßgewohnheiten der Bevölkerung stark verändert hatten. Hinsichtlich des Konsums von Nahrungsmitteln, die Kalzium und Oxalat enthalten, hatte sich nicht viel verändert. Doch war der Gemüsekonsum stark zurückgegangen, und der Konsum von Geflügel, Fisch und Fleisch hatte zugenommen. Die Statistiken ließen eine «auffällige Beziehung zwischen Nierensteinbildung und dem Konsum tierischen Proteins, insbesondere in der Form, wie es in Fleisch, Fisch und Geflügel enthalten ist», erkennen.

Salz Wie wir bereits wissen, erhöht Natrium die von den Nieren ausgeschwemmte Kalziummenge und damit das Risiko der

Nierensteinbildung. Dies gilt für das natürlicherweise in Nahrungsmitteln enthaltene Natrium ebenso wie für das Salz, das den Speisen während des Kochprozesses zugefügt wird. Deshalb sollten wir täglich insgesamt nicht mehr als 1–2 Gramm Natrium konsumieren.

Zucker Der schlechte Ruf des Zuckers basiert hauptsächlich auf der Rolle, die er beim Kariesbefall der Zähne und als Verursacher von Stimmungsschwankungen spielt. Außerdem stört Zucker das Kalziumgleichgewicht und erhöht das Risiko der Nierensteinbildung. Wie tierisches Protein und Salz beschleunigt auch er die Kalziumausschwemmung. In der *Nurses' Health Study* wurde festgestellt, daß bei Teilnehmerinnen, die regelmäßig etwa 60 Gramm oder mehr Zucker am Tag konsumierten, das Risiko der Nierensteinbildung um 50 Prozent höher war als bei denjenigen, deren täglicher Zuckerkonsum bei etwa 20 Gramm lag.

Ihr Risiko, Nierensteine zu bekommen, ist höher, wenn Sie in einem warmen Klima leben, beispielsweise im heißen und sonnigen Süden der Vereinigten Staaten. Durch starkes Schwitzen wird der Körper ausgetrocknet, und der Urin wird stärker konzentriert. Außerdem produziert die Haut bei starker Sonneneinstrahlung mehr Vitamin D, wodurch der Körper wiederum mehr Kalzium aus dem Verdauungstrakt aufnimmt.

Zucker in herkömmlichen Lebensmitteln (in g)	
Schokoladenriegel	22–35
Gebäck	11–14
Cornflakes (1 Tasse, 28 g)	2
Frosties (1 Tasse, 41 g)	17
Crackers (5)	1
Obstcocktail (½ Tasse, 124 g)	14
Marmelade (1 TL)	13
Speiseeis (½ Tasse, 106 g)	21
Softdrinks (340 g)	40
Weißbrot (2 Scheiben)	1

Eigenartigerweise scheinen Nahrungsmittel, die viel Oxalat enthalten, wie Schokolade, Nüsse, Tee und Spinat, das Risiko der Nierensteinbildung *nicht* zu erhöhen. Eine Zeitlang war auch vermutet worden, daß Vitamin C das Nierensteinrisiko erhöhen könnte, weil es sich in Oxalat verwandeln kann. Der wichtigste Befürworter von Vitamin C, Linus Pauling, blieb jedoch bei seiner Meinung, daß Vitamin C diese negative Wirkung nicht habe – und Pauling hatte recht. Eine umfangreiche Studie, in der die Auswirkungen des Vitamin-C-Konsums bei Männern untersucht wurde, ergab, daß diese nicht häufiger Nierensteine bekommen als Männer, die kein Vitamin C einnehmen.

Was können Sie gegen Nierensteine tun? Eine Zusammenfassung

Wenn Sie dafür sorgen, daß möglichst wenig Kalzium in Ihren Urin gelangt, bleibt dieses Mineral in den Knochen.

1. Trinken Sie viel Wasser oder andere Flüssigkeiten. Dadurch verhindern Sie Austrocknung.
2. Essen Sie große Mengen an Gemüse, Obst und Bohnen. Diese sind reich an Kalium und arm an Natrium.
3. Wenn Sie Kalziumtabletten einnehmen, sollten Sie dies *zu* den Mahlzeiten tun, nicht zwischendurch.
4. Meiden Sie tierische Nahrungsmittel. Das in diesen enthaltene Protein und Natrium erhöht das Risiko der Nierensteinbildung.
5. Wenn Sie sichergehen wollen, daß Sie alle wichtigen Nährstoffe erhalten, sollten Sie vor allem darauf achten, daß Ihr Körper genügend Vitamin B_{12} bekommt, ob durch tägliche Einnahme eines Multivitaminpräparats oder einer speziellen Vitamin-B_{12}-Tablette von 5 mcg oder mehr.
6. Schränken Sie Ihren Salz- und Zuckerkonsum ein.

Preiselbeersaft gegen Harnwegsinfektionen

Seit vielen Jahren wird Preiselbeersaft verwendet, um das Risiko von Harnwegsinfektionen zu verringern. In einem 1994 im *Journal of the American Medical Association* (JAMA) erschienenen Artikel wurde nachgewiesen, daß diese Vorbeugemaßnahme tatsächlich effektiv ist. Im Rahmen einer in Boston durchgeführten Studie, an der 153 ältere Frauen teilnahmen, trank die Hälfte der Teilnehmerinnen täglich 0,3 l gewöhnlichen Preiselbeersaft. Die andere Hälfte erhielt ein Getränk, das genauso aussah und schmeckte wie Preiselbeersaft, aber den Saft nicht enthielt.

Im Laufe der nächsten sechs Monate wurden von den Teilnehmerinnen Urinproben genommen und auf Anzeichen für Bakterien untersucht. Bei den Frauen, die den Preiselbeersaft getrunken hatten, wurde weniger als halb so häufig eine Harnwegsinfektion diagnostiziert als bei der Kontrollgruppe. Antibiotikabehandlungen waren ebenfalls bei nur halb so vielen Mitgliedern der Gruppe der Preiselbeersafttrinkerinnen erforderlich, was ein großer Vorteil ist, da Antibiotika manchmal Hefeinfektionen und andere Komplikationen nach sich ziehen. Die Präventivwirkung des Preiselbeersafts tritt etwa nach 4–8 Wochen ein.

Der Grund für die vorbeugende Wirkung des Safts ist wohl nicht, daß der Urin dadurch sauer wird, denn dies war bei dem Placebogetränk auch der Fall. Vielmehr enthalten Preiselbeeren einen Stoff, der es den Bakterien unmöglich macht, sich in Zellen niederzulassen, und zwar wahrscheinlich unabhängig davon, ob der Saft im Verdauungstrakt oder in den Harnwegen auf Bakterien trifft. Stoffe, die die Einnistung von Bakterien in den Zellen verhindern, sind auch in Blaubeersaft, aber nicht in Orangen-, Grapefruit-, Ananas-, Mango- und Guavensaft gefunden worden.

Eine einfache Aminosäure zur Behandlung interstitieller Zystitis

Interstitielle Zystitis ist eine sehr schmerzhafte Störung, die sich ähnlich anfühlt wie eine Harnwegsinfektion. Sie ist mit Schmerzen, Druckgefühlen und Brennen beim Urinieren verbunden, doch werden bei einem Urintest keine Bakterien gefunden, und Antibiotika helfen nicht. Etwa 90 Prozent der Betroffenen sind Frauen, und gewöhnlich tritt die Krankheit im Alter von etwa 40 Jahren auf.

Die Ärzte vermuten, daß diese äußerst unangenehme und chronische Störung durch eine verborgene Infektion in der Wand der Harnblase oder durch einen Angriff des Immunsystems auf das Blasengewebe verursacht wird. Doch ist bisher noch keine klare Ursache identifiziert worden, und die derzeitigen Behandlungsmöglichkeiten lassen sehr zu wünschen übrig.

Wissenschaftler der *Yale University* haben kürzlich einen neuen Behandlungsansatz erprobt, in dem eine natürliche Aminosäure (ein Proteinbaustein) mit Namen L-Arginin eine wichtige Rolle spielt. L-Arginin verwandelt sich in der Blase in Stickoxydul (Lachgas), eine Verbindung, die die Muskeln entspannt, welche die Blase umgeben, und die diesen Muskeln auch zu helfen scheint, das Eindringen von Bakterien abzuwehren. Die Wissenschaftler gaben zehn Patienten, die an interstitieller Zystitis litten, dreimal täglich 500 mg L-Arginin. Schon innerhalb des ersten Monats kam es bei den meisten von ihnen zu einem deutlichen Rückgang der Symptome. Nach drei Monaten bezeichneten alle Patienten die Behandlung mit L-Arginin als die beste Behandlung, die sie jemals wegen ihres Problems erhalten hatten. Nach sechs Monaten bewerteten sie ihre noch verbliebenen Schmerzen, die sie zuvor auf einer Skala von 0–10 mit einem Durchschnittswert von 5 angegeben hatten, mit fast 1. Über Nebenwirkungen der Behandlung wurde nicht berichtet.

TEIL V

AKTIVITÄT, RUHE UND ERNÄHRUNG

15. Körpertraining und Endorphinproduktion

Zu einem großen Teil hängt unsere natürliche Widerstandskraft gegen Schmerz von körperlicher Aktivität und Ruhe ab. Körpertraining regt unseren Körper zur Ausschüttung von Endorphinen an, körpereigenen Stoffen, die Schmerzen lindern, den Blutkreislauf verbessern, die Muskeln geschmeidig machen und für einen besseren Schlaf sorgen. Ruhe und Schlaf ermöglichen es unserem Körper, sich von den Belastungen des Tages zu erholen. Außerdem lösen sie Spannungskopfschmerzen auf und stärken die Schmerzresistenz.

Körpertraining stärkt die Schmerzresistenz

Menschen, die häufig trainieren (sechs oder mehr Stunden pro Woche), haben eine wesentlich bessere Schmerzresistenz als andere Menschen. Der Grund hierfür sind die Endorphine, die in der Hirnanhangdrüse (an der Basis unseres Gehirns) produziert wer-

den. Endorphine wirken im Gehirn genauso wie in den Nerven, und sie gelangen auch ins Blut.

Die Endorphinproduktion wird durch ein sogenanntes *aerobisches* Körpertraining stimuliert. Damit ist gemeint, daß Sie so gehen, radfahren oder anderweitig trainieren, daß Ihr Herz zu pochen anfängt und Ihre Lunge stark arbeiten muß. Das Gegenteil hierzu sind Übungsarten wie Gewichtheben, bei denen zwar die Muskeln punktuell stark belastet werden, die Herzfrequenz aber nicht besonders stark steigt.

Langstreckenläufer erleben die Wirkung des Endorphins als «Laufer-High». Forscher haben Athleten vor und nach ihrem Training auf ihre Schmerzempfindlichkeit untersucht, indem sie sie beispielsweise baten, ihre Hände so lange wie möglich in einen Eimer mit Eis zu tauchen. Auf diese Weise wurde festgestellt, daß die natürliche schmerzlindernde Wirkung eines Laufs von

10 Kilometern Länge ungefähr der Wirkung von 10 mg Morphin entspricht.

Doch körperliche Aktivität hat auch noch andere Auswirkungen. Wenn Menschen regelmäßig trainieren, sind ihre Muskeln lockerer und nachgiebiger, und wenn man sie in die Haut zwickt, so ist die Wahrscheinlichkeit, daß diese rot wird, geringer. Mit anderen Worten können sie *sowohl physisch als auch mental* Schmerzen leichter ignorieren als andere Menschen. Wer nur selten seinen Körper trainiert, ist wesentlich schmerzempfindlicher und hat angespanntere Muskeln.

Körperliche Aktivität spielt auch in Programmen zur Beseitigung von Arterienblockaden eine Schlüsselrolle; diese sind für Herzkranke ebenso wichtig wie für Menschen mit chronischen Rückenschmerzen.

Wieviel Training ist gut?

Wieviel Sie sich beim Körpertraining zumuten sollten, hängt von Ihrer körperlichen Kondition ab, und darüber sollten Sie mit Ihrem Arzt sprechen. Wenn Sie unter Fibromyalgie oder chronischer Erschöpfung leiden, kann für den Anfang ein täglicher Spaziergang von 5–15 Minuten Dauer mehr als genug sein. Sie können die Zeitspanne täglich um 1–2 Minuten verlängern, bis Sie bei 30 Minuten angekommen sind. Menschen, die unter Fibromyalgie leiden, machen oft die Erfahrung, daß es ihnen um

so besser geht, je mehr sie ihren Körper trainieren.

Falls Sie trainieren, um Ablagerungen in Ihren Arterien zu beseitigen, sollten Sie den Empfehlungen in Dean Ornishs Programm zur Behandlung von Herzkrankheiten folgen und täglich eine halbe Stunde oder dreimal wöchentlich eine Stunde lang in relativ zügigem Tempo gehen. Wenn Sie das Gefühl haben, Sie könnten sich mehr zumuten, können Sie Ihre körperliche Belastung allmählich erhöhen. Viele Menschen stellen fest, daß sie sich zunehmend besser fühlen, wenn sie mehr Ausdauer entwickeln.

Das Entscheidende bei jeder Art von Training ist, daß es Ihnen Spaß machen sollte, denn das motiviert Sie zum Weitermachen. Sämtliche Trainingsgeräte der Welt sind völlig wertlos, wenn Sie es als so ermüdend oder langweilig empfinden, sie zu benutzen, daß Sie sich einfach nicht dazu aufraffen können, dies über längere Zeit durchzuhalten. Ein wenig Unterstützung durch andere Menschen ist dabei von sehr großem Nutzen. Wenn Sie Ihre Spaziergänge mit einem Freund zusammen machen, an Aerobic-Kursen in einem Fitneß-Center teilnehmen oder gelegentlich Tanzveranstaltungen besuchen, so macht dies nicht nur Spaß, sondern hilft Ihnen außerdem, mit der körperlichen Aktivität fortzufahren.

Körpertraining hat allerdings nicht nur positive Auswirkungen, sondern kann auch unerwünschte Nebenwirkungen verursachen. Je mehr Sie sich anstrengen, um so schneller muß Ihr Herz das Blut pumpen, um die Bedürfnisse Ihres Körpers zu erfüllen. Wenn Sie über lange Zeit nicht regelmäßig trainiert haben, können Sie sich leicht zu schnell zuviel zumuten, insbesondere wenn Sie aufgrund eines neuartigen Wohlbefindens das Gefühl haben, Sie seien nun zu allem fähig. Widerstehen Sie dem Drang, innerhalb einer Trainingsstunde die perfekte kardiovaskulare Fitneß zu erreichen oder gleich 5 Kilo abzunehmen. Ihr Herz würde dies nicht sofort verkraften.

Außerdem belastet jedes Körpertraining Ihre Muskeln, Sehnen und Bänder. Innerhalb gewisser Grenzen kann sich dies durchaus positiv auswirken, doch ziehen sich Menschen, die versuchen, nach einer längeren Zeitspanne körperlicher Inaktivität beim Training gleich «so richtig loszulegen», häufig Gelenkverletzungen zu.

Ich möchte an dieser Stelle auch noch einmal die Warnung wiederholen, die ich schon in Kapitel 7 ausgesprochen habe: Bei manchen Patienten, die unter chronischer Erschöpfung leiden, kann es zu einem schnellen und unerwarteten Abfall des Blutdrucks kommen, während sie stehen oder trainieren. Diese Störung wird als neural verursachte Hypotonie bezeichnet. Bitten Sie also vor Beginn eines Trainings Ihren Arzt, Ihre Belastungsfähigkeit zu beurteilen.

Mit dem Körpertraining ist es wie mit dem Atmen: Es regelmäßig zu tun ist wichtiger, als sich besonders stark dabei anzustrengen. Wenn Sie an irgendeiner Krankheit leiden, sollten Sie nie vergessen, regelmäßig Ihre Medikamente einzunehmen. Und wenn Sie älter als vierzig sind, sollten Sie über Ihre Trainingspläne in jedem Fall mit Ihrem Arzt sprechen.

16. Ruhe und Schlaf

Schlaf ist für die Linderung von Schmerzen überaus wichtig. Er bewirkt, daß sowohl körperliche als auch emotionale Belastungen weniger weh tun. Schlafentzug kann die Schmerzresistenz deutlich verringern und Schmerzen, Empfindlichkeits- und Erschöpfungsreaktionen hervorrufen, die den Symptomen der Fibromyalgie nicht unähnlich sind.

Um nachts gut zu schlafen, können Sie mehrere Dinge tun:

- Zucker kann den Schlaf fördern. Zwar ist Zucker in keiner Hinsicht als gesund zu bezeichnen, aber den Schlaf fördert er zweifellos. Er veranlaßt das Gehirn, Serotonin zu produzieren, den Neurotransmitter, der, wie wir schon in den Kapiteln 3 und 7 gesehen haben, einen starken Einfluß auf Schlaf, Stimmungslage und Schmerzempfinden hat. Fruchtzucker hat diese Wirkung ebenso wie normaler raffinierter Tafelzucker. Trinken Sie also eine Stunde vor dem Zubettgehen einen Orangensaft, oder essen Sie etwas Süßes.
- Meiden Sie am Abend proteinreiche Nahrungsmittel. Diese können die Serotoninproduktion blockieren. Abgesehen von Fisch, Geflügel, rotem Fleisch oder Eiern, die ich ohnehin nicht befürworte, sollten Sie, wenn Sie gut schlafen wollen, am Abend auch keine großen Portionen Hülsenfrüchte oder Tofu essen.

- Möglicherweise werden Sie feststellen, daß es von Nutzen ist, früh zu Abend zu essen; denn dadurch vermeiden Sie eine starke Belastung Ihres Verdauungssystems spät abends.
- Körperliche Aktivität hilft Ihnen zu schlafen. Schlaf ist erholsam für Körper und Geist. Bei vielen Menschen ist der Geist müde von den Mühen des Tages, wohingegen der Körper den ganzen Tag über völlig inaktiv geblieben ist. Sie werden wahrscheinlich besser schlafen, wenn Sie am Abend Ihre Muskeln zu ihrem Recht kommen lassen. Die einfachsten Möglichkeiten, dies zu tun, sind Liegestütze (auf den Knien – es sei denn, Sie sind körperlich sehr fit) und Kniebeugen oder andere Übungen, die Ihre Muskeln belasten, sowie jede Form von aerobischen Übungen, die Ihnen liegen.

Nach einer Operation schlafen die Patienten sehr tief, oft noch lange nachdem die Wirkung des Narkosemittels schon abgeklungen ist. Es ist, als hätte sich bei ihnen der Körper zeitweilig zurückgezogen, um sich auf die Heilung zu konzentrieren. Nach einem anstrengenden Training geschieht etwas ähnliches. Wenn Ihre Muskeln dabei sehr stark belastet werden, kann es sein, daß Ihr Körper Schlaf fordert, um sich gründlich erholen zu können.

- Seien Sie vorsichtig mit Alkohol. Viele Menschen meinen, Alkohol wirke beruhigend. Zunächst tut er das tatsächlich, doch verwandelt unser Körper ihn, um ihn abzubauen, in einen anderen chemischen Stoff mit Namen Acetaldehyd, der anregend wirkt. Ein alkoholisches Getränk zum Abendessen kann also zunächst entspannend wirken, Sie dann aber früh morgens gegen Ihren Willen aufwachen lassen.
- Meiden Sie Stimulantien. Koffein ist nicht nur in Kaffee und Tee enthalten, sondern auch in Cola, Schokolade und vielen Schmerzmitteln. Dieser Stoff kann Sie viele Stunden lang wach halten. Ebenso kann auch das oft in Erkältungstabletten enthaltene Pseudoephedrin anregend wirken und das Einschlafen erschweren, sofern die Wirkung dieses Stoffs nicht durch andere Bestandteile des betreffenden Medikaments neutralisiert wird, so wie es bei einigen für die nächtliche Einnahme entwickelten Medikamenten der Fall ist.

Übungen zur Reduzierung von Streß

Es folgen ein paar einfache Übungen, die Sie ausführen können, um Streß abzubauen. Sie werden spüren, wie sich Ihre Muskeln und Ihr Geist entspannen, und je häufiger Sie die Übungen ausführen, um so besser wirken sie.

Lenken des Atems in andere Körperbereiche

Diese Übung wirkt entspannend und fördert das Einschlafen.

Entspannen Sie sich zunächst einfach, und schließen Sie etwa eine Minute lang die Augen. Lauschen Sie dem Geräusch Ihres Atmens. Lassen Sie den Atem währenddessen allmählich ein weniger tiefer werden, ähnlich den Atemzügen eines Schlafenden. Spüren Sie, wie die Luft durch Ihre Nase ein- und dann wieder ausströmt. Stellen Sie sich beim Ausatmen vor, daß mit dem Atem Spannungen aus Ihrem Körper abfließen.

Stellen Sie sich beim Einatmen vor, daß die Luft durch Ihre Nasenöffnungen in Ihr Gesicht hinaufströmt. Und stellen Sie sich beim Ausatmen vor, daß der Atem die Spannung aus Ihrem Gesicht entfernt und sie aus Ihrem Körper fließen läßt. Stellen Sie sich vor, daß die beim Einatmen einströmende Luft Ihr Gesicht wie eine Brise streichelt und daß die ausströmende Luft noch vorhandene Spannungen wegträgt. Vergegenwärtigen Sie sich dieses Bild zwei oder drei Atemzüge lang.

Beim nächsten Einatmen stellen Sie sich vor, daß die Atemluft sanft über Ihren Kopf streicht. Beim Ausatmen verlassen die Spannungen Ihren Kopf und Ihren Körper. Anschließend erreicht Ihr Atem die Seiten Ihres Kopfs und entfernt auch von dort noch vorhandene Spannungen.

Gehen Sie bei alldem langsam und sanft vor, und spüren Sie, wie sich jeder Teil Ihres

Körpers entspannt, während Sie die Spannungen mit dem Ausatmen abfließen lassen.

Stellen Sie sich vor, daß die Luft beim Einatmen Ihren Hals erreicht und daß die dortige Anspannung mit der ausgeatmeten Luft entweicht. Verfahren Sie ebenso auch mit allen übrigen Teilen Ihres Körpers: mit den Schultern, den Ober- und Unterarmen, mit den Händen, der Brust, dem Bauch, den Oberschenkeln, den Unterschenkeln und den Füßen. Konzentrieren Sie Ihre Aufmerksamkeit auf jeden einzelnen Teil. Stellen Sie sich vor, daß jeder Atemzug Ihnen Entspannung bringt, und lassen Sie die Anspannung bei jedem Ausatmen aus Ihrem Körper entweichen.

Lassen Sie sich genügend Zeit, um diese Übung auszuführen. Und bleiben Sie nach Abschluß derselben noch eine Minute lang sitzen, bevor Sie wieder aufstehen.

Progressive Entspannung

Diese Übung hilft Ihnen sowohl sich zu entspannen, als auch in den Schlaf hinüberzugleiten. Sie ist sehr einfach. Sie brauchen dabei nur nacheinander alle Muskelgruppen in Ihrem Körper einen Augenblick lang anzuspannen und dann wieder zu entspannen und die Spannung loszulassen. Sie beginnen mit dem Kopf.

Setzen Sie sich zunächst etwa eine Minute lang ruhig hin, und lassen Sie Ihren Atem ein wenig langsamer und tiefer werden. Heben Sie nun sanft Ihre Augenbrau-

en, und spannen Sie die Muskeln in Ihrer Stirn an. Halten Sie diese Anspannung einen kurzen Moment aufrecht, und lockern Sie die Muskeln dann wieder. Lassen Sie alle Spannungen, die sich in Ihren Augenbrauen befinden, abfließen. Atmen Sie weiter langsam ein und aus. Spannen Sie nun für einen Moment sanft die Muskeln in Ihren Wangen an, und entspannen Sie sie anschließend so tief, wie Sie können. Dann spannen Sie kurz Ihre Kiefer leicht an und entspannen sie anschließend wieder.

Spannen Sie auf diese Weise alle Muskeln an, und entspannen Sie sie dann wieder, wobei Sie sich jeweils auf einen bestimmten Teil Ihres Körpers konzentrieren: auf den Hals, die Schultern, die Oberarme, die Unterarme, die Hände, die Brust, den Bauch, die Oberschenkel, die Unterschenkel und die Füße. Nehmen Sie sich soviel Zeit, wie Sie brauchen, um alle Muskelgruppen völlig zu entspannen. Wenn Sie damit fertig sind, sollten Sie noch ein bis zwei Minuten lang sitzen bleiben, bevor Sie mit Ihren Alltagsaktivitäten fortfahren.

Kreisen des Halses

Der Golfer Greg Norman hat eine sehr einfache Möglichkeit zur Streßreduzierung beschrieben. Beugen Sie dazu einfach den Kopf leicht vor, und lassen Sie ihn dann langsam kreisen, indem Sie ihn zunächst zum rechten Ohr, dann nach hinten, dann zum linken Ohr und schließlich wieder nach vorn bewegen. Wiederholen Sie dies,

und führen Sie die gleiche Drehung anschließend zweimal in entgegengesetzter
Richtung aus.

Diese Übungen zur Muskellockerung
basieren auf der Theorie, daß Streß immer
sowohl eine körperliche als auch eine emotionale Komponente hat. Wenn Ihre Muskeln tief entspannt sind, ist es für Ihren
Geist praktisch unmöglich, Anspannung zu
empfinden.

Die Vier-Sieben-Acht-Atmung

Diese Methode zum Abbau von Streß wirkt
sehr schnell. Ich habe sie von Dr. Andrew
Weil erlernt. Sie auszuführen dauert nur
etwa eine Minute, und Sie können dies
beim Gehen, Autofahren und praktisch
auch überall sonst tun.

Setzen Sie zunächst Ihre Zunge fest auf
den Vorsprung des Gaumens hinter Ihrer
oberen Zahnreihe, wo sie während der gesamten Übung bleiben soll. Atmen Sie langsam und leicht durch die Nase ein, während
Sie bis vier zählen. Halten Sie den Atem
anschließend sieben Zählzeiten an, und lassen Sie ihn schließlich acht Zählzeiten lang
durch den Mund ausströmen, wobei Sie
dem zischenden Geräusch lauschen, das
entsteht, wenn die Luft an Ihrer Zunge vor-
beiströmt. Wiederholen Sie diese Sequenz
insgesamt viermal in einer Geschwindigkeit, die Ihnen angenehm ist. Durch das
Zählen während des Atmens und durch die
Aufmerksamkeit, die Sie auf Ihren Körper
richten, löst sich der Streß auf.

Eine ebenso schnell wirkende Atem-
übung besteht darin, daß Sie zunächst so
tief einatmen, wie Sie können. Atmen Sie
danach jedoch nicht aus, sondern noch etwas mehr ein, so daß Sie die Luft wirklich
in Ihrer Lunge spüren. Und dann noch ein
wenig mehr. Halten Sie die Luft mehrere
Zählzeiten lang in Ihrem Körper, und lassen
Sie sie anschließend ausströmen. Spüren Sie,
wie sich Ihre Muskeln entspannen, während
Sie dies tun. Es kann sein, daß sich ein un-
willkürliches Lächeln einstellt. Wiederholen Sie das Ganze anschließend noch einmal.

Gönnen Sie Ihren Augen Ruhe

Wenn Ihre Augen müde sind, wird Ihr ge-
samter Körper von einem Gefühl der Erschöpfung erfaßt. Hypnotiseure nutzen
dieses Phänomen seit langer Zeit, indem sie
ihre Kunden bitten, auf ein Objekt zu star-
ren, das so positioniert ist, daß die Augen
bei dem Bemühen, es anzuschauen, sehr
angestrengt werden. Etwas ganz ähnliches
tun viele von uns täglich, indem Sie die
Augen auf einem Computerbildschirm hin
und herbewegen. Eine Überanstrengung
der Augen verursacht ein allgemeines Er-
schöpfungsgefühl.

Sie können Ihre Augen ausruhen, indem
Sie ein paar Minuten lang ein kühles,
feuchtes Stück Stoff darüberlegen. Wenn
möglich sollten Sie gleichzeitig die Füße
hochlegen. Das Ausruhen der Augen in Verbindung mit der Entlastung der Füße wirkt
wundervoll erfrischend. Wenn Sie in einer

Situation nicht die Möglichkeit haben, beide Augen zu schließen, können Sie auch jeweils ein Auge ein paar Sekunden lang bedecken.

Visualisieren

Durch Visualisieren lassen sich viele Ziele erreichen. Wohl am bekanntesten ist die Funktion des Visualisierens in Programmen zur Krebsbehandlung. Beispielsweise werden Krebspatienten gebeten, sich vorzustellen, daß ihre weißen Blutkörperchen Krebszellen fressen. Solche Übungen können sowohl auf körperlicher als auch auf psychischer Ebene viele positive Auswirkungen haben.

Visualisieren ist eine wundervolle Entspannungsmöglichkeit. Eine Grundtechnik des Visualisierens besteht einfach darin, daß Sie Ihre Gedanken von einer Geschichte leiten lassen, die Sie sich vorstellen und die Raum für eine oder zwei unerwartete Szenen läßt.

Ich werde nun ein Beispiel für eine typische Visualisationsübung geben, die der Entspannung dient. Wenn Sie lieber eine Szene visualisieren wollen, von der Sie glauben, daß sie speziell für Ihre Gesundheit besonders günstig ist, dann können Sie natürlich auch diese benutzen.

Stellen Sie sich zunächst eine Naturszene vor, die Ruhe ausstrahlt und Ihnen besonders gefällt. Die Temperatur ist sehr angenehm, und ein leichter Wind streicht über Ihre Haut. Nehmen Sie sich eine Minute

Zeit, um sich dies so zu vergegenwärtigen, daß es Ihnen ganz klar vor Augen steht. Stellen Sie sich die Anblicke, Geräusche und Gerüche der Situation vor, in der Sie sich befinden.

Nach einer oder zwei Minuten bemerken Sie einen Pfad, der zu einer sonnenbeschienenen Wiese führt. Sie beschließen, diesem Pfad eine Weile zu folgen, um herauszufinden, wohin er führt. Auf dem Weg finden Sie wunderschöne Blumen, die angenehme Düfte verströmen. Nehmen Sie sich eine oder zwei Minuten Zeit, um sich zu vergegenwärtigen, was Sie beim Gehen sehen und hören.

Schließlich gelangen Sie zu einem kleinen dahinplätschernden Bach. Und neben dem Bach sehen Sie einen freundlichen Menschen, der dort ist, um Ihnen etwas zu zeigen, etwas, das Ihnen gefallen wird.

Schauen Sie es sich an. Was ist es? Wie fühlen Sie sich, während Sie es anschauen?

Wenn Sie wollen, können Sie diesen Gegenstand mitnehmen, zurück zu dem Ort, von dem Sie gekommen sind. Die Luft fühlt sich wunderbar an, und Ihr Körper ebenfalls.

Nehmen Sie sich Zeit, um die Geschichte wieder in den Hintergrund treten zu lassen. Nachdem Sie dies getan haben, können Sie über die Szene, die Sie sich vorgestellt haben, nachdenken, sowie auch darüber, welche Entscheidungen Ihr innerer Filmregisseur bezüglich der Szenen getroffen hat.

17. Warum unser Körper gegen bestimmte Nahrungsmittel rebelliert

Wenn wir uns anschauen, welche Nahrungsmittel Schmerzen verursachen – beispielsweise Migräne, Arthritis oder Verdauungsprobleme –, so werden bestimmte Muster erkennbar. Die Nahrungsmittel, die Migräne auslösen, ähneln in auffälliger Weise den Auslösern für Arthritis. Und die gleichen problematischen Nahrungsmittel fungieren auch als Auslöser für chronische Darmreizung, Crohnsche Krankheit und Fibromyalgie. Ich habe sie in der nun folgenden Tabelle zusammengestellt.

Auslöser für eine Vielzahl von Symptomen

Die folgende Liste umfaßt die Nahrungsmittel, die in wissenschaftlichen Untersuchungen am häufigsten als Auslöser für Migräne, Arthritis, chronische Darmreizung, Crohnsche Krankheit und Fibromyalgie identifiziert worden sind.

Milchprodukte	Mais	Nüsse
Weizen	Koffein	Tomaten
Zitrusfrüchte	Fleisch	Eier

Obwohl diese Nahrungsmittel sehr populär sind, wirken sie bei vielen Menschen wie subtile Gifte. Die Proteine in Kuhmilch, Weizen, Zitrusfrüchten, Tomaten und andere als Auslöser von Störungen bekannte Nahrungsmittel wirken in uns wie biologische Fremdkörper, die bei sensiblen Menschen Entzündungen und Schmerzen verursachen.

Was an diesen scheinbar so harmlosen Nahrungsmitteln macht sie so problematisch? Die Antwort wird klarer, wenn wir uns mit ihrer Geschichte beschäftigen. Weitere Rückschlüsse können wir aus den Reaktionen von Babys ziehen, die zum erstenmal mit diesen Nahrungsmitteln in Berührung kommen, sowie aus den Ernährungsgewohnheiten unserer engsten biologischen Verwandten, der Primaten.

Eine Anthropologie der Küche

Mit den meisten kulinarischen Störenfrieden, die uns heute zu schaffen machen, hatte unsere Spezies zu Anfang ihrer Verbreitung nichts zu tun. In der langen Geschichte der Menschheitsentwicklung, die viele Millionen Jahre zurückreicht, sind viele dieser Nahrungsmittel erst recht spät aufgetaucht, nämlich erst vor ein paar tausend oder sogar erst vor ein paar hundert Jahren.

Nach dem Studium von ungefähr eintausend menschlichen Skeletten der Vorzeit, die zwischen einer Million und vier Millionen Jahren alt sind, vermuten die meisten Anthropologen die Anfänge des modernen

Menschen in Süd- und Ostafrika, andere im Mittleren Osten. Eine Migration nach Asien soll diesen Studien zufolge erst eine ganze Weile nach dem ersten Auftauchen des Menschen in seiner heutigen Form stattgefunden haben. Nach Australien sind Menschen erst vor ungefähr 55 000 Jahren gekommen, und nach Amerika erst vor 20 000 Jahren – eine Zeitspanne, die in der Menschheitsgeschichte nichts weiter als ein kurzer Augenblick ist.

In der Zeit, als unser Verdauungstrakt, unsere Arterien und unser Nervensystem ihre heutige Form annahmen, gab es keine Grapefruit-Bäume, keine Molkereien und keine Bäckereien auf der Erde, und Tomaten, Mais und Orangen waren ebenfalls noch nirgends zu finden. All dies ist relativ neu und uns Menschen letztlich so fremd wie den Möwen der Ölschlamm und den Zugvögeln die Überlandleitungen für Strom.

Natürlich verfügt unsere Spezies über eine gewisse Anpassungsfähigkeit. Wir mögen der Meinung sein, daß wir Menschen uns mittlerweile an all die entwicklungsgeschichtlich relativ neuen Nahrungsmittel angepaßt haben müßten, selbst wenn wir nicht seit Beginn unserer Entwicklung mit ihnen konfrontiert waren und selbst wenn einige Angehörige unserer Spezies sie nicht vertragen.

Dem steht jedoch entgegen, daß kaum eine Notwendigkeit besteht, sich an irgend etwas anzupassen, solange nicht der Fortbe-

stand der Art gefährdet ist. Nehmen wir beispielsweise den Tabak. Obwohl wir Menschen schon seit Jahrhunderten Tabak konsumieren, sind wir immer noch nicht resistent gegen die schädlichen Wirkungen dieser Pflanze auf den menschlichen Körper.

Wenn Tabak diejenigen, die ihn rauchen, schon früh im Leben töten oder fortpflanzungsunfähig machen würde, könnten sich nur jene Raucher vermehren, die eine natürliche Resistenz gegen die schädlichen Wirkungen des Tabaks entwickelt hätten, und sie würden diese natürliche Widerstandskraft an ihre Kinder vererben, wohingegen Raucher, die die Anpassung an den Tabakkonsum nicht entwickeln, allmählich aussterben würden. Auf diese Weise käme es zu einer Adaptation der Spezies Mensch an den Tabak, und Tabakkonsum wäre für Menschen kein Problem mehr. Doch da der Tabak seine Opfer fast immer erst lange nach der Zeit dahinrafft, in der sie sich normalerweise vermehren, besteht für den menschlichen Körper keine Notwendigkeit, sich an ihn anzupassen. Deshalb ist er für jede neue Generation genauso gefährlich wie für den ersten Mann und die erste Frau, die jemals Tabak geraucht haben.

Ähnlich verhält es sich mit Milchprodukten und Weizen: Da sie Arthritis oder Migräne verursachen, ohne die Fortpflanzungsfähigkeit zu beeinträchtigen, sind sie für die Erhaltung der Spezies Mensch nicht bedrohlich, und es kommt folglich auch nicht zu einer Anpassung. An den Fleischkonsum, der eindeutig die Entstehung von Herzkrankheiten und verschiedener Arten von Krebs fördert, hat sich der Mensch ebenfalls nicht angepaßt, da auch diese Krankheiten gewöhnlich erst lange nach dem Alter, in dem Menschen sich gewöhnlich vermehren, ausbrechen.

Wir werden nun das Problem der Ernährung einmal aus einer etwas anderen Perspektive betrachten. Obgleich die Migration des Menschen und Erfindungen vom Getreidemahlen bis hin zur Mikrowelle uns den Ursprüngen unserer Ernährung entfremdet haben, kann kein Zweifel daran bestehen, daß viele Nahrungsmittel, die wir heute bevorzugen, für uns ebensowenig natürlich sind wie für einen Pinguin eine Ananas.

Kuhmilch Die Gewohnheit, Milch einer anderen Spezies zu trinken, entwickelte sich erst nach der Domestizierung der ersten Tiere. Schafe wurden vom Menschen vor ungefähr 11 000 Jahren domestiziert, und vor etwa 9500 Jahren folgten die Ziegen. Die wesentlich größeren Kühe wurden erst etwa tausend Jahre später zu Nutztieren des Menschen. Die ersten Hinweise auf eine systematische Milchwirtschaft stammen aus der Zeit um ungefähr 4000 v. Chr.

Wie bereits in Kapitel 6 erwähnt wurde, verfügen die meisten Menschen auf der ganzen Welt mit Ausnahme weißhäutiger Europäer nach der Stillzeit nicht mehr über die zur Verdauung von Milchzucker erforderlichen Enzyme. Wenn sie auch nur etwas größere Mengen Milch trinken, bekommen sie Verdauungsprobleme, sofern die Milch nicht beispielsweise durch Zufügen von Enzymen modifiziert wird.

Etwa 85 Prozent der weißhäutigen Europäer haben eine genetische Anpassung gegenüber den unmittelbaren Auswirkungen des Milchkonsums auf die Verdauung entwickelt. Allerdings deutet nichts darauf hin, daß ihnen auch die durch den Milchkonsum verursachten Langzeitprobleme erspart bleiben: beispielsweise grauer Star und Erkrankungen der Eierstöcke, die durch Abfallprodukte der Verarbeitung von Laktosezucker entstehen; Diabetes, bestimmte Arten von Arthritis, Migräne und andere durch Unverträglichkeitsreaktionen auf Milchproteine hervorgerufene Störungen; Erkrankungen der Koronararterien und Fettleibigkeit, die durch das in der Milch enthaltene Fett und Cholesterin verursacht werden; und möglicherweise auch Brustkrebs, der durch die Fette, Hormone und Wachstumsfaktoren, die in der Milch enthalten sind, mitverursacht zu werden scheint. Mittlerweile liegen bereits so weitreichende Belege für die Schlüsselrolle der Milchprodukte bei der Entstehung einer Vielzahl von schweren Krankheiten vor, daß dies kaum noch als weit hergeholt abgetan werden kann.

Obgleich die meisten Nordamerikaner und Europäer den Konsum von Tiermilch als natürlich empfinden, ist dieser ein aus biologischer Sicht relativ neues Phänomen, das in der restlichen Welt in dieser Form nicht zu finden ist.

Weizen verzehren Menschen erst, seitdem sie gelernt haben, das Feuer zu bezwingen und zu kochen. Und zu dem Zeitpunkt, als ihnen dies gelang, waren die biologischen Grundlagen des modernen Menschen längst festgelegt. Nachdem der Weizen als Nahrungsmittel entdeckt worden war, wurde er schnell sehr beliebt. Im Jahre 2700 v. Chr. nahm der chinesische Kaiser Shen Nung ihn zusammen mit Gerste, Hirse, Reis und Sojabohnen in die Gruppe der fünf wichtigsten und heiligen Kulturpflanzen auf.

Die Attraktivität des Weizens basierte auf eben den Eigenschaften, die ihn von anderen Getreidearten unterscheiden. Weil er weniger natürliches Öl enthält als Hafer, kann er nicht so schnell ranzig werden, und seine Gluten-Proteine garantieren, daß er sich zu einem geschmeidigen und sehr konsistenten Teig verarbeiten läßt, den man gut zu Laiben formen und zum Aufgehen stehen lassen kann.

Zitrusfrüchte Zitrusbäume stammen nicht aus Afrika, sondern aus Südostasien. Sie wurden in Indien kultiviert, woher auch das Wort *Orange* – übrigens ein Hindi-Wort – stammt. Die Grapefruit entstand im 18. Jahrhundert auf den Westindischen Inseln durch eine Kreuzung der Orange mit der Pomelo, einer großen Zitrusfrucht. Rubinrote Grapefruits sind eine Mutation, die 1929 in McAllen in Texas entdeckt wurde.

Tomaten stammen aus Südamerika. Sie gelangten zwar schon im 16. Jahrhundert nach Europa, doch wurden sie bis Mitte des 19. Jahrhunderts nur in Italien und in Amerika in größeren Mengen gegessen. Tomatenstauden wurden zunächst hauptsächlich als Zierpflanzen verwendet, da ihre Früchte als potentiell giftig angesehen wurden. Obwohl diese Besorgnis uns heute als lächerlich erscheinen mag, könnte man angesichts der Tatsache, daß Tomaten häufig Auslöser für Migräne, Arthritis und Verdauungsprobleme sind, der Behutsamkeit früherer Zeiten im Umgang mit der Tomate durchaus etwas Positives abgewinnen.

Mais stammt ebenso wie die Tomate (und die Schokolade) aus der Neuen Welt. Was seine Nährstoffe angeht, hat sein Verzehr für Menschen sowohl Vor- als auch Nachteile. Mais enthält wenig Fett und wie alle pflanzlichen Nahrungsmittel kein Cholesterin. Deshalb gab es bei den Inkas in Peru, den Azteken in Mexico und den Indianern im Südwesten Amerikas, deren Hautnahrungsmittel der Mais war, praktisch keine Koronarerkrankungen.

Leider enthält Mais nur extrem geringe Mengen der Aminosäure Tryptophan, die wir, wie in Kapitel 7 erklärt wurde, brauchen, um den Neurotransmitter Serotonin herzustellen, der unsere Schmerzresistenz stärkt. Außerdem enthält Mais nur wenig Lysin, das zur Bekämpfung von Viren sehr wichtig ist, und unter den in ihm enthaltenen Ölen befindet sich kaum die im Kampf gegen Entzündungen unverzichtbare Alphalinolensäure. Alle diese Nachteile lassen sich natürlich ausgleichen, indem man Mais mit anderen Nahrungsmitteln kombiniert. Gegen die häufige Auslöserwirkung von Mais bei Migräne, Arthritis und Verdauungsproblemen jedoch gibt es keine andere wirksame Gegenmaßnahme, als auf den Konsum dieses Getreides völlig zu verzichten.

Koffein Die Geschichte des Koffeins begann in Afrika, woher die Kaffeesträucher stammen. Ihre Beeren wurden manchmal gegessen oder zur Herstellung von Wein benutzt. Erst um 1000 n. Chr. erfanden in Äthiopien lebende Araber das Getränk Kaffee, das den Gebrauch der Kaffeebohne populär machte, und erst Anfang des 17. Jahrhunderts wurde der Kaffee in Europa bekannt. Der englische Abenteurer George Sandys schrieb im Jahre 1601, dieses neuartige Gebräu sei «schwarz wie Ruß und schmecke auch ähnlich wie dieser».

Tee, der ebenfalls Koffein enthält, wird in China seit dem 3. oder 4. Jahrhundert v. Chr. angebaut, und er wurde erst im 8. Jahrhundert n. Chr. populär. Im folgenden Jahrhundert gelangte er nach Japan, und in Großbritannien wird er erst seit dem 18. Jahrhundert von weiten Kreisen geschätzt.

Die Kakaobohne, die ebenfalls einen dem Koffein ähnlichen Stoff enthält, wurde zuerst von den Maya, Azteken und Tolteken kultiviert. Von den Azteken lernten die Spanier, ein Getränk daraus zuzubereiten, das sich dann auch in Europa immer größerer Beliebtheit erfreute. Die Schokolade, so wie wir sie heute kennen, wird erst seit Mitte des 19. Jahrhunderts hergestellt.

Fleisch zum Essen zu bekommen war für Menschen bis zum Beginn der Steinzeit gar nicht so einfach. Da sie nicht über die Schnelligkeit und die Klauen verfügten, die es den echten Fleischfressern ermöglichen, ihre Beute zu erlegen, und da ihre Eckzähne schon seit mindestens 3,5 Millionen Jahren so klein sind wie unsere heutigen Schneidezähne, lebten die frühen Menschen so wie die meisten Primaten von Früchten, Blättern, Nüssen, Beeren und anderen pflanzlichen Nahrungsmitteln.

Erst als Menschen begannen, aus Stein Pfeilspitzen und Werkzeuge herzustellen, konnten sie Beutetiere erlegen und ihnen die Haut abziehen. Die wenigen heute noch existierenden Gruppen von Jägern und Sammlern sind keineswegs letzte Relikte der Anfänge menschlicher Existenz.

Dem widerspricht schon allein die Tatsache, daß diese Stämme mit Feuer umgehen und kochen können und daß sie über Werkzeuge verfügen, die unsere Vorfahren aus der Vor-Steinzeit noch nicht hatten.

Die meisten Anthropologen sind der Meinung, daß der Fleischkonsum des Menschen mit dem Verzehr von Überresten begann, die echte Fleischfresser hinterlassen hatten. Trotz des schon relativ langen zumindest begrenzten Kontakts mit Fleisch und trotz der verführerischen Wirkung, die Fleisch in den westlichen Kulturen auf Menschen zu haben scheint, haben wir die Risiken des Fleischkonsums bis heute nicht durch Adaptation verringern können, da sie im allgemeinen erst nach der Zeit unserer Vermehrung zum Tode führen.

Eier gibt es schon, seit es Vögel und andere Tiere gibt, die sie legen. Doch da Vögel ihre Nester meist sehr versteckt bauen, kamen die frühen Menschen wohl nicht häufig in den Genuß von Eiern, und Hühner haben sie ganz sicher nicht gegessen, denn diese stammen aus Asien. Vögel, die unseren heutigen Hühnern ähneln, wurden erstmals vor vier- oder fünftausend Jahren domestiziert.

Nüsse sind die einzigen Nahrungsmittel auf der Liste der häufigsten Verursacher von Krankheiten, die wohl auch frühen Menschen zur Verfügung standen. Leider machen die meisten Migräne- und Arthritis-

forscher keine näheren Angaben darüber, *welche* Nüsse im allgemeinen Probleme verursachen. Dies wäre interessant zu wissen, weil einige Nüsse, beispielsweise Eicheln, Kastanien, Kokosnüsse und Pinienkerne seit sehr langer Zeit in weiten Gebieten der Welt wachsen.

Walnüsse wuchsen ursprünglich in Asien, Europa und Nordamerika. Mandeln stammen aus dem westlichen Indien, Pistazien aus Zentralasien und Makadamias aus dem Nordosten Australiens. Die Heimat der Paranüsse ist Brasilien, und Cashews sind ebenfalls im Amazonasgebiet beheimatet.

Erdnüsse wuchsen zuerst in Südamerika. Die Erdnuß ist eigentlich eher eine Erbse als eine Nuß – worauf übrigens ihr englischer Name *«peanut»* («Erbsennuß») hinweist. Eine echte Nuß besteht definitionsgemäß aus einem Kern, der von einer trockenfleischigen Frucht umgeben ist. Erdnüsse jedoch sind ebenso wie Erbsen und Bohnen von einer Schote umhüllt, woran zu erkennen ist, daß es sich um Hülsenfrüchte handelt.

Als sich unsere Spezies entwickelte, verfügte sie nicht über die zum Verzehr von Milchprodukten, Fleisch und Weizen erforderlichen Voraussetzungen. Zitrusfrüchte gab es zu jener Zeit nur in Asien, und Mais, Tomaten und Erdnüsse befanden sich noch weit entfernt in der Neuen Welt. Die in diesen Nahrungsmitteln enthaltenen Proteine können heute noch ebenso unerwartet Reaktionen hervorrufen wie zu der Zeit, als die Geschmacksknospen unserer abenteuerlustigen Vorfahren sie zum erstenmal kosteten.

Wenn Babys ihre Näschen krausziehen

Bei unserer Auseinandersetzung mit dem Wesen krankheitsverursachender Nahrungsmittel können wir noch eine weitere interessante Perspektive erforschen, indem wir uns damit beschäftigen, wie Babys reagieren, wenn sie zum erstenmal mit bestimmten Nahrungsmitteln in Kontakt kommen. Wie Eltern und Kinderärzte wissen, vertragen Babys bestimmte Nahrungsmittel gut, haben jedoch mit anderen Probleme. Reiszerealien vertragen sie gewöhnlich gut, wogegen sie auf Weizen häufiger allergisch reagieren. Babys mögen Obst. Äpfel, Pfirsiche, Birnen, Aprikosen und Pflaumen sind gewöhnlich die ersten Früchte, die sie essen; später kommen Bananen und Avocados hinzu.

Unter den Gemüsearten sind Stangenbohnen, Erbsen, Kürbis, Karotten, Rote Bete und Süßkartoffeln die ersten, die Eltern ihren Kleinen anbieten, und die Babys vertragen diese Dinge gut. Probleme haben sie hingegen mit der Härte von Mais, und oft mögen sie den bitteren Geschmack von Brokkoli, Blumenkohl, Weißkohl, Steckrüben, Grünkohl und Zwiebeln nicht. Mit

ihrer Intuition liegen sie insofern richtig, als Kreuzblütler-Gemüse und Zwiebeln am häufigsten Koliken auslösen.

Die in Kuhmilch enthaltenen Proteine verursachen bei Babys noch häufiger Koliken. Milchproteine stehen außerdem mittlerweile unter dem Verdacht, schon in der Kindheit und Jugend Diabetes zu verursachen (siehe Kapitel 12). Zwar ist Muttermilch für Neugeborene hervorragend geeignet, doch kann man dies von Kuhmilch keinesfalls sagen, sofern sie nicht in verschiedener Hinsicht modifiziert wird. Damit sie für menschliche Babys verträglich und ihrem Wachstum förderlich ist, muß das in ihr enthaltene Butterfett durch pflanzliche Öle ersetzt werden, ihr Proteingehalt muß verringert werden, und es müssen ihr Kohlehydrate, Vitamine und Minerale zugesetzt werden.

Was essen unsere Vettern?

Und noch ein letzter Aspekt: Was essen andere Großaffen? Gorillas und Orang-Utans sind Vegetarier. Weder sie noch Schimpansen trinken Milch, abgesehen von den Babys, die noch gestillt werden; und sie essen auch weder Mais noch Weizen oder Tomaten und auch sonst keinen der für Menschen identifizierten Schmerzauslöser, mit Ausnahme bestimmter Nüsse. Schimpansen essen hauptsächlich Früchte, außerdem Blätter, Blüten, Saaten und manchmal In-

sekten. Natürlich essen sie alle nie Rind-
oder Schweinefleisch und auch keinen
Fisch. Obwohl Schimpansen ihre langen
Fangzähne hin und wieder benutzen, um
andere Affen zu töten und zu fressen, spielt
dies für ihre Ernährung keine wesentliche
Rolle. Schimpansen kochen natürlich auch
nicht, und die Bananen, von denen wir
meinen, Schimpansen mögen sie besonders
gern, stammen keineswegs aus Afrika, sondern aus Indien und Malaya, und sie sind
erst um 500 n. Chr. nach Afrika gekommen.

Ein zusammenfassender Überblick über die Wirkung unterschiedlicher Nahrungsmittel

Wenn ein bestimmtes Nahrungsmittel nur
bei einigen wenigen Angehörigen einer bestimmten Kultur Probleme verursacht,
kann unerkannt bleiben, welche Rolle es
bei der Entstehung der Symptome spielt,
insbesondere wenn es sich um ein sehr subtiles Problem wie beispielsweise das allmäh-
liche Steifwerden der Gelenke handelt – im
Gegensatz etwa zu einem plötzlich auftretenden Ausschlag oder einem anaphylakti-
schen Schock. Menschen, die unter Gelenkschmerzen oder Migräne leiden, ahnen
im allgemeinen nicht, daß bestimmte Nahrungsmittel diese Beschwerden verursachen,
bis sie aus irgendeinem Grunde die
betreffenden Auslöser eine Zeitlang meiden.

Natürlich nehmen wir die Nachteile bestimmter Nahrungsmittel manchmal in
Kauf, um in den Genuß einer spezifischen
Wirkung zu kommen. Beispiele hierfür
sind Koffein und Alkohol. Schokolade und
Käse enthalten Phenyläthylamin, eine Verbindung, die eine leicht amphetaminähn-
liche Wirkung hat, die einer der Gründe für
die süchtigmachende Anziehungskraft sein
könnte, die Schokolade auf manche Menschen ausübt.

Da die Menschen der Frühzeit kaum
über protein- und fettreiche Nahrungsmittel verfügten, könnte die Neigung zu Nahrungsmitteln, die etwas mehr Protein und
Fett enthalten, als verständlich und eventuell sogar vorteilhaft angesehen werden.
Doch kann diese Neigung zum Verhängnis
werden, wenn protein- und fettreiche Nahrungsmittel in großen Mengen verfügbar
sind. Ebenso wie es bei den Pima-Indianern
zu einer epidemieartigen Ausbreitung von
Übergewicht und Diabetes kam, als sie die
proteinreiche Ernährung der Nordamerikaner übernahmen, können auch wir von
unseren angeborenen Ernährungsinstinkten
irregeführt werden, wenn uns die moderne
Landwirtschaft und der weltweite Handel
plötzlich mit Nahrungsmitteln konfrontie-
ren, die uns bisher völlig fremd waren.

Natürlich schreibt niemand uns vor, daß
wir uns «natürlich» ernähren müssen. Wenn
Sie mit Weizen oder Zitrusfrüchten keine
Probleme haben, brauchen Sie dieselben
natürlich nicht zu meiden. Dies gilt auch

für Mais und Tomaten und wahrscheinlich auch für Koffein, sofern sich der Konsum dieses Stoffs in gewissen Grenzen bewegt.

Es wäre sicherlich ein hochinteressantes und lohnendes Projekt, die Ursprünge der verschiedenen Nahrungsmittel zu erforschen, die in unserer heutigen Ernährung eine wichtige Rolle spielen.

18. Vom Labor in die Küche

Ich möchte Ihnen dafür danken, daß Sie mich auf dieser Forschungsreise in das noch weitgehend unbekannte Land heilsamer und schmerzlindernder Nahrungsmittel bis zu diesem Punkt begleitet haben. Wir werden uns nun von der Forschung abwenden und uns in die Küche begeben. Es ist höchste Zeit, etwas zu tun, damit Sie sich besser fühlen.

Auch wenn es Ihnen eigentlich hauptsächlich darum geht, daß Ihre Schmerzen gelindert werden, kann Ihnen eine grundlegende Veränderung Ihrer Ernährung noch andere Vorteile bringen. Die Patienten, die im Rahmen von Dr. Dean Ornishs Studien ihre Ernährung und ihre Lebensweise veränderten, um Blockaden in ihren Arterien aufzulösen und um die Schmerzen in ihrer Brust zu lindern, verloren außerdem beträchtlich an Gewicht – durchschnittlich mehr als 10 Kilo. Ebenso ging es den Teilnehmern unserer Studien über Diabetes und Menstruationsschmerzen, die über den Gewichtsverlust und über andere Auswirkungen der für sie neuartigen Diät so erfreut waren, daß sie gar nicht mehr zu ihren ursprünglichen Eßgewohnheiten zurückkehren wollten – was unsere Planung eigentlich vorsah. Sie fühlten sich aufgrund der neuen Diät wesentlich vitaler als vorher, und ganz abgesehen von den Schmerzen hatten sie kein Interesse daran, wieder unter den Gewichtsproblemen und jener allgemeinen Erschöpfung zu leiden, die sie nun als unausweichliche Begleiterscheinungen ihrer alten Ernährungsgewohnheiten ausgemacht hatten.

Die gleiche Diät, die Proteine meidet, welche Unverträglichkeitsreaktionen verursachen können, die den Hormonhaushalt ins Gleichgewicht bringt und Ihre Gelenke entlastet, kann sich auch auf Ihre Verdauung positiv auswirken und sogar Ihrer Haut eine gesunde Farbe geben. Ebenso sorgen Nahrungsmittel, die gegen Nierensteine schützen, auch dafür, daß das Kalzium in Ihren Knochen bleibt, so daß dieselben vor Osteoporose und Rückenschmerzen geschützt werden. So können Sie, indem Sie sich auf eine neue Ernährungsweise einlassen, in den Genuß erstaunlich positiver Auswirkungen unterschiedlichster Art kommen.

Sich endlich wieder gut fühlen

Wenn Menschen eine Ernährungsweise entdecken, die ihre Bedürfnisse erfüllt, ist das oft so, als würden sie endlich das richtige Benzin für ihr Auto finden. Alles funktioniert plötzlich besser. Wenn Sie versehentlich statt normalem Benzin Kraftstoff für Außenbordmotoren in Ihren Tank gefüllt haben, fährt Ihr Auto wahrscheinlich auch irgendwie. Aber der Motor läuft unruhig, das Fahrzeug beschleunigt nicht richtig, die Fahrt ist nicht sehr angenehm, und aus dem Auspuff quellen schwarze Rußwolken. Mit einer normalen Autofahrt ist all dies nicht zu vergleichen. Wenn Sie nach der Entdeckung des Irrtums den richtigen Kraftstoff in den Tank füllen, wird der Bootskraftstoff verdünnt und allmählich entfernt, der Motor schnurrt mit der Zeit wieder wie gewohnt, der Wagen beschleunigt wieder normal, und die Fahrt ist wieder so ruhig und angenehm wie vor dem unglücklichen Versehen.

Viele Menschen füllen Tag für Tag den «falschen Kraftstoff» in ihren Körper – Nahrungsmittel, die ihre Arterien verstopfen, ihre Hormone aus dem Gleichgewicht bringen, ihre Körpergewebe irritieren und allmählich immer stärkere Schmerzen verursachen. Diese Menschen werden erst erfahren, wie gut sich ihr Körper anfühlen kann, wenn sie eine für ihre Bedürfnisse adäquate Ernährung gefunden haben und wenn diese ihre heilsame Wirkung zu entfalten beginnt. Das ist für manche so, als hätten sie plötzlich einen völlig neuen Körper.

Rezepte für Ihre spezifischen Bedürfnisse

Im folgenden Rezeptteil finden Sie Rezepte für Menschen mit unterschiedlichen Bedürfnissen. Alle Rezepte sind geeignet, wenn Sie unter Rückenschmerzen, Herzkrankheiten, Diabetes, Menstruationsschmerzen, Brustschmerzen, Krebs, Nierensteinen oder Osteoporose leiden, es sei denn, Sie sind gegen bestimmte Nahrungsmittel allergisch oder müssen bestimmte Dinge aus medizinischen Gründen meiden. Alle Rezepte sind fettarm und enthalten kein Cholesterin und keine Zutaten tierischen Ursprungs; deshalb sind sie zur Senkung des Cholesterinspiegels und zum Ausgleich des Hormonspiegels bestens geeignet. Die in den Speisen enthaltenen Proteine stammen ausnahmslos von Pflanzen, und die meisten Gerichte sind reich an Kalium und arm an Natrium, wodurch die Knochen vor Osteoporose geschützt werden und die Entstehung von Nierensteinen verhindert wird.

Wenn Sie unter Migräne, Arthritis, Verdauungsproblemen oder Fibromyalgie leiden, sollten Sie zusätzlich noch auf die Zutaten achten, die mit einem Stern (*) markiert sind. Da diese bei manchen Menschen Schmerzen verursachen, sollten Sie sie meiden, bis Sie wissen, ob auch bei Ihnen Unverträglichkeitsreaktionen bestehen und welche.

Das spezielle Eliminationsmenü, das Sie ebenfalls im Rezeptteil finden, meidet praktisch alle Auslöser und ermöglicht es Ihnen dadurch, Nahrungsmittelempfindlichkeiten zu entdecken. Wenn Sie dieses Programm durchführen wollen, sollten sie die Anweisungen auf den Seiten 65–66 beachten.

Generell möchte ich Ihnen empfehlen, über die Durchführung eines solchen Programms mit Ihrem Arzt zu sprechen, damit Sie Einschränkungen, die eventuell aus medizinischen Gründen notwendig sind, berücksichtigen können.

Sicherung einer umfassenden Nährstoffversorgung

Wie auch immer es um Ihre Gesundheit bestellt sein mag, ich rate Ihnen, Ihren Speiseplan aus den folgenden vier Nahrungsmittelgruppen zusammenzustellen: Gemüse, Hülsenfrüchte, Getreide und Obst. Wenn Sie tierische Nahrungsmittel und pflanzliche Öle generell meiden, entgehen Sie den Gefahren, die der Konsum von Cholesterin, Fett und tierischen Proteinen mit sich bringt.

Bei einer abwechslungsreichen Ernährung, die die genannten vier Nahrungsmittelgruppen berücksichtigt, erhält der menschliche Körper in jedem Fall genügend Protein, ohne daß Sie einen ausgefeilten Speiseplan entwickeln und Nahrungsmittel auf ganz bestimmte Weise miteinander kombinieren müssen. Die alte Vorstellung der «einander ergänzenden Proteine», derzufolge eine adäquate Proteinversorgung nur durch bestimmte Nahrungsmittelkombinationen gewährleistet ist, ist sowohl von Diätspezialisten als auch von den Gesundheitsinstitutionen der amerikanischen Bundesregierung mittlerweile verworfen worden. Und wie wir schon in Kapitel 1 gesehen haben, können grüne Gemüsearten und Hülsenfrüchte den Kalziumbedarf des menschlichen Körpers problemlos abdecken.

Allerdings gibt es zwei Nährstoffe, auf deren Zuführung wir besonders achten müssen. Vitamin D ermöglicht es uns, Kalzium aufzunehmen und im Körper zu behalten; es ist also für die Gesunderhaltung unserer Knochen wichtig. Unser Körper produziert es selbst, wenn wir unsere Haut der Sonne aussetzen. Wenn Sie also kaum in die Sonne kommen, sollten Sie Vitamin D in Tablettenform einnehmen. Die empfohlene tägliche Dosis beträgt 200 I.E. (5 mcg), und allen Menschen, die *nie* in die Sonne kommen, kann auch die doppelte Menge nicht schaden.

Vitamin B_{12} braucht unser Körper, um Nerven und Blutzellen gesund zu erhalten. Die empfohlene Tagesdosis ist in diesem Fall mit nur 2 mcg winzig, und bei den meisten Menschen ist in der Leber eine Menge dieses Stoffs gespeichert, die den Bedarf von drei Jahren deckt. Trotzdem ist es wichtig, daß wir uns Vitamin B_{12} zuführen.

Nun wird Vitamin B_{12} weder von Pflanzen noch von Tieren produziert, sondern von Bakterien und anderen Einzellern. Die Bakterien, die sich auf Pflanzen, im Boden oder sogar in unserem Mund befinden, liefern uns sehr geringe Mengen Vitamin B_{12}, doch ist diese Quelle aufgrund der modernen Hygiene nicht mehr zuverlässig.

Tierische Produkte enthalten Vitamin B_{12}, weil Bakterien im Darm der Tiere es produzieren und es dann von deren Körpergewebe absorbiert wird. Doch da tierische Nahrungsmittel generell mehr Schaden anrichten, als sie Nutzen bringen, können wir sie nicht empfehlen.

Bei einer rein vegetarischen Ernährung muß Vitamin B_{12} im allgemeinen in Form von Nahrungsergänzungsstoffen eingenommen werden.

Folgen Sie den Empfehlungen hundertprozentig!

Wenn Sie die in diesem Buch beschriebenen Erkenntnisse in die Praxis umsetzen und davon profitieren wollen, sollten Sie den Anweisungen in den einzelnen Kapiteln ganz genau folgen. Untersuchungen über die Senkung des Cholesterinspiegels sowie über die Heilung von Herzkrankheiten, Diabetes und Menstruationsschmerzen haben gezeigt, daß schon geringfügige Abweichungen von den sorgfältig zusammengestellten Anweisungen die positiven Auswirkungen der beschriebenen Methoden erheblich schmälern können.

Trotzdem besteht keine Notwendigkeit, daß Sie sich für einen langen Zeitraum zu einer Veränderung Ihrer Ernährung verpflichten. Ich halte es sogar für besser, sich ganz bewußt auf eine kurze Zeitspanne zu konzentrieren. Wenn Sie sich vornehmen, nur drei Wochen lang eine neue Ernährungsweise zu erforschen und zu genießen, haben Sie die Möglichkeit, die ersten positiven Auswirkungen zu erleben, und wenn Ihnen diese gefallen, können Sie mit der neuen Ernährung so lange fortfahren, wie Sie wollen.

Falls Ihnen die in diesem Buch veröffentlichten Informationen als nützlich erscheinen, so hoffe ich, daß Sie sie auch an andere weitergeben werden. Ich wünsche Ihnen die bestmögliche Gesundheit!

TEIL VI

MENÜS UND REZEPTE

von Jennifer Raymond

Ein Wort von der Köchin

Als Neal Barnard mir von diesem Buch erzählte und mich fragte, ob ich den Rezeptteil dazu schreiben wolle, hatte ich zuerst
Bedenken. Fettarme und cholesterinfreie
Rezepte zu schreiben war für mich zwar
kein Problem, denn ich unterstützte durch
meine Arbeit schon seit Jahren Bemühungen, durch bestimmte diätetische Maßnahmen verstopfte Arterien zu reinigen, das
hormonelle Gleichgewicht wiederherzu-
stellen und Diabetes unter Kontrolle zu halten. Die Schwierigkeit sah ich darin, ohne
all die Zutaten, die Migräne und Arthrithis
auslösen können, auszukommen, denn zur
Liste dieser Auslöser zählten viele Produkte,
die feste Bestandteile meines Speisezettels
waren. Als Dr. Barnard mir dann noch die
Grundprinzipien der Eliminationsdiät erklärte, dachte ich: «Wie um Himmelswillen
soll man aus nichts weiter als braunem Reis,
gekochtem Gemüse und gekochtem Obst
ein interessantes, abwechslungsreiches und
schmackhaftes Essen auf den Tisch bringen?»

Doch die Herausforderung, die diese
Aufgabe für mich bedeutete, reizte mich,
und außerdem hatte ich ein persönliches
Interesse daran, die von Dr. Barnard propa-
gierte Methode auszuprobieren. Seit ich die
Mittvierziger erreicht hatte, bemerkte ich
in zunehmendem Maße Steifheitsgefühle
und Schmerzen in meinen Gelenken, vor
allem in den Fingern und Zehen. Als ich
meinen Arzt darauf angesprochen hatte,
hatte er lakonisch geantwortet: «Willkommen im mittleren Lebensalter!» Er schlug
mir vor, ein entzündungshemmendes Medikament zur Linderung der Schmerzen
einzunehmen. «Aber das geht dem Problem
doch nicht an die Wurzel, sondern verdeckt
nur die Symptome. Gibt es denn keine
Möglichkeit, die Ursache zu behandeln?»
erwiderte ich. Er zuckte nur mit den Schultern und schüttelte den Kopf.

Als Dr. Barnard mir erklärte, bestimmte
Nahrungsmittel könnten jene entzündlichen Prozesse verursachen, durch die Arthritis und andere Krankheiten entstünden,
wurde ich hellhörig. Ich könnte diese Nahrungsmittel ja versuchsweise einmal von

meinem Speisezettel streichen; ein solcher Test erschien mir angesichts meiner persönlichen Motivation definitiv als der Mühe wert. Schließlich war es mir noch nie sonderlich schwergefallen, mich ein paar Wochen lang an Diätvorschriften, gleich welcher Art, zu halten. So machte ich mich also – von einer beruflichen und einer persönlichen Mission beseelt – daran, die Rezepte für dieses Buch zu entwickeln.

Abgesehen von den Richtlinien, die Dr. Barnard für die Rezepte aufgestellt hatte, hatte ich selbst es mir zum Ziel gesetzt, daß sie sich schnell und leicht zubereiten lassen und die verschiedensten Geschmäcke befriedigen sollten. Auch wollte ich so weitgehend wie möglich bekannte Zutaten verwenden, die in den meisten Supermärkten und Gemüseläden erhältlich sind. Als ich anfing, die Rezepte zu entwickeln, war ich positiv überrascht, wie köstlich einfache Lebensmittel sein können, und als ich dann meine Familie und Freunde damit bewirtete, zeigte sich, daß auch sie diese Speisen sehr genossen. Zur Zubereitung der Rezepte in diesem Kapitel werden Sie in den meisten Fällen nicht länger als fünfzehn Minuten brauchen.

Die größte Überraschung war für mich jedoch, daß es mir allmählich gesundheitlich besser ging. Die Steifheit in meinen Gelenken verschwand, und ich konnte mich wieder ohne Schmerzen (und ohne Schmerzmittel!) bewegen. Auch litt ich wesentlich seltener unter Spannungskopf-

schmerzen, und jene Magenverstimmungen, die mich mein ganzes Leben lang geplagt hatten, verschwanden völlig.

Die Rezepte in diesem Buch sind in zwei Kategorien unterteilt. Die erste davon umfaßt Rezepte, die für die Eliminationsdiät geeignet sind. Die Rezepte der zweiten Kategorie enthalten einige Nahrungsmittel, die bei manchen Menschen bestimmte Krankheiten auslösen können. Diese Zutaten sind jeweils mit einem Stern (*) gekennzeichnet.

Möglicherweise werden Sie in den Rezepten Zutaten finden, die Ihnen unbekannt sind. Das könnte insbesondere bei den Mehlsorten der Fall sein, die statt des sonst üblichen Weizenmehls zum Backen verwendet werden. Diese Produkte sind im Abschnitt «Zutaten, die Sie vielleicht noch nicht kennen» (Seite 293–296) alphabetisch aufgeführt und erläutert.

Verborgene Auslöser erkennen

Industriell verarbeitete Nahrungsmittel enthalten oft Stoffe, die Migräne, Arthritis und andere Beschwerden auslösen können. Deshalb sollten Sie die Liste der auf den Etiketten angegebenen Inhaltsstoffe stets sorgfältig lesen. Selbst wenn Sie bestimmte Etiketten schon früher einmal studiert haben, sollten Sie dies von Zeit zu Zeit wiederholen, da Hersteller die Zusammensetzung ihrer Produkte manchmal verändern. Einige Zutaten, die häufig Störungen verursachen – wie Milch und Eier –, sind als

Bestandteile eines bestimmten Produkts meist auf den ersten Blick zu erkennen. Andere, beispielsweise Molke (ein Bestandteil der Milch) und Albumin (ein Protein, das aus Eiern gewonnen wird), sind unauffälliger. Die nun folgende Liste umfaßt einige häufig benutzte Produkte, die potentielle Auslöserstoffe enthalten:

Fleisch, Geflügel, Fisch
  Gelatine   Lammfond
  Hühnerbrühe   Rinderbrühe
  Hühnerfond   Rinderfond
  Lammbrühe   Schweineschmalz

Milch und Milchprodukte
Wenn Sie aufmerksam Etiketten lesen, werden Sie wahrscheinlich darüber staunen, in wie vielen Produkten Milch und Milchbestandteile enthalten sind. Zwar weiß jeder, daß Joghurt, Käse, Sahne und Butter aus Milch hergestellt werden, doch können auch noch viele andere Lebensmittel Milch enthalten – angefangen von Brot, Gebäck und Muffins bis hin zu angeblich «milchfreien» Kaffeeweißer- und Margarinesorten. Folgende Zutaten werden allesamt aus Milch gewonnen:
  Kasein, Kaseinat   Laktoglobulin
  Natrium-Kaseinat   Milchpulver
  Kalium-Kaseinat   fettfreies Milchpulver
  Lactose   Molke
  Laktalbumin

Mais
Mais und Maisprodukte sind geradezu allgegenwärtig und in Kaugummi ebenso zu finden wie in mit Kohlensäure versetzten Erfrischungsgetränken oder in der Klebegummierung von Briefumschlägen und Briefmarken, ganz zu schweigen von Popcorn und Tortilla-Chips! Häufig verwendete Maisprodukte sind:
  Dextrin, Dextrose
  Fructose
  Karamelfarbstoff
  Maisgries
  Maismehl
  Maisöl
  Maissirup
  Maisstärke
  Maltodextrin
  Mannit
  Masa Harina
  Milchsäure
  modifizierte Speisestärke
  Polenta
  Sorbit
  Zein

Weizen
Weizen ist nicht nur der Hauptbestandteil von Brot, Muffins und Gebäck, sondern auch in vielen anderen Lebensmittelprodukten enthalten, beispielsweise in Fertigsuppen und Suppenmischungen, in einigen Sojasoßen, Instantkaffees und aromatisierten Kaffees, in Soßenmischungen, Instantpuddings und vorgefertigtem Zuckerguß.

Alle Produkte der nun folgenden Liste enthalten Weizen:

Brotbackmischung
Bulgur
Couscous
Gemüseproteinhydrolisat (HVP)
Gluten, Glutenmehl
Grahammehl
Grieß
Hartweizen
jodiertes Mehl
Kleie
Kuchenbackmischung
Malz, Malzsirup
modifizierte Speisestärke
Natriumglutamat
Nudeln
Paniermehl
Ungebleichtes Mehl
Vollkornweizenmehl
Weißmehl
Weizengrütze
Weizenkeime
Weizenmehl
Weizenschrot

Soja
Soja ist in Hunderten von Nahrungsmitteln
enthalten, in vegetarischen Hamburgern
und anderen Fleischersatzprodukten ebenso
wie in Gebäck, Salatsoßen, Margarine und
vielen anderen Dingen. Zu den am weitesten verbreiteten Sojaprodukten zählen:

Lecithin
Miso

Natto
Okara
Proteinhydrolysate
Sojabohnen
Sojakonzentrat
Sojamehl
Sojamilch
Sojaöl
Sojaprotein-Isolat
Tempeh
texturierte Sojaproteine
Sojafleisch (TSP)
Tofu

Die Eliminationsdiät

Bei einer Eliminationsdiät ernähren Sie sich
für kurze Zeit von einfachen, schmackhaf-
ten Nahrungsmitteln, die keinen der Stoffe
enthalten, die häufig Schmerzen auslösen.
Dies sind brauner Reis bzw. Vollkornreis,
grüne, gelbe und orangefarbene Gemüse
sowie alle Obstsorten außer Zitrusfrüchten.
Alles, was Sie essen, ist gekocht. Zum Würzen können Sie kleine Mengen Salz, Essig,
Ahornsirup und echtes Vanillepulver verwenden.

Nach dieser Anfangsphase nehmen Sie,
wie auf den Seiten 65–66 beschrieben, systematisch immer mehr Nahrungsmittel
wieder in Ihren Speiseplan auf.

Bereiten Sie sich vor

Bevor Sie mit der Eliminationsdiät beginnen, sollten Sie sich einen Vorrat der Nahrungsmittel anlegen, die Sie in der nächsten Zeit essen werden. Sie können alle im folgenden aufgeführten Produkte verwenden:

Stärke

    Brauner Reis (Rund- und Langkorn)
    Mochi
    Pfeilwurzelmehl
    Reismehl
    Reismilch
    Reisnudeln
    Reiswaffeln (pur oder gesalzen)
    Reiszerealien (warm oder kalt)
    Tapiokastärke
    Taro

Viele der hier aufgeführten Lebensmittel sind in Naturkostläden erhältlich.

Gemüse (frisch, konserviert oder tiefgekühlt)

    Artischocken
    Brokkoli
    Endivien
    Fenchel
    Gemüsekürbis (z. B. Spaghettikürbis, Patisson, Rondini, Zucchini)
    Grüne Bohnen
    Grünkohl
    Gurke
    Karotten
    Kartoffeln
    Kohlrabi
    Kohlrübe

    Kopfkohl (incl. Chinakohl)
    Mangold
    Neuseelandspinat
    Pak Choy
    Pastinake
    Pilze
    Radieschen
    Rosenkohl
    Rote Bete
    Salat (Kopfsalat, Romana und die grünblättrigen Sorten sind besonders reich an Nährstoffen)
    Schnittkohl
    Sellerie
    Spargel
    Speiserüben
    Spinat
    Squash
    Süßkartoffeln
    Weißer Rettich
    Winterkürbis (alle Riesen- und Moschuskürbisse)
    Yamsbohne oder Jicama
    Yamswurzel
    Zuckererbsen, Palerbsen

Obst

    Ananas
    Beeren (einschl. Himbeeren, Boysenbeeren, Blaubeeren und schwarzen Johannisbeeren)
    Cranberries
    Granatäpfel
    Kirschen
    Kiwi

Mango

Melonen (einschl. Wasser-
    und Zuckermelonen)

Nektarinen

Papayas

Persimonen

Pfirsiche

Pflaumen

Trauben

Sie können frisches, getrocknetes, tiefge-
kühltes oder im eigenen Saft konserviertes
Obst verwenden. Vermeiden Sie Obstkon-
serven in Sirup.

Speiseplan für die Zeit der Eliminationsdiät

1. Tag

Frühstück
    Frühstücksreisbrei (S. 242)
    Reisbrottoast mit zusatzfreiem Fruchtaufstrich
    Sommerliches Fruchtkompott (S. 243)
Mittagessen
    Karottencremesuppe (S. 245)
    Immerguter brauner Reis (S. 245)
    Gedämpfter Brokkoli
    Melonenscheibe
Abendessen
    Kohlrouladen (S. 253)
    Rote-Bete-Suppe (S. 246)
    Gedämpfte Yamswurzel (S. 252)
    Backpflaumenschaum (S. 254)

2. Tag

Frühstück
    Immerguter brauner Reis (S. 245)
        mit Reismilch und Ahornsirup
    Apfelkompott mit Stücken (S. 243)
    Papayahälfte
Mittagessen
    Rote-Bete-Suppe (S. 246)
    Französischer Gemüsesalat (S. 249)
    Pochierte Äpfel (S. 257)
Abendessen
    Reisnudeln mit cremigem Zucchini-Pesto (S. 252)
    Karottencremesuppe (S. 245)
    Geschmorter Grün- oder Schnittkohl (S. 250)
    Fruchtgelee (S. 254)

3. Tag

Frühstück
    Reisbrottoast
    zusatzfreier Fruchtaufstrich
    Backpflaumenkompott (S. 244)
Mittagessen
    Kartoffel-Gemüse-Suppe (S. 248)
    Grüne Bohnen für Basilikumfreunde (S. 250)
    Immerguter brauner Reis (S. 245) oder Reisbrot
    Erdbeer-Apfel-Kompott (S. 243)
Abendessen
    Erbsen-Blumenkohl-Suppe (S. 247)
    Brauner Reis mit Wildreis (S. 245)
    Gedämpfter Brokkoli
    Pochierte Birnen (S. 256)

4. Tag

Frühstück
  Pfirsich-Süßkartoffel-Püree (S. 244)
  Reisbrottoast mit zusatzfreiem Fruchtaufstrich
  Dattel-Shake (S. 255)
Mittagessen
  Gemüsesuppe (S. 248)
  Gedämpfte grüne Bohnen
  Reis-Cracker oder Reiswaffeln
  Obstsalat
Abendessen
  Gedämpfte Kartoffeln mit Zucchini-Pesto (S. 270)
  Rote-Bete-Suppe (S. 246)
  Gedämpfte Karotten
  Sommerliches Fruchtkompott (S. 243)

5. Tag

Frühstück
  Arme Ritter (S. 242)
  Apfelkompott mit Stücken (S. 243)
  Backpflaumenschaum (S. 254)
Mittagessen
  Spargelcremesuppe (S. 246)
  Reisbrot oder Reiscracker
  Yamswurzel mit Ananas (S. 251)
  Gedämpfte Zucchini
Abendessen
  Kohlrouladen (S. 253)
  Pommes Frites aus dem Ofen (S. 251)
  Grüne Bohnen für Basilikumfreunde (S. 250)
  Karottenpudding (S. 255)

6. Tag

Frühstück
  Immerguter brauner Reis (S. 245) oder Reiscreme
  Reisbrottoast mit zusatzfreiem Fruchtaufstrich
  Apfelkompott mit Stücken (S. 243)
Mittagessen
  Erbsen-Blumenkohl-Suppe (S. 247)
  Immerguter brauner Reis (S. 245)
  Geschmorter Grünkohl (S. 250)
  Pochierter Apfel (S. 257)
Abendessen
  Französischer Gemüsesalat (S. 249)
  Brauner Reis mit Wildreis (S. 245)
  Geschmorter Weißkohl (S. 249)
  Fruchtgelee (S. 254)

7. Tag

Frühstück
  Puffreis oder andere kalte Reiszerealien
  Reisbrottoast mit Erdbeer-Apfel-Kompott (S. 243)
  Pochierte Birnen (S. 256)
Mittagessen
  Rote-Bete-Suppe (S. 246)
  Immerguter brauner Reis (S. 245)
  Gedämpfter Brokkoli
Abendessen
  Spargelcremesuppe (S. 246)
  Immerguter brauner Reis (S. 245)
  Französischer Gemüsesalat (S. 249)
  Aprikosen-Ananas-Gelee (S. 254)

Rezepte für die Eliminationsdiät

Beachten Sie, daß einige Rezepte in diesem Abschnitt Zutaten enthalten, die Sie während einer Eliminationsdiät generell vermeiden sollten. Diese sind durch Klammern gekennzeichnet. Wenn Sie später zu Ihrer normalen Diät zurückkehren, können Sie diese Zutaten wieder verwenden.

ARME RITTER

ergibt 4–6 Scheiben

Dieses Gericht eignet sich für die Eliminationsdiät, sofern Sie Reisbrot und Reismilch verwenden.

½ Tasse Sojamilch oder Reismilch
3 EßI. Pfeilwurzelmehl
1 Teel. echtes Vanillepulver
(¼ Teel. Zimt; während der Eliminationsdiät meiden!)
4–6 Scheiben Reisbrot
Pflanzenölspray für den Pfannenboden
Frisches Obst, zusatzfreier Fruchtaufstrich oder Ahornsirup
    als Belag

Verrühren Sie Sojamilch, Pfeilwurzelmehl, Vanille und Zimt in einer Schüssel. Gießen Sie die Flüssigkeit in einen flachen Behälter, und wenden Sie die Brotscheiben darin, so daß sie von beiden Seiten mit dem Gemisch überzogen sind.

Erhitzen Sie eine antihaftbeschichtete große Pfanne, und besprühen Sie ihren Boden dünn mit Öl. Braten Sie die Brotscheiben auf beiden Seiten bei mittlerer Hitze, bis sie goldbraun sind (ca. 2–3 Minuten lang). Belegen Sie das Brot mit frischem Obst oder Fruchtaufstrich, oder bestreichen Sie es mit Sirup.

Pro Scheibe (ohne Belag): 117 Kalorien, 2 g Protein, 24 g Kohlehydrate, 1 g Fett, 118 mg Natrium.

FRÜHSTÜCKSREISBREI

ergibt 6 Portionen à ½ Tasse

2 Tassen gekochter Immerguter brauner Reis (S. 245)
½ Tasse Vanille-Reismilch
3 EßI. Rosinen
2 EßI. Ahornsirup
1 Teel. echtes Vanillepulver
(¼ Teel. Zimt)

Geben Sie alle Zutaten in einen mittelgroßen Topf, und bringen Sie sie zum Kochen. Lassen Sie alles im offenen Topf ca. 20 Minuten köcheln, bis es dick wird; rühren Sie unterdessen immer wieder um. Servieren Sie den Reisbrei warm oder kalt.

Pro Portion (½ Tasse): 205 Kalorien, 3 g Protein, 45 g Kohlehydrate, 1 g Fett, 169 mg Natrium.

APFELKOMPOTT MIT STÜCKEN

ergibt 2 Portionen à ½ Tasse

Servieren Sie dieses Kompott warm oder kalt.

4 große grüne Äpfel
½ Tasse Apfeldicksaft
(½ Teel. Zimt)

Schälen Sie die Äpfel, und entfernen Sie die Kerngehäuse. Schneiden Sie die Äpfel in Stücke, und geben Sie sie zusammen mit dem Apfeldicksaft in einen mittelgroßen Topf. Lassen Sie alles im geschlossenen Topf bei sehr niedriger Hitze ungefähr 20 Minuten lang kochen, bis die Äpfel so weich sind, daß Sie mit einer Gabel hineinstechen können. Zerdrücken Sie die Äpfel leicht, und mischen Sie gegebenenfalls den Zimt unter.

Pro ½ Tasse: 112 Kalorien, 0 g Protein, 27 g Kohlehydrate, 0 g Fett, 8 mg Natrium.

ERDBEER-APFEL-KOMPOTT

ergibt 2 Tassen

Dieses Kompott kann kalt oder warm gegessen werden.

2 Tassen geschälte, geputzte und grobgehackte Äpfel
2 Tassen geputzte Erdbeeren, frisch oder tiefgekühlt
½ Tasse Apfeldicksaft

Geben Sie alle Zutaten in einen mittelgroßen Topf. Bringen Sie sie zum Kochen, verschließen Sie den Topf mit dem Deckel, und lassen Sie das Ganze bei sehr niedriger Hitze ungefähr 25 Minuten lang bzw. so lange garen, bis die Äpfel so weich sind, daß Sie mit der Gabel hineinstechen können. Stampfen Sie dann die Früchte kurz, oder pürieren Sie sie im Mixer.

Pro ½ Tasse: 112 Kalorien, 1 g Protein, 26 g Kohlehydrate, 0 g Fett, 10 mg Natrium.

SOMMERLICHES FRUCHTKOMPOTT

ergibt 2 Tassen

2 Tassen geschälte (nach Wunsch) und in Scheiben geschnittene Pfirsiche
2 Tassen geputzte frische Erdbeeren
½ Tasse Apfeldicksaft

Geben Sie alle Zutaten in einen Topf, bringen Sie sie zum Kochen, und lassen Sie das Ganze bei niedriger Hitze ungefähr 5 Minuten lang köcheln, bis das Obst weich zu werden beginnt. Servieren Sie dieses Kompott warm oder kalt.

Pro ½ Tasse: 78 Kalorien, 1 g Protein, 18 g Kohlehydrate, 0 g Fett, 7 mg Natrium.

BACKPFLAUMENKOMPOTT

ergibt 2 Tassen

2 Tassen Backpflaumen ohne Steine
1½ Tassen Wasser

Bringen Sie die Pflaumen und das Wasser in einem mittelgroßen Topf zum Kochen. Lassen Sie das Ganze mit locker aufliegendem Deckel ungefähr 15 Minuten lang kochen oder bis die Pflaumen weich sind. (Sie können die Kochzeit auch verlängern.)
Pro ½ Tasse: 193 Kalorien, 2 g Protein, 45 g Kohlehydrate, 0 g Fett, 3 mg Natrium.

TROCKENOBSTKOMPOTT

ergibt 2 Tassen

½ Tasse Rosinen
½ Tasse Backpflaumen ohne Steine
½ Tasse getrocknete Feigen, halbiert
½ Tasse getrocknete Pfirsich- oder Aprikosenschnitze
½ Tasse Apfeldicksaft

Geben Sie das Obst in einen Topf, und fügen Sie den Apfeldicksaft und soviel Wasser hinzu, daß das Obst bedeckt ist. Bringen Sie das Ganze zum Kochen, verschließen Sie den Topf mit einem Deckel, und lassen Sie das Obst 15 Minuten lang bzw. so lange, bis es weich ist, kochen. Servieren Sie das Gericht warm oder kalt.

Pro ½ Tasse: 319 Kalorien, 3 g Protein, 75 g Kohlehydrate, 1 g Fett, 18 mg Natrium.

PFIRSICH-SÜSSKARTOFFEL-PÜREE

ergibt 2 Tassen

Dieses einfache Frühstücksgericht ist reich an Beta-Carotin und anderen wichtigen Nährstoffen.

1 mittelgroße Süßkartoffel oder Yamswurzel (1 Tasse, gekocht)
2 kleine Pfirsiche oder Nektarinen

Bürsten Sie die Süßkartoffel unter Wasser gründlich ab, und dämpfen oder garen Sie sie in der Mikrowelle, bis sie so weich ist, daß Sie mit einer Gabel hineinstechen können. Lassen Sie sie anschließend abkühlen.

Halbieren Sie die Pfirsiche, und entfernen Sie die Kerne. Schneiden Sie die Hälften noch einmal in 2 bis 3 Stücke, die Sie grob im Mixer zerkleinern.

Schälen Sie die Süßkartoffel, und geben Sie sie ebenfalls in den Mixer. Pürieren Sie sie ganz kurz, und mischen Sie dann die Pfirsiche unter. Es sollten noch Stücke erkennbar sein.

Geben Sie die Mischung in eine kleine mikrowellenfeste Form, und erhitzen Sie sie 2–3 Minuten lang in der Mikrowelle, bis das Gericht durch und durch heiß ist.

Pro ½ Tasse: 98 Kalorien, 1 g Protein, 23 g Kohlehydrate, 0 g Fett, 6 mg Natrium.

IMMERGUTER BRAUNER REIS

ergibt 3 Tassen

Mit der folgenden Kochmethode gelingt der Reis perfekt, und Sie verkürzen gleichzeitig die normalerweise lange Garzeit. Brauner Rundkornreis bleibt meist etwas körnig; brauner Langkornreis wird weicher und lockerer. Wenn Sie bisher noch keinen braunen Reis verwendet haben, empfehle ich Ihnen, mit Langkornreis anzufangen.

1 Tasse brauner Rund- oder Langkornreis
3 Tassen Wasser
½ Teel. Salz (nach Wunsch)

Waschen Sie den Reis in einem mittelgroßen Topf in kaltem Wasser, und lassen Sie ihn danach gründlich abtropfen. Rösten Sie ihn unter ständigem Umrühren etwa 2 Minuten lang bei mittlerer Hitze, bis er trocken ist. Fügen Sie das Wasser und, falls gewünscht, Salz hinzu. Bringen Sie das Gemisch zum Kochen, und lassen Sie den Reis bei niedriger Hitze 40 Minuten lang köcheln bzw. so lange, bis er weich ist, aber immer noch eine leicht körnige Konsistenz hat. Gießen Sie die noch verbliebene Flüssigkeit ab. (Sie kann für Suppen oder Eintöpfe verwendet werden.)
Pro ½ Tasse: 115 Kalorien, 2,5 g Protein, 25 g Kohlehydrate, 1 g Fett, 178 mg Natrium.

BRAUNER REIS MIT WILDREIS

ergibt 3 Tassen

½ Tasse brauner Langkornreis
½ Tasse Wildreis
¼ Teel. Salz
4 Tassen Wasser

Bringen Sie die Zutaten in einem mittelgroßen Topf zum Kochen. Lassen Sie sie mit locker aufliegendem Deckel 50 Minuten lang köcheln oder bis beide Reissorten weich sind. Gießen Sie die übriggebliebene Flüssigkeit ab. (Sie können sie später für Suppen oder Eintöpfe verwenden).
Pro ½ Tasse: 104 Kalorien, 3 g Protein, 23 g Kohlehydrate, 0 g Fett, 99 mg Natrium.

KAROTTENCREMESUPPE

ergibt ca. 6 Tassen

Ein ebenso einfaches wie köstliches Gericht!

4 große Karotten
1½ Tassen Wasser
1½ Tassen Reismilch pur
⅛ Teel. Salz

Bürsten Sie die Karotten unter kaltem Wasser ab, und schneiden Sie sie in Stücke. Bringen Sie das Gemüse mit dem Wasser in einem mittelgroßen Topf zum Kochen, verschließen Sie den Topf mit einem Deckel, und lassen Sie den Inhalt ca. 20 Minuten lang köcheln, bis die Karotten so weich sind, daß Sie mit einer Gabel hineinstechen können. Geben Sie die gekochten Karotten zusammen mit der Kochflüssigkeit, der Reismilch und dem Salz in einen Mixer, und pürieren Sie das Ganze zu einer glatten Masse. Fügen Sie eventuell noch etwas Reismilch hinzu, wenn die Suppe zu dickflüssig ist. Sie können sie warm oder gekühlt servieren.

Pro Portion (1 Tasse): 76 Kalorien, 1 g Protein, 16 g Kohlehydrate, 1 g Fett, 125 mg Natrium.

ROTE-BETE-SUPPE

ergibt ca. 6 Tassen

3 mittelgroße rote Beten
1½ Tassen Wasser
1½ Tassen Reismilch pur
2 Eßl. Apfeldicksaft
2 Teel. Balsamessig
1 Teel. getrocknetes Dillkraut

Entfernen Sie Wurzeln und Blattansätze, und waschen und schälen Sie die roten Beten. Schneiden Sie die Knollen in ungefähr 1 cm dicke Stücke (sie sollten 4 Tassen ergeben), geben Sie diese zusammen mit dem Wasser in einen großen Topf, und bringen

Sie das Ganze zum Kochen. Lassen Sie das Gemüse ca. 15 Minuten lang leicht kochen, bis es so weich ist, daß Sie mit einem scharfen Messer hineinstechen können.

Geben Sie es anschließend ohne die Kochflüssigkeit in einen Mixer, fügen Sie die restlichen Zutaten hinzu, und pürieren Sie es, bis eine glatte Masse entsteht (mindestens eine Minute lang). Gießen Sie die pürierten roten Beten wieder in den Topf, und verrühren Sie sie mit der Kochflüssigkeit. Wenn Sie wollen, können Sie die Suppe anschließend noch einmal leicht erhitzen.

Pro Portion (1 Tasse): 90 Kalorien, 1 g Protein, 20 g Kohlehydrate, 1 g Fett, 96 mg Natrium.

SPARGELCREMESUPPE

ergibt ca. 7 Tassen

2 mittelgroße Kartoffeln, in Würfel geschnitten
2 Tassen Wasser
1 mittelgroßer Bund Spargel (ungefähr 4 Tassen Spargelstücke)
2 Tassen gehobelter Weißkohl
1 Tasse (locker gefüllt) gehackte frische Petersilie
(¼ Tasse gehacktes frisches Basilikum)
1–2 Tassen Reismilch pur
¾–1 Teel. Salz

Bürsten Sie die Kartoffeln unter kaltem Wasser ab (schälen ist nicht nötig), und schneiden Sie sie in Würfel. Bringen Sie sie in einem großen Topf mit dem Wasser zum Kochen, und lassen Sie sie im verschlossenen Topf ungefähr 10 Minuten lang köcheln oder bis Sie mit einer Gabel hineinstechen können.

Entfernen Sie die holzigen Teile des Spargels, und schneiden oder brechen Sie die Stangen in Stücke von 2,5 bis 3 cm Länge. Geben Sie diese zusammen mit dem Kohl, der Petersilie und (gegebenenfalls) dem Basilikum zu den Kartoffeln, woraufhin Sie das Ganze weitere 5 Minuten köcheln lassen bzw. so lange, bis der Spargel den Gabeltest besteht.

Pürieren Sie das Gemüse mit der Kochflüssigkeit portionsweise (in 2 bis 3 Portionen) im Mixer, wobei Sie jeweils mit der niedrigsten Geschwindigkeit beginnen. Fügen Sie jedesmal etwas von der Reismilch hinzu, damit sich das Ganze besser vermischt. Gießen Sie anschließend alles wieder in den Topf, fügen Sie Salz hinzu, und erhitzen Sie die Suppe, bis sie anfängt zu dampfen.

Pro Portion (1 Tasse): 100 Kalorien, 3 g Protein, 21 g Kohlehydrate, 1 g Fett, 224 mg Natrium.

ERBSEN-BLUMENKOHL-SUPPE

ergibt ca. 8 Tassen

2 mittelgroße Kartoffeln, gewaschen und in Würfel geschnitten
2 mittelgroße Stangen Sellerie, in Scheiben geschnitten
1 mittelgroßer Blumenkohl
2 Tassen feingehackte Petersilie
2 Tassen Wasser
2½ Tassen Reismilch pur
2½ Tassen tiefgekühlte Erbsen
1 EßI. Balsamessig
¾ Teel. Salz

Schneiden oder brechen Sie den Blumenkohl in mundgerechte Stücke. Geben Sie diese zusammen mit Kartoffeln, Sellerie, Petersilie und Wasser in einen großen Topf, und bringen Sie das Gemisch zum Kochen. Verschließen Sie den Topf mit einem Deckel, und kochen Sie das Gemüse in ungefähr 15 Minuten gar. Die Kartoffeln sollten so weich sein, daß Sie mit einer Gabel hineinstechen können.

Schütten Sie die Hälfte des Gemüses und der Kochflüssigkeit in einen Mixer. Fügen Sie die restlichen Zutaten hinzu, und püricren Sie alles zu einer glatten Masse. Gießen Sie das Püree dann wieder in den Topf zurück, und rühren Sie gut um. Erhitzen Sie die Suppe noch einmal, bis sie dampft.

Pro Portion (1 Tasse): 162 Kalorien, 5 g Protein, 33 g Kohlehydrate, 1 g Fett, 307 mg Natrium.

KARTOFFEL-GEMÜSE-SUPPE

ergibt ca. 8 Tassen

3 mittelgroße, in 1 cm große Würfel geschnittene Kartoffeln
2 mittelgroße, in dünne Scheiben geschnittene Stangen Sellerie
1 große, in dünne Scheiben oder Würfel geschnittene Karotte
3 Tassen Wasser
2 Tassen feingeschnittener Weißkohl
1 Tasse Reismilch pur
¾ Teel. Salz

Bringen Sie in einem großen Topf Kartoffeln, Sellerie, Karotte, Kohl und Wasser zum Kochen. Lassen Sie das Gemisch im verschlossenen Topf 15 Minuten lang köcheln oder bis Kartoffeln und Karotte so weich sind, daß Sie mit einer Gabel hineinstechen können. Geben Sie 3 Tassen dieser Mischung in den Mixer, und fügen Sie Reismilch und Salz hinzu. Mixen Sie die Zutaten ungefähr 30 Sekunden lang oder bis ein glattes Püree entstanden ist. Schütten Sie die Mischung wieder in den Topf, und rühren Sie gut um. Wenn Sie wollen, können Sie die Suppe noch einmal leicht erhitzen.

Pro Portion (1 Tasse): 144 Kalorien, 2 g Protein, 33 g Kohlehydrate, 0,5 g Fett, 308 mg Natrium.

GEMÜSESUPPE

ergibt ca. 10 Tassen

½ Tasse Wasser
4 mittelgroße Knoblauchzehen, feingehackt
3 mittelgroße Karotten, in 1 cm große Stücke geschnitten
2 Tassen Weißkohl, in grobe Stücke geschnitten
2 mittelgroße Kartoffeln, in 1 cm große Stücke geschnitten
2 Tassen Wasser
4 Tassen Zucchini, in Scheiben geschnitten
2 Tassen Blumenkohl, in Stücke geschnitten
2 Tassen Reismilch pur
¾ Teel. Salz

Bringen Sie das Wasser in einem großen Topf zum Kochen. Fügen Sie den Knoblauch hinzu, und lassen Sie ihn ungefähr 30 Sekunden lang kochen. Geben sie dann Karotten, Kohl, Kartoffeln und 2 Tassen Wasser hinzu. Lassen Sie das Ganze ungefähr 15 Minuten lang köcheln, bis das Gemüse so weich ist, daß Sie mit einem scharfen Messer hineinstechen können.

Nun geben Sie Zucchini und Blumenkohl hinein und kochen alles bei mittlerer Hitze weitere 10 Minuten, bis das zuletzt hinzugefügte Gemüse weich ist.

Geben Sie 3 bis 4 Tassen der Gemüsemischung mit einem Teil der Kochflüssigkeit in den Mixer, und fügen Sie noch etwas Reismilch hinzu. Pürieren Sie so lange, bis eine glatte Masse entstanden ist. Füllen Sie das Püree in einen anderen Topf um. Pürieren Sie nun den Rest des Gemüses mit der verbliebenen Reismilch, diesmal jedoch nur grob. Vermischen Sie alles, schmecken Sie mit Salz ab, und erhitzen Sie die Suppe unter Umrühren, bis sie zu dampfen anfängt.

Pro Portion (1 Tasse): 94 Kalorien, 2 g Protein, 21 g Kohlenhydrate, 0 g Fett, 196 mg Natrium.

FRANZÖSISCHER GEMÜSESALAT

für 6 Personen

Dieser Salat enthält einige Zutaten – Kichererbsen, Senf und Knoblauch – , die im Falle einer Eliminationsdiät weggelassen werden sollten.

450 g gemischtes Tiefkühlgemüse (grüne Bohnen, Karotten, Blumenkohl, Zucchini usw.)
(420 g Kichererbsen aus der Dose ohne Flüssigkeit)
50 mg Apfelcidre-Essig
50 mg Apfeldicksaft
(1 Teel. in einer Steinmühle gemahlene Senfkörner)
(2 mittelgroße Knoblauchzehen, zerdrückt)
½ Teel. Salz

Legen Sie das Tiefkühlgemüse in einen Topf mit Dämpfeinsatz, und lassen Sie es ungefähr 10 Minuten lang in Wasserdampf garen, so daß es weich, aber noch bißfest ist. Schütten Sie es dann in eine große Schüssel, und mischen Sie die restlichen Zutaten darunter. Servieren Sie das Gericht warm oder gekühlt.

Pro Portion: 106 Kalorien, 4 g Protein, 20 g Kohlenhydrate, 1 g Fett, 305 mg Natrium.

GESCHMORTER WEISSKOHL

ergibt ca. 2 Tassen

Geschmorter Kohl ist köstlich und hat einen leicht süßen Geschmack – eine willkommene Bereicherung zu jeder Mahlzeit.

½ Tasse Wasser
2–3 Tassen Weißkohl, in grobe Stücke geschnitten
(½ Teel. Kümmelsamen)
Salz (und schwarzer Pfeffer)

Bringen Sie das Wasser in einem mittelgroßen Topf oder in einer Kasserolle zum Kochen, und geben Sie den Kohl und eventuell den Kümmel hinein. Lassen Sie das Gemüse 5 Minuten lang kochen oder so lange, bis es weich, aber noch bißfest ist. Schmecken Sie mit Salz und eventuell schwarzem Pfeffer ab.

Pro Portion (½ Tasse): 16 Kalorien, 0,5 g Protein, 4 g Kohlenhydrate, 0 g Fett, 80 mg Natrium.

GRÜNE BOHNEN FÜR BASILIKUMFREUNDE

ergibt ca. 6 Tassen

450 g grüne Bohnen
1 kleine Zucchini oder 1 anderer Gemüsekürbis
    (ungefähr 1 Tasse, in Stücke geschnitten)
1 Tasse frische Basilikumblätter
½ Teel. Salz
(1 mittelgroße Knoblauchzehe)
(1 Eßl. Olivenöl)

Waschen Sie die Bohnen, und schneiden Sie die Enden ab. Brechen Sie sie in etwa 1 cm große Stücke. Dämpfen Sie sie 6–10 Minuten lang über kochendem Wasser, bis Sie mit einer Gabel hineinstechen können.

Während die Bohnen kochen, schneiden Sie die Zucchini in Stücke, geben diese zusammen mit Basilikum, Salz und eventuell Knoblauch und Olivenöl in den Mixer, und pürieren das Ganze zu einer glatten Masse.

Füllen Sie Bohnen und Basilikummischung in eine Schüssel.

Pro Portion (1 Tasse): 40 Kalorien, 1 g Protein, 6 g Kohlehydrate, 1 g Fett, 186 mg Natrium.

GESCHMORTER GRÜN- ODER SCHNITTKOHL

ergibt ca. 4 Tassen

Grünkohl und Schnittkohl sind sehr reich an Kalzium und Beta-Carotin. Ihr Geschmack ist kräftig und delikat, besonders zusammen mit Knoblauch. Junge zarte Blätter sind am schmackhaftesten und haben die angenehmste Konsistenz.

1 mittelgroßer Bund Grün- oder Schnittkohl
    (ungefähr 8 Tassen, in Stücke geschnitten)
½ Tasse Wasser
¼ Teel. Salz
2–3 mittelgroße Knoblauchzehen, feingehackt

Waschen Sie den Kohl, und entfernen Sie Strunk und Blattrippen. Schneiden Sie die Blätter in mundgerechte Stücke. Bringen Sie Wasser und Salz in einem großen Topf oder einer Kasserolle zum Kochen. Fügen Sie den Knoblauch hinzu. Kochen Sie das Ganze 30 Sekunden lang, und geben Sie dann auch den Kohl hinein. Vermischen Sie alles, verschließen Sie den Topf mit einem Deckel, und lassen Sie das Gemüse bei mittlerer Hitze ungefähr 5 Minuten lang kochen, bis es weich ist. Rühren Sie von Zeit zu Zeit um.

Pro ½ Tasse: 27 Kalorien, 2 g Protein, 5 g Kohlehydrate, 0 g Fett, 106 mg Natrium.

GESCHMORTER GEMÜSEKÜRBIS

ergibt ca. 6 Tassen

¼ Tasse Wasser
4 mittelgroße Gemüsekürbisse (Zucchini, Patisson etc.),
    in Scheiben geschnitten

½ Tasse frisches Basilikum, gehackt
Salz

Bringen Sie das Wasser in einem großen Topf oder einer Kasserolle zum Kochen. Fügen Sie die Kürbisstücke hinzu, und lassen Sie sie bei mittlerer Hitze ungefähr 3 Minuten kochen, bis sie fast gar sind. Fügen Sie das Basilikum hinzu, und lassen Sie das Ganze weitere 2–3 Minuten kochen. Streuen Sie etwas Salz darüber.

Pro Portion (½ Tasse): 30 Kalorien, 2 g Protein, 6 g Kohlehydrate, 0 g Fett, 142 mg Natrium.

streuen Sie Knoblauchpulver, italienische Kräuter, Paprika, Salz und Pfeffer darüber. Vermischen Sie alle Zutaten kurz.

Legen Sie zwei Backformen (ca. 20 × 30 cm groß) mit Backpapier oder Folie aus. (Dies erspart Ihnen später viel Mühe beim Saubermachen.) Bedecken Sie die Böden der Formen mit einer Schicht Kartoffeln. Lassen Sie sie ungefähr 30 Minuten im Ofen backen, bis der Gabeltest anzeigt, daß die Kartoffeln gar sind.

Pro Portion (1 Tasse): 147 Kalorien, 2 g Protein, 34 g Kohlehydrate, 0 g Fett, 100 mg Natrium.

POMMES FRITES AUS DEM OFEN

ergibt ca. 6 Tassen

Diese fettfreien Pommes frites sollten Sie unbedingt probieren!

4 mittelgroße Kartoffeln
(1 Teel. Knoblauchpulver oder -granulat)
1 Teel. italienisches Kräutergewürz
(½ Teel. Paprikapulver oder Chilipulver)
¼ Teel. Salz
(¼ Teel. schwarzer Pfeffer)

Heizen Sie den Ofen auf 230° C vor.

Bürsten Sie die Kartoffeln unter fließendem Wasser sauber, und schneiden Sie sie in Stücke von der Größe von Pommes frites. Legen Sie sie in eine große Schüssel, und

YAMSWURZEL MIT ANANAS

ergibt ca. 8 Tassen

Dies ist eine der einfachsten und köstlichsten Arten, Yamswurzeln zuzubereiten.

5 mittelgroße Yamswurzeln oder Süßkartoffeln, ungeschält
230 g Ananasstücke in Saft aus der Dose

Bürsten Sie die Yamswurzeln sauber. Dämpfen Sie sie ungefähr 25 Minuten über Wasserdampf, bis Sie mit einer Gabel hineinstechen können. Lassen Sie sie abkühlen.

Sobald sie so weit abgekühlt sind, daß Sie sie anfassen können, schneiden Sie sie der Länge nach ein. Legen Sie Zeigefinger und Daumen auf die Enden der Wurzeln, und drücken Sie sie leicht zusammen, bis sich der Spalt öffnet. Zerdrücken Sie mit einer Gabel das Fleisch in der Schale. Geben Sie 2 bis 3 Eßl. nicht abgetropfte Ananasstücke in jede Yamswurzel, und mischen Sie sie vorsichtig unter das Wurzelfleisch. Füllen Sie die Öffnungen mit den restlichen Ananasstücken auf.

Variante: Pellen Sie die Yamswurzeln, sobald sie genügend abgekühlt sind. Zerstampfen Sie sie in einer großen Schüssel, und mischen Sie die Ananasstücke mit dem Saft unter.

Pro Portion ($\frac{1}{2}$ Tasse): 97 Kalorien, 1 g Protein, 23 g Kohlehydrate, 0 g Fett, 6 mg Natrium.

GEDÄMPFTE YAMSWURZELN

für 4 Yamswurzeln

Es empfiehlt sich, immer ein paar gekochte Yamswurzeln für eine leckere und nahrhafte Zwischenmahlzeit oder als Beilage zu den Hauptmahlzeiten vorrätig zu haben. Am einfachsten ist es, die Yamswurzeln zu dämpfen.

4 mittelgroße Yamswurzeln

Bürsten Sie die Wurzeln sauber, und schneiden Sie alle harten Stellen heraus. Sie können sie ganz oder in große Stücke geschnitten weiterverarbeiten. Dämpfen Sie sie in einem Dämpfeinsatz im verschlossenen Topf ungefähr 25 Minuten lang, bis Sie mit einer Gabel hineinstechen können.

Pro Yamswurzel: 237 Kalorien, 2 g Protein, 57 g Kohlehydrate, 0 g Fett, 16 mg Natrium.

REISNUDELN MIT CREMIGEM ZUCCHINI-PESTO

ergibt ca. 6 Tassen

225 g Reisnudeln (oder andere Nudeln,
    falls keine Eliminationsdiät durchgeführt wird)
2 kleine Zucchini oder andere Sommerkürbisse
2 Tassen frisches Basilikum
½ Teel. Salz
½ Teel. Knoblauchgranulat
(1 Eßl. Tahin)

Kochen Sie die Nudeln nach den Angaben auf der Packung oder bis sie weich sind. Gießen und schrecken Sie sie ab.

Schneiden Sie die Zucchini in 2,5 cm große Stücke (sie sollten ungefähr 2 Tassen ergeben), und dämpfen Sie sie ca. 5 Minuten lang über kochendem Wasser, bis sie so weich sind, daß man sie mit einem scharfen Messer durchstechen kann.

Geben Sie das Basilikum in einen Mixer mit Metallklingen, und hacken Sie es fein. Fügen Sie Zucchini, Salz, Knoblauch und Tahin (falls verwendet) hinzu. Schalten Sie den Mixer mehrmals kurz ein, bis alles feingehackt ist, und mischen Sie die Masse anschließend unter die Pasta.

Pro Portion (1 Tasse): 171 Kalorien, 7 g Protein, 32 g Kohlehydrate, 2 g Fett, 192 mg Natrium.

KOHLROULADEN

ergibt 8 große Rouladen

1 mittelgroßer Weißkohl
1 mittelgroße rote Bete, geschält und in Würfel geschnitten (ca. 1¼ Tassen)
1 mittelgroße Stange Sellerie, kleingehackt
1 mittelgroße Karotte, in Stücke geschnitten
(1 mittelgroße Zwiebel, grobgehackt); (nicht während der Eliminationsdiät oder wenn Zwiebeln bei Ihnen Störungen auslösen)
½ Teel. getrocknetes Dillkraut
3 Tassen Wasser
1 Tasse Sauerkraut aus der Dose (ohne Konservierungsstoffe)
3 Tassen brauner Reis mit Wildreis (S. 245)
(3 Eßl. Sesamgewürz) (S. 291)
(¼ Tasse Kürbiskerne)
¼ Tasse Rosinen

Entfernen Sie alle welken Blätter von dem Weißkohl, und schneiden Sie den Strunk heraus. Dämpfen Sie den Kohl im geschlossenen Topf ungefähr 20 Minuten oder bis er einigermaßen weich ist. Nehmen Sie ihn danach aus dem Topf. Wenn er so weit abgekühlt ist, daß Sie ihn anfassen können, entfernen Sie vorsichtig 8 große äußere Blätter und legen sie beiseite. Vom restlichen Kohl schneiden Sie 1 Tasse klein.

Für die Soße: Geben Sie rote Bete, Sellerie, Karotten, Zwiebel (falls verwendet), Dill und 2 Tassen Wasser in einen großen Topf. Lassen Sie das Ganze im geschlossenen Topf ungefähr 15 Minuten lang köcheln, bis die rote Bete und die Karotten so weich sind, daß man mit einem scharfen Messer in sie hineinstechen kann. Geben Sie das Gemüse anschließend mit der Kochflüssigkeit in einen Mixer, und fügen Sie noch einmal eine Tasse Wasser hinzu. Mixen Sie die Zutaten auf niedriger Stufe zu einer sämigen Soße. Gießen Sie diese in den Topf zurück, fügen Sie das Sauerkraut hinzu, und verrühren Sie alles.

Für die Füllung: Vermischen Sie Reis, Sesamgewürz, Kürbiskerne (falls verwendet), Rosinen und den kleingeschnittenen Kohl.

Heizen Sie den Ofen auf 180° C vor.

Verteilen Sie 2 Tassen der Rote-Bete-Soße in eine 20 × 30 cm große ofenfeste Form. Legen Sie ⅛ der Füllung in die Mitte eines jeden Kohlblatts. Rollen Sie die Kohlblätter zusammen, indem Sie mit dem Strunkende anfangen und die Seiten einschlagen. Legen Sie die Rollen nebeneinander in die Form, und gießen Sie die restliche Soße gleichmäßig über die Rouladen. Lassen Sie das Gericht ungefähr 25 Minuten lang im Ofen backen oder bis die Soße Blasen wirft.

Pro Kohlroulade: 158 Kalorien, 5 g Protein, 26 g Kohlehydrate, 3,5 g Fett, 521 mg Natrium.

FRUCHTGELEE

ergibt 4 Tassen

Dieser Gelee ist eine gesunde Alternative zur Götterspeise! Er wird mit Agar-Agar zubereitet, einer Meeresalge, die als Geliermittel gute Dienste leistet, und mit Pfeilwurzelmehl, einem ausgezeichneten Ersatz für Maisstärke.

950 ml naturreiner Fruchtsaft
1½ Teel. Agar-Agar-Pulver
2 EßI. Pfeilwurzelmehl

Verrühren Sie in einem großen Topf alle Zutaten zu einer glatten Flüssigkeit. Bringen Sie sie zum Köcheln. Lassen Sie das Ganze im offenen Topf ungefähr 3 Minuten lang unter ständigem Umrühren kochen, bis die Flüssigkeit anzudicken beginnt. Gießen Sie sie in Schalen, und lassen Sie sie im Kühlschrank kalt werden.
   Pro Portion (1 Tasse): 120 Kalorien, 0 g Protein, 30 g Kohlehydrate, 0 g Fett, 10 mg Natrium.

APRIKOSEN-ANANAS-GELEE

ergibt ca. 2½ Tassen

Wie der Fruchtgelee ist auch dies eine gesunde, gänzlich aus natürlichen Zutaten hergestellte Alternative zur Götterspeise.

2 Tassen naturreiner Aprikosensaft
½ Tasse Ananasstücke
3 EßI. Apfeldicksaft
1 EßI. Pfeilwurzelmehl
1½ Teel. Agar-Agar-Pulver

Geben Sie die Zutaten in einen großen Topf, verrühren Sie sie gut, und bringen Sie sie zum Kochen. Lassen Sie sie unter ständigem Umrühren ungefähr 3 Minuten kochen, bis die Flüssigkeit anzudicken beginnt. Gießen Sie sie in Schälchen, und lassen Sie sie im Kühlschrank kalt werden.
   Pro Portion (1 Tasse): 112 Kalorien, 0 g Protein, 27 g Kohlehydrate, 0 g Fett, 4 mg Natrium.

BACKPFLAUMENSCHAUM

ergibt ca. 1 Tasse

1 Tasse Backpflaumenkompott (einschl. Kochflüssigkeit)
2 EßI. Karobpulver
2 EßI. Ahornsirup

Pürieren Sie alle Zutaten in einem Mixer oder in einer Küchenmaschine. Geben Sie so viel von der Kochflüssigkeit hinzu, daß eine sämige Konsistenz entsteht.
   Pro Portion (1 Tasse): 191 Kalorien, 1 g Protein, 46 g Kohlehydrate, 0 g Fett, 5 mg Natrium.

DATTEL-SHAKE

ergibt ca. 1½ Tassen

1 Tasse Vanille-Reismilch
3 entsteinte Datteln
2–3 Eiswürfel

Geben Sie Reismilch und Datteln in einen Mixer, und vermixen Sie sie zu einer glatten Flüssigkeit. Geben Sie die Eiswürfel hinzu, und mixen Sie, bis sie feingehackt sind.

Pro Portion (1 Tasse): 140 Kalorien, 1 g Protein, 30 g Kohlehydrate, 1 g Fett, 45 mg Natrium.

TAPIOKA-PUDDING

ergibt ca. 2 Tassen

2 Tassen Vanille-Reismilch
½ Tasse Tapioka
¼ Tasse Ahornsirup
⅛ Teel. Salz
1 Teel. echtes Vanillepulver

Geben Sie Reismilch, Tapioka, Sirup und Salz in einen mittelgroßen Topf. Lassen Sie das Ganze 5 Minuten lang ziehen und es dann unter ständigem Umrühren bei mittlerer Hitze kurz aufkochen. Nehmen Sie den Topf vom Herd, und rühren Sie die Vanille unter. Verteilen Sie den Pudding auf 4 Dessertschälchen. Er kann warm oder kalt gegessen werden.

Pro Portion (½ Tasse): 170 Kalorien, 0,5 g Protein, 28 g Kohlehydrate, 1 g Fett, 114 mg Natrium.

KAROTTENPUDDING

für 2 Portionen

Als ich meiner Freundin Kerstin, einer angehenden Chefköchin, von den Rezepten für dieses Buch erzählte, steuerte sie spontan folgendes Rezept bei:

3 mittelgroße Karotten, geraspelt
⅓ Tasse Rosinen
1½ Tassen Reismilch pur oder Vanille-Reismilch
¼ Teel. feingehackter Ingwer
3 Eßl. Tapioka

Geben Sie alle Zutaten in einen mittelgroßen Topf, und lassen Sie sie bei niedriger Hitze unter häufigem Umrühren ungefähr 15 Minuten kochen, bis die Karotten weich sind und der größte Teil der Flüssigkeit verkocht ist.

Geben Sie die Hälfte des Gemischs in einen Mixer, und pürieren Sie es zu einer glatten Masse. Schütten Sie diese wieder in den Topf, und verrühren Sie sie mit dem Rest. Sie können den Pudding warm oder kalt servieren.

Pro Portion (½ Tasse): 127 Kalorien, 1 g

Protein, 29 g Kohlehydrate, 1 g Fett, 54 mg Natrium.

PFIRSICHSORBET

ergibt ca. 2 Tassen

Dieses Rezept ist für die Eliminationsdiät geeignet, wenn Sie Dosenpfirsiche verwenden. Um die Pfirsiche tiefzukühlen, brauchen Sie nur die Flüssigkeit abzugießen, die in Scheiben geschnittenen Pfirsiche nebeneinander auf ein Backblech zu legen und dieses in die Gefriertruhe zu stellen. Wenn die Pfirsiche gefroren sind, können Sie sie in Gefrierbeutel oder -dosen verpacken.

2 Tassen gefrorene Pfirsichscheiben
1–2 Eßl. Apfeldicksaft
½ Tasse Vanille-Reismilch

Geben Sie alle Zutaten in einen Mixer, und lassen Sie diesen auf der höchsten Geschwindigkeitsstufe laufen, bis eine dicke, sämige Masse entstanden ist. Wahrscheinlich werden Sie den Mixer hin und wieder anhalten müsssen, um das noch nicht pürierte Obst mit einem Löffel in die Mitte zu schieben. Sofort servieren.
Pro Portion (1 Tasse): 96 Kalorien, 1 g Protein, 22 g Kohlehydrate, 1 g Fett, 28 mg Natrium.

REISMILCH

ergibt 2 Tassen

Manche Naturkostläden und auch einige andere Lebensmittelgeschäfte haben Reismilch im Sortiment. Sie können sie aber auch selbst herstellen. Diese Reismilch kann zur Erfrischung zwischendurch getrunken oder zum Kochen verwendet werden. Da sich die festen Bestandteile nach einer Weile am Boden absetzen, müssen Sie die Reismilch vor Gebrauch kurz schütteln.

1 Tasse Immerguter brauner Reis (S. 245)
2 Tassen Wasser
⅛ Teel. Salz
1 Eßl. Dattelpaste (S. 258)

Geben Sie alle Zutaten in einen Mixer, und lassen Sie diesen mindestens 30 Sekunden lang laufen bzw. so lange, bis alles sehr fein zerkleinert ist.
Pro Portion (½ Tasse): 65 Kalorien, 1 g Protein, 14 g Kohlehydrate, 0 g Fett, 69 mg Natrium.

POCHIERTE BIRNEN

für 2 Personen

Für dieses Rezept verwende ich am liebsten Bosc's Flaschenbirnen.

2 reife mittelgroße Birnen
2 Tassen Saft von Boysenbeeren und Äpfeln oder eine ähnliche
  Mischung
½ Teel. echtes Vanillepulver (falls Soße erwünscht)

Schälen und halbieren Sie die Birnen, und
entfernen Sie das Kerngehäuse. Bringen Sie
sie zusammen mit dem Fruchtsaft in einen
mittelgroßen Topf ganz leicht zum Köcheln. Lassen Sie sie ungefähr 10 Minuten
im offenen Topf köcheln, bis sie weich sind.
Richten Sie die Birnen anschließend auf 2
kleinen Tellern oder flachen Dessertschalen
an.

Kochen Sie bei stärkerer Hitze den Saft,
bis er auf ½ Tasse reduziert ist. Rühren Sie
das Vanillepulver unter, gießen Sie die Soße
über die Birnen, und servieren Sie das Gericht warm oder gekühlt.

*Pro Birne: 107 Kalorien, 0 g Protein, 25 g
Kohlehydrate, 0 g Fett, 10 mg Natrium.*

POCHIERTE ÄPFEL

ergibt 2 Äpfel

2 mittelgroße Äpfel
3–5 große Datteln, entsteint
¼ Tasse Apfeldicksaft
¼ Tasse Wasser

Stechen Sie die Mitte der Äpfel bis auf ungefähr 1 cm zum Boden aus, füllen Sie die
Hohlräume mit Datteln, und legen Sie die

Äpfel in einen mittelgroßen Topf. Fügen
Sie Apfeldicksaft und Wasser hinzu, und
bringen Sie das Ganze leicht zum Köcheln.
Lassen Sie sie anschließend im geschlossenen Topf 20–25 Minuten lang garziehen, bis
sie weich sind. Servieren Sie sie warm oder
gekühlt.

*Pro Apfel: 124 Kalorien, 0,5 g Protein, 29 g
Kohlehydrate, 0 g Fett, 0 mg Natrium.*

BACKPFLAUMENPÜREE

ergibt 1½ Tassen

Ein Püree aus Backpflaumen läßt sich leicht
herstellen und kann beim Backen als Ersatz
für Eier verwendet werden oder zum teil-
weisen oder völligen Ersatz des Öls. Als Ersatz pro Ei nimmt man ¼ Tasse Pflau-
menpüree.

2 Tassen Backpflaumen ohne Steine
2 Tassen Wasser

Geben Sie die Pflaumen und das Wasser in
einen mittelgroßen Topf, und lassen Sie sie
bei geschlossenem Deckel ungefähr 25 Minuten lang köcheln, bis die Pflaumen ganz
weich sind. Pürieren Sie sie anschließend
zusammen mit der Kochflüssigkeit im Mixer oder in der Küchenmaschine zu einer
glatten Masse. Bewahren Sie das Pflaumen-
püree in einem luftdichten Behälter im
Kühlschrank auf.

Pro Portion (¹/₄ Tasse): 129 Kalorien, 1 g Protein, 30 g Kohlehydrate, 0 g Fett, 2 mg Natrium.

DATTELPASTE

ergibt 1 Tasse

Diese Paste kann als Brotaufstrich, als Dessertgarnierung oder als Süßmittel für Getreidepuddings verwendet werden.

1 Tasse Datteln ohne Steine
1 Tasse Wasser

Lassen Sie Datteln und Wasser in einem mittelgroßen Topf bei mittlerer Hitze unter ständigem Umrühren ungefähr 5 Minuten kochen, bis die Datteln weich sind und eine dickflüssige Masse entstanden ist.
Pro Eßlöffel: 31 Kalorien, 0 g Protein, 7 g Kohlehydrate, 0 g Fett, 0 mg Natrium.

Rezepte für fettarme Gerichte ohne Cholesterin und ohne tierisches Eiweiß

Die folgenden Gerichte sind fettarm, cholesterinfrei und enthalten kein tierisches Eiweiß. Ebenso wie die Rezepte für die Eliminationsdiät sind sie bestens dazu geeignet, Arterien von Ablagerungen zu befreien, den Hormonhaushalt auszugleichen, die Entstehung von Nierensteinen oder von

Osteoporose zu verhindern und Diabetes besser unter Kontrolle zu bringen. Einige enthalten jedoch Zutaten, die Migräne, Arthritis, Verdauungsstörungen oder Fibromyalgie auslösen können. Diese sind mit einem Sternchen (*) gekennzeichnet. Meiden Sie die so markierten Zutaten oder die betreffenden Rezepte, wenn Sie empfindlich auf dieselben reagieren oder wenn Sie noch nicht überprüft haben, ob Sie unter einer solchen Unverträglichkeit leiden.

GERSTENBREI FÜRS FRÜHSTÜCK

ergibt ca. 1¹/₂ Tassen

1 Tasse gekochte Gerste (S. 264)*
¹/₂ Tasse Vanille-Reismilch
¹/₄ Tasse Datteln ohne Steine, gehackt

Alle Zutaten in einen mittelgroßen Topf oder in eine Mikrowellenform geben und auf dem Herd oder in der Mikrowelle erhitzen, bis sie heiß sind.
Pro Portion (¹/₂ Tasse): 117 Kalorien, 2 g Protein, 26 g Kohlehydrate, 0,5 g Fett, 17 mg Natrium.

HAFERCREME

ergibt 3 Tassen

Dieser köstliche cremige Haferbrei wird sicher schon bald zu Ihren Lieblingsspeisen zählen! Die Vanille-Reismilch gibt ihm etwas mehr Süße und sorgt für die cremige Konsistenz.

1 Tasse Haferflocken (Schmelzflocken)*
2 Tassen Vanille-Reismilch

Die Haferflocken und die Reismilch in einen mittelgroßen Topf geben, das Gemisch kurz aufkochen und ohne Deckel ungefähr 1 Minute köcheln lassen, bis es leicht andickt. Dann den Topf vom Herd nehmen und den Brei im geschlossenen Topf etwa 3 Minuten ziehen lassen.

Pro Portion (¹/₂ Tasse): 90 Kalorien, 4 g Protein, 16 g Kohlehydrate, 2 g Fett, 38 mg Natrium.

FRUCHTIGES FRÜHSTÜCKSQUINOA

ergibt ungefähr 3 Tassen

Quinoa ist ein sehr nährstoffreiches Getreide, das den Inkas als Grundnahrungsmittel diente. Es hat einen delikaten Geschmack und eine leichte, lockere Konsistenz. Vergessen Sie nicht, das Getreide vor dem Kochen sehr gründlich zu waschen. Am besten bedecken Sie es in einer Schüssel mit Wasser, reiben es zwischen Ihren Händen, gießen dann das milchig gewordene Wasser ab und wiederholen den Vorgang so oft, bis das Wasser klar bleibt.

½ Tasse gewaschenes Quinoa
1½ Tassen Vanille-Reismilch
2 Eßl. Rosinen
1 Tasse kleingehackte Aprikosen, frisch oder aus der Dose
¼ Teel. echtes Vanillepulver

Das gründlich gewaschene Quinoa mit der Reismilch in einen mittelgroßen Topf geben, zum Kochen bringen und ungefähr 15 Minuten köcheln lassen, bis das Getreide weich ist. Dann die übrigen Zutaten unterrühren und 1½ Tassen der Mischung in einen Mixer gießen, pürieren, wieder in den Topf geben und mit dem Rest verrühren. Das Gericht kann warm oder kalt serviert werden.

Pro Portion (¹/₂ Tasse): 102 Kalorien, 3 g Protein, 20 g Kohlehydrate, 1 g Fett, 24 mg Natrium.

SCHNELLER FRÜHSTÜCKSBREI

ergibt 3 Tassen

8–10 getrocknete Aprikosenhälften
2–3 mittelgroße getrocknete Feigen (nach Wunsch)
½ Tasse Rosinen
1 mittelgroßer Apfel*
1 Tasse Haferflocken (Schmelzflocken)*
3 Tassen Vanille-Reismilch
¼ Teel. Zimt*

Aprikosenhälften, Feigen (falls verwendet) und Rosinen in einer Küchenmaschine zerkleinern. Das Kerngehäuse aus dem Apfel (falls verwendet) entfernen, denselben in Stücke schneiden, zu dem Trockenobst in die Küchenmaschine geben und ebenfalls fein hacken. Das Gemisch in einen mittelgroßen Topf geben, und die restlichen Zutaten hinzufügen. Das Ganze 5 Minuten lang leicht köcheln lassen, bis es dick wird, und dabei hin und wieder umrühren.

Pro Portion (¹/₂ Tasse): 160 Kalorien, 5 g Protein, 31 g Kohlehydrate, 2 g Fett, 47 mg Natrium.

GERSTENPFANNKUCHEN

ergibt ca. 16 Pfannkuchen von 8 cm ∅

1 Tasse Gerstenmehl*
½ Teel. Natron
¼ Teel. Salz
1¼ Tasse Reismilch oder Sojamilch (falls Soja bei Ihnen
    Störungen verursacht, Reismilch verwenden)
1 EßI. Ahornsirup
1 EßI. Essig
1½ Teel. Rapsöl*
Ahornsirup oder zusatzfreien Fruchtaufstrich als Belag
Pflanzenölspray für den Pfannenboden

In einer Schüssel Gerstenmehl, Natron und Salz verrühren. In einer zweiten Schüssel Milch, Sirup, Essig und Rapsöl verrühren. Beides gut miteinander vermischen.

Eine antihaftbeschichtete Pfanne erhitzen. Den Boden leicht mit Ölspray besprü-

hen, eine kleine Menge des Teigs in die Pfanne gießen und 1–2 Minuten backen, bis die Ränder trocken sind und die obere Seite Blasen wirft. Vorsichtig mit dem Pfannenheber wenden und die andere Seite ungefähr 1 Minute backen, bis sie goldbraun ist.

Pro Pfannkuchen: 42 Kalorien, 1 g Protein, 8 g Kohlehydrate, 1 g Fett, 66 mg Natrium.

BUCHWEIZEN-PFANNKUCHEN

ergibt 16 Pfannkuchen von 8 cm ∅

1 Tasse Buchweizenmehl
1 Teel. Backpulver
⅛ Teel. Salz
¾ Tasse Vanille-Reismilch
2 EßI. Ahornsirup
1 EßI. Essig
Pflanzenölspray für den Pfannenboden
Ahornsirup oder zusatzfreier Fruchtaufstrich als Belag

In einer Schüssel Buchweizenmehl, Backpulver und Salz verrühren. In einer anderen Schüssel Milch, Sirup und Essig verrühren. Beides gut miteinander vermischen.

Eine antihaftbeschichtete Pfanne erhitzen. Den Boden leicht mit Ölspray besprühen. Eine kleine Menge des Teigs in die Pfanne gießen und 1–2 Minuten backen, bis die obere Seite Blasen wirft. Vorsichtig mit dem Pfannenheber umdrehen und die andere Seite ungefähr 1 Minute backen, bis sie goldbraun ist.

Pro Pfannkuchen: 33 Kalorien, 1 g Protein, 7 g Kohlehydrate, o g Fett, 21 mg Natrium.

GERSTENWAFFELN

ergibt 4 Waffeln von 15 cm ⌀

2 Tassen Gerstenmehl*
1 Teel. Natron
½ Teel. Salz
2½ Tassen Reismilch oder Sojamilch (falls Soja bei Ihnen Störungen verursacht, Reismilch verwenden)
2 Eßl. Ahornsirup
2 Eßl. Essig
1 Eßl. Rapsöl*
Ahornsirup oder zusatzfreier Fruchtaufstrich als Belag
Pflanzenölspray für das Waffeleisen

Das Waffeleisen vorheizen.

In einer Schüssel Gerstenmehl, Natron und Salz verrühren. In einer anderen Schüssel Milch, Sirup, Essig und Rapsöl verrühren. Beides gut miteinander vermischen.

Das Waffeleisen mit dem Pflanzenölspray besprühen. Ein wenig Teig hineingießen und 3–5 Minuten backen, bis die Waffel goldbraun ist. Mit Sirup oder Fruchtaufstrich servieren.

Pro Waffel: 166 Kalorien, 3 g Protein, 32 g Kohlehydrate, 3 g Fett, 265 mg Natrium.

GERSTEN-SCONES

ergibt 6 Scones

¼ Tasse Vanille-Reismilch
2 Eßl. Ahornsirup
1 Eßl. Sonnenblumenöl oder Rapsöl*
2 Teel. Essig
1 Tasse + 3 Eßl. Gerstenmehl*
¼ Teel. Natron
1 Teel. Backpulver
¼ Teel. Salz
3 Eßl. Rosinen
Zusätzliches Gerstenmehl zum Bestäuben

Den Ofen auf 180° C vorheizen.

In einer kleinen Schüssel Reismilch, Sirup, Öl und Essig vermischen und beiseite stellen. In einer mit einer Metallklinge ausgestatteten Küchenmaschine Gerstenmehl, Natron, Backpulver, Salz und Rosinen gut vermixen. Die Rosinen sollen dabei kleingehackt werden.

Die flüssige Mischung hinzufügen und so lange kneten, bis ein Teigball entsteht. Diesen zu einer kreisförmigen Teigplatte von ungefähr 15 cm Durchmesser und 0,8 cm Dicke ausrollen. Mit einem scharfen Messer den Teig so einritzen, daß 6 keilförmige Stücke entstehen (nicht voneinander trennen), und den Teig als Ganzes auf ein Backblech legen. Den Teig etwa 30 Minuten backen lassen, bis er leicht braun ist.

Pro Scone: 221 Kalorien, 4 g Protein, 43 g Kohlehydrate, 4 g Fett, 354 mg Natrium.

DATTEL-MUFFINS

ergibt 12 Muffins

1 Tasse Vollkornweizenmehl*
1 Tasse Gerstenmehl
1 Teel. Natron
½ Teel. Salz
1½ Tassen Dattelpaste (S. 258)
1 Tasse Wasser
2 Eßl. Apfelcidre-Essig
2 Eßl. Raps- oder Sonnenblumenöl*
Pflanzenölspray für die Muffinpfanne

Den Ofen auf 190° C vorheizen.

In einer großen Schüssel Mehl, Natron und Salz vermischen. Dattelpaste, Wasser, Essig und Öl hinzufügen. Kurz rühren, bis alles untergemischt ist.

Die Muffin-Pfanne leicht mit Öl besprayen. Die Vertiefungen bis zum Rand mit Teig füllen. Ungefähr 30 Minuten backen. Die Muffins sind fertig, wenn sie nach leichtem Eindrücken wieder auf ihre ursprüngliche Höhe zurückschnellen. 1–2 Minuten stehen lassen und erst dann aus der Pfanne nehmen. Nach dem Abkühlen in einem luftdichten Behälter im Kühlschrank aufbewahren.

Pro Muffin: 148 Kalorien, 3 g Protein, 28 g Kohlehydrate, 2 g Fett, 159 mg Natrium.

YAMSWURZEL-GEWÜRZ-MUFFINS

ergibt 10–12 Muffins

2 Tassen Vollkornweizenmehl*
½ Tasse Zucker*
1 Eßl. Backpulver
½ Teel. Natron
½ Teel. Salz
½ Teel. Zimt
¼ Teel. Muskatnuß
1½ Tassen gekochte, zerstampfte Yamswurzel
½ Tasse Wasser
½ Tasse Rosinen
Pflanzenölspray für die Muffinpfanne

Den Ofen auf 190° C vorheizen.

In einer großen Schüssel Mehl, Zucker, Backpulver, Natron, Salz, Zimt und Muskatnuß vermischen. Yamswurzeln, Wasser und Rosinen hinzufügen. Kurz rühren, bis alles untergemischt ist.

Die Muffin-Pfanne leicht mit Öl einsprayen. Die Vertiefungen bis zum Rand mit Teig füllen. Ungefähr 25–30 Minuten backen. Wenn man danach leicht auf die Muffins drückt, müssen sie wieder auf ihre ursprüngliche Höhe zurückschnellen. 1–2 Minuten stehen lassen und erst dann aus der Pfanne nehmen. Nach dem Abkühlen in einem luftdichten Behälter im Kühlschrank aufbewahren.

Pro Muffin: 137 Kalorien, 3 g Protein, 31 g Kohlehydrate, 0 g Fett, 128 mg Natrium.

Früchte-Muffins

ergibt 12 Muffins

1 Tasse Vollkornweizenmehl*
1 Tasse Gerstenmehl*
1 Teel. Natron
½ Teel. Salz
2 Tassen sommerliches Fruchtkompott, einschließlich eines Teils
    der Flüssigkeit (S. 243)
1 Tasse Wasser
3 EßI. Apfelcidre-Essig
2 EßI. Raps- oder Sonnenblumenöl*
Pflanzenölspray für die Muffin-Pfanne

Den Ofen auf 190° C vorheizen.

In einer großen Schüssel Mehl, Natron und Salz vermischen. In einem Mixer das Kompott pürieren, bis es sämig ist, und dann zusammen mit Wasser, Essig und Öl zu der Mehlmischung geben. Kurz rühren, bis alles untergemischt ist.

Die Muffin-Pfanne leicht mit Öl einsprayen. Die Vertiefungen bis zum Rand mit Teig füllen. Ungefähr 30 Minuten bakken. Wenn man leicht auf die Muffins drückt, müssen sie wieder auf ihre ursprüngliche Höhe zurückschnellen. 1–2 Minuten stehen lassen und erst dann aus der Pfanne nehmen. Nach dem Abkühlen in einem luftdichten Behälter im Kühlschrank aufbewahren.

Pro Muffin: 138 Kalorien, 3 g Protein, 26 g Kohlehydrate, 2 g Fett, 159 mg Natrium.

Quinoa

ergibt 3 Tassen

Es ist nicht verwunderlich, daß die Inkas Quinoa als Grundnahrungsmittel benutzt haben, denn dieses Getreide ist sehr nährstoffreich, und die Zusammensetzung essentieller Aminosäuren, die es enthält, ist für den menschlichen Organismus nahezu ideal. Durch seine leichte, lockere Konsistenz eignet es sich hervorragend als Beilage oder zur Zubereitung von Salaten. Und nicht zuletzt ist es schneller gar als die meisten anderen Getreide, nämlich in nur 15 Minuten. Quinoa gibt es in Naturkostläden, Reformhäusern und manchen Supermärkten. Es ist wichtig, das Getreide vor dem Kochen sehr gründlich zu waschen.

1 Tasse Quinoa
2 Tassen kochendes Wasser
¼ Teel. Salz

Quinoa mit reichlich kaltem Wasser in eine große Schüssel geben. Die Körner zwischen den Fingern reiben, bis das Wasser trübe wird. Das Quinoa in ein Sieb abgießen. Wiederholen, bis das Wasser klar bleibt, mindestens jedoch dreimal waschen. Das Quinoa in einen mittelgroßen Topf schütten, Salz und das kochende Wasser hinzufügen. Zum Köcheln bringen, den Topf verschließen und ungefähr 15 Minuten garen, bis alle Flüssigkeit aufgesogen ist.

Pro ½ Tasse: 101 Kalorien, 4 g Protein, 18 g Kohlehydrate, 1 g Fett, 91 mg Natrium.

WÜRZREIS

ergibt 2 Tassen

Sie können zu diesem köstlichen Reis gedünstete oder gegrillte Gemüse servieren oder ihn zu Suppen reichen, um ihnen, was Konsistenz und Geschmack betrifft, eine besondere Note zu geben.

2 Tassen heißer Immerguter brauner Reis (S. 245)
    oder brauner Reis mit Wildreis (S. 245)
2 Eßl. Sesamgewürz (S. 291)

Reis und Sesamgewürz in eine mittelgroße Schüssel geben und alles vorsichtig unterheben.
Pro ½ Tasse: 144 Kalorien, 4 g Protein, 27 g Kohlehydrate, 3 g Fett, 119 mg Natrium.

BUCHWEIZEN

ergibt 2½ Tassen

Trotz seines Namens ist Buchweizen kein Getreide. Er ist sehr nährstoffreich und hat einen sehr speziellen Geschmack. Wenn Sie jemals Buchweizenpfannkuchen gegessen haben, werden Sie ihn wiedererkennen. Buchweizen in ungemahlener Form ist roh und geröstet (als Kasha) erhältlich. Ungeröstet hat er eine leicht grünliche Tönung und einen milderen Geschmack als das rötliche Kasha. Probieren Sie aus, was Ihnen am besten schmeckt. Buchweizen benötigt nur eine kurze Garzeit und eignet sich ausgezeichnet als warmes Frühstücksgericht oder als Beilage in einer warmen Mahlzeit. Er ist in Naturkostläden, Reformhäusern und den Gesundheitskostecken mancher Supermärkte zu finden.

2 Tassen kochendes Wasser
¼ Teel. Salz
1 Tasse Buchweizen oder Kasha

In einem mittelgroßen Topf das Wasser zum Kochen bringen, Salz und Buchweizen hineingeben, den Topf schließen und den Inhalt ungefähr 10 Minuten lang köcheln lassen, bis das Kochwasser vollständig aufgesogen ist.
Pro ½ Tasse: 97 Kalorien, 3 g Protein, 22 g Kohlehydrate, 0 g Fett, 91 mg Natrium.

GERSTE

ergibt 3 Tassen

Gerste läßt sich leicht zubereiten und wird oft als Einlage in Suppen und Eintöpfen verwendet. Man kann sie aber auch als warmes Frühstücksgericht essen oder in Salaten verwenden, und auch als Beilage in einer warmen Mahlzeit leistet sie gute Dienste. Gerste ist reich an Protein und Ballaststoffen, und man hat festgestellt, daß sie abgesehen von der cholesterinsenkenden Wirkung ihrer Ballaststoffe auch bestimmte Inhaltsstoffe hat, die die Cholesterinproduktion hemmen. Nacktgerste, die es in Naturkostläden zu kaufen gibt, hat einen wesentlich höheren Nährwert als die bei uns bekannteren Perlgraupen, denn dabei handelt es sich um geschälte und polierte Gerstenkörner.

1 Tasse Nacktgerste oder Graupen*
3 Tassen Wasser
¼ Teel. Salz

Die Zutaten bei mittlerer Hitze in einem mittelgroßen Topf ungefähr 30 Minuten köcheln lassen und währenddessen hin und wieder umrühren, bis die Gerste weich ist. (Sie bleibt immer etwas körnig.) Falls Nacktgerste verwendet wird, verlängert sich die Kochzeit auf bis zu einer Stunde.

Pro ½ Tasse: 84 Kalorien, 3 g Protein, 18 g Kohlehydrate, 0 g Fett, 91 mg Natrium.

GERSTEN-TORTILLAS

ergibt 6 Tortillas von ca. 12 cm ⌀

Sie können diese Tortillas für Tacos, Burritos und Tostadas verwenden.

1 Tasse Gerstenmehl*
2 EßI. Sesamsalz (S. 291)
3–4 EßI. Wasser
zusätzliches Sesamsalz zum Wälzen

Gerstenmehl und Sesamsalz vermischen und so viel Wasser unterrühren, daß ein Teigball entsteht. Diesen 10 Minuten ruhen lassen und den Teig ein paar Sekunden zwischen den Händen kneten.

Den Teig in 6 gleichgroße Stücke teilen und jedes zu einem Ball formen. Einen dieser Bälle in Sesamsalz wälzen und zwischen zwei Lagen Klarsichtfolie legen. Mit einer Teigrolle zu einer ca. 3 mm dicken kreisförmigen Teigplatte ausrollen (in der Mitte der Teigkugel beginnen und nach außen rollen). Vorsichtig die Plastikfolie entfernen.

Eine nicht eingefettete schwere Pfanne (z. B. aus Schmiedeeisen) erhitzen. Den ausgerollten Teig auf beiden Seiten ungefähr je 2 Minuten backen, bis er trocken aussieht und kleine braune Flecken bekommt. Mit dem restlichen Teig ebenso verfahren. Damit die Tortillas nicht zu hart werden, noch warm aufeinanderstapeln und mit einem Geschirrtuch oder einem Topfdeckel abdecken. Ca. 5 Minuten ruhen lassen.

Pro Stück: 85 Kalorien, 2 g Protein, 15 g Kohlehydrate, 2 g Fett, 45 mg Natrium.

KICHERERBSEN-FLADENBROT

ergibt 6 Fladenbrote von ca. 12 cm ∅

Wenn Sie den Trick erst einmal herausha-
ben, können Sie diese Brote im Handum-
drehen zubereiten.

1 Tasse Kichererbsenmehl
3 EßI. Sesamsalz (S. 291)
3–4 EßI. Wasser
zusätzliches Sesamsalz zum Wälzen

Kichererbsenmehl und Sesamsalz mischen
und soviel Wasser einrühren, daß ein Teigball entsteht. Den Teig 1 Minute ruhen lassen und anschließend ein paar Sekunden
lang zwischen den Händen kneten.

   Den Teig in 6 gleiche Stücke teilen und
jedes zu einer Kugel formen. Eine dieser
Kugeln in Sesamsalz wälzen und zwischen
zwei Lagen Klarsichtfolie legen. Mit einer
Teigrolle zu einem kreisförmigen ca. 3 mm
dicken Teiglappen ausrollen, wobei Sie von
der Mitte nach außen rollen. Vorsichtig die
Folie entfernen.

   Eine nicht eingefettete schwere Pfanne
(z. B. aus Schmiedeeisen) erhitzen. Den
Teig auf beiden Seiten ungefähr 2 Minuten
backen, bis er trocken aussieht und kleine
braune Flecken bekommt. Mit dem restlichen Teig ebenso verfahren.

   *Pro Stück: 81 Kalorien, 7 g Protein, 6 g
Kohlehydrate, 3 g Fett, 70 mg Natrium.*

ENSALADA DE FRIJOLES

ergibt 4 komplette Mahlzeiten

Dieser Salat vereint Reis, Bohnen, Mais
und Gemüse. Er läßt sich schnell zubereiten, besonders wenn Sie eine küchenfertige
Salatmischung verwenden, und er ist eine
willkommene Erfrischung an heißen Som-
mertagen. Jicama (sprich «hick-a-ma») oder
Yamsbohne ist ein delikates, leicht süßlich
schmeckendes Wurzelgemüse von angenehm knackiger Konsistenz.

3 Tassen (ungefähr) Immerguter brauner Reis (S. 245)
8 Tassen küchenfertige Salatmischung
2 mittelgroße Karotten, geraspelt oder als Juliennestreifen
420 g schwarze Bohnen, abgegossen und abgespült
1 Tasse geschälte und geraspelte Jicama
2 mittelgroße Tomaten, in Würfel oder Spalten geschnitten*
420 g Mais aus der Dose ohne Flüssigkeit
   (oder 2 Tassen frischer oder tiefgekühlter Mais)*
½ Tasse Korianderblätter, grobgehackt (nach Wunsch)
¼ Tasse Salsa*
¼ Tasse gewürzter Reisessig
1 mittelgroße Knoblauchzehe, zerdrückt oder gepreßt
zusätzliche Salsa zum Garnieren*

Auf 4 mittelgroßen Tellern jeweils ein Bett
aus noch warmem Reis anrichten. Darauf
die Salatmischung, Karottenstreifen, Bohnen und geraspelte Jicama schichten und
zum Schluß eine Schicht aus Tomatenstük-
ken, Mais und Korianderblättern (falls verwendet) darauflegen.

In einer kleinen Schüssel die Salsa (falls verwendet), Essig und Knoblauch vermischen. Über jede der Portionen sprenkeln und großzügig löffelweise Salsa darauf verteilen.

Pro Portion: 302 Kalorien, 10 g Protein, 60 g Kohlehydrate, 2 g Fett, 355 mg Natrium.

BUNTER WURZELGEMÜSESALAT

für 6 Personen

Drei verschiedene Wurzelgemüse – rote Bete, Jicama bzw. Yamsbohne und Karotten – sind die Grundlage für diesen knackigen, nährstoffreichen Salat.

420 g in Würfel geschnittene rote Bete aus der Dose ohne Flüssigkeit
1 kleine Jicama, geschält und in feine Streifen oder Würfel geschnitten
2 mittelgroße Karotten, geschält und in feine Streifen oder Würfel geschnitten
3 Eßl. Zitronensaft*
2 Eßl. gewürzter Reisessig
2 Teel. in einer Steinmühle gemahlene Senfkörner
½ Teel. getrocknetes Dillkraut

Rote-Bete-Würfel, Jicama und Karotten in eine große Salatschüssel geben. In einer kleinen Schüssel den Zitronensaft (falls verwendet), Essig, Senf und Dill verrühren; über den Salat gießen und untermischen. Zimmerwarm oder gekühlt servieren.

Pro Portion: 38 Kalorien, 1 g Protein, 8 g Kohlehydrate, 0 g Fett, 151 mg Natrium.

MEXIKANISCHER MAISSALAT

für 6 Personen

420 g Mais aus der Dose, abgegossen*
1 große Gurke, geschält und in Würfel geschnitten
½ Tasse feingehackte rote Zwiebeln*
1 mittelgroße rote Paprika, fein gewürfelt*
1 mittelgroße Tomate, entkernt und in Würfel geschnitten*
½ Tasse kleingehackte frische Korianderblätter (nach Wunsch)
2 Eßl. gewürzter Reisessig
2 Eßl. Apfelcidre- oder Branntweinessig
1 Eßl. Zitronen- oder Limettensaft*
1 Knoblauchzehe, gehackt
1 Teel. gemahlener Kumin
1 Teel. gemahlener Koriander
⅛ Teel. Cayennepfeffer

Mais, Gurke, Zwiebel, Paprika, Tomate und Korianderblätter in eine große Schüssel geben. Die beiden Essigsorten, Zitronen- oder Limettensaft, Knoblauch, Kumin, Koriandersamen und Cayennepfeffer in einer kleinen Schüttel gut mischen, über den Salat gießen und vorsichtig unterheben.

Pro Portion: 100 Kalorien, 2 g Protein, 20 g Kohlehydrate, 1 g Fett, 112 mg Natrium.

KICHERERBSEN-GEMÜSE-SALAT

für 6 Personen

Dieser frische, knackige Salat ist eine beliebte Beilage.

4 Tassen Romana-Salat, kleingerissen oder -geschnitten
1 Tasse Weiß- oder Rotkohl, feingehobelt
1 Tasse Staudensellerie, in feine Scheiben geschnitten
420 g Kichererbsen aus der Dose einschließlich der Flüssigkeit
¼ Tasse rote Zwiebeln, in feine Scheiben geschnitten*
2 Eßl. gewürzter Reisessig
1 Eßl. Apfelcidre-Essig
½ Teel. Zucker
¼ Teel. getrocknetes Basilikum
¼ Teel. italienisches Kräutergewürz
¼ Teel. Knoblauchpulver oder -granulat
⅛ Teel. Salz
⅛ Teel. schwarzer Pfeffer

Romana, Kohl und Sellerie in eine große Salatschüssel geben. Die Kichererbsen abgießen und die Flüssigkeit beiseite stellen. Die Kichererbsen zusammen mit den Zwiebeln (falls verwendet) zum Salat geben.

Die beiden Essigsorten, Zucker, Basilikum, italienische Kräuter, Knoblauch, Salz und Pfeffer in einer kleinen Schüssel verrühren. 2 Eßlöffel der Kichererbsenflüssigkeit unterrühren. Kurz vor dem Servieren das Dressing über den Salat gießen und unterheben.

Pro Portion: 106 Kalorien, 4 g Protein, 21 g Kohlenhydrate, 1 g Fett, 334 mg Natrium.

DILLCREME-DRESSING

ergibt ca. 1½ Tassen

Dieses köstliche sahnige Dressing wird ohne Öl zubereitet. Es wird mit Seiden-Tofu (Silken Tofu) hergestellt, der in Geschäften für asiatische Lebensmittel erhältlich ist.

300 g fester Seiden-Tofu (Silken Tofu)*
1½ Teel. Knoblauchpulver oder -granulat
½ Teel. getrocknetes Dillkraut
½ Teel. Salz
2 Eßl. Wasser
1½ Eßl. Zitronensaft*
1 Eßl. gewürzter Reisessig

Alle Zutaten in einer Küchenmaschine oder einem Mixer zu einer glatten Masse pürieren. Das Dressing in einem luftdichten Behälter im Kühlschrank aufbewahren.

Pro Eßlöffel: 23 Kalorien, 3 g Protein, 2 g Kohlenhydrate, 0,5 g Fett, 115 mg Natrium.

ROTKOHLSALAT

für acht Personen

Dieser Salat kann warm oder kalt gegessen werden. Er paßt gut zu Buchweizengrütze oder Kasha.

1 kleiner Rotkohl*

1 mittelgroße rote Zwiebel*

1 Knoblauchzehe, feingehackt

2 Teel. geröstetes Sesamöl*

¼ Tasse Balsamessig

¼ Tasse Himbeeressig oder zusätzlicher Balsamessig

3 Eßl. Apfeldicksaft

1 Teel. getrockneter Thymian

½ Teel. Salz

1 mittelgroßer Apfel, gerieben*

2 Eßl. Sesamsalz (S. 291)

Den Kohl halbieren und in sehr dünne Scheiben schneiden (insgesamt ungefähr 6 Tassen). Die geschälte Zwiebel (falls verwendet) der Länge nach halbieren. In dünne Halbmonde schneiden. Das Öl (falls verwendet) in einer großen Pfanne erhitzen und Zwiebeln und Knoblauch hinzugeben. 3 Minuten schmoren, bis die Zwiebel weich ist. Rotkohl, Essig, Apfeldicksaft, Thymian und Salz hinzufügen. Unter ständigem Umrühren 3 bis 5 Minuten sautieren, bis der Kohl weich zu werden beginnt und eine rosa Farbe annimmt. Den Apfel (falls verwendet) und das Sesamsalz unterrühren. Warm oder kalt servieren.

Pro Portion: 76 Kalorien, 1 g Protein, 12 g Kohlehydrate, 2 g Fett, 177 mg Natrium.

Anmerkung: Wenn kein Sesamöl verwendet wird, können Zwiebel und Knoblauch in einer kleinen Menge Wasser gekocht werden (ca. ½ Tasse).

HUMMUS (KICHERERBSENPÜREE)

ergibt ca. 2 Tassen

Dieses Bohnenpüree aus dem mittleren Osten kann als Brotaufstrich, als Dip zu Crackern oder Pitabrot oder zu Stücken rohem Gemüse gegessen werden. Mit einer Küchenmaschine ist es schnell zubereitet.

2 mittelgroße Knoblauchzehen

1 Eßl. frische Petersilie

420 g Kichererbsen aus der Dose mitsamt der Flüssigkeit

2 Eßl. Zitronensaft*

¼ Teel. Salz

¼ Teel. gemahlener Kumin

¼ Teel. Paprikapulver*

Knoblauch und Petersilie in einer Küchenmaschine fein hacken. Dabei die Gewürze mehrmals vom Schüsselrand zur Mitte schieben, damit alles gleichmäßig zerkleinert wird.

Die Kichererbsen abgießen und die Flüssigkeit aufbewahren. Die Kichererbsen zusammen mit Zitronensaft (falls verwendet), Salz, Kumin und Paprikapulver (falls verwendet) ebenfalls in die Küchenmaschine geben, pürieren und ungefähr ½ Tasse der beiseite gestellten Kichererbsenflüssigkeit zufügen, bis eine streichfähige Paste entsteht.

Pro Portion (¼ Tasse): 70 Kalorien, 3 g Protein, 12 g Kohlehydrate, 1 g Fett, 203 mg Natrium.

KICHERERBSENAUFSTRICH

ergibt 2 Tassen

Als Dip zu Pitabrot, Tortillas oder rohen Gemüsestücken reichen.

420 g Kichererbsen aus der Dose, abgegossen
½ Tasse geröstete rote Paprika*
2 EßI. Tahin
3 EßI. Zitronensaft*

Alle Zutaten in die Küchenmaschine geben und pürieren, bis eine streichfähige Masse entsteht.

Pro Portion (¼ Tasse): 79 Kalorien, 3 g Protein, 11 g Kohlehydrate, 2 g Fett, 112 mg Natrium.

CREMIGER GURKENDIP

für 6 Personen

Servieren Sie diesen erfrischenden, cremigen Dip mit in Dreiecke geschnittenem Pita-Brot oder mit Pita-Chips und rohen Gemüsestücken.

1 mittelgroße Gurke
225 g fester Tofu*
2 EßI. Zitronensaft*
1 mittelgroße Knoblauchzehe, feingehackt
¼ TeeI. Salz
⅛ TeeI. gemahlener Koriander

⅛ TeeI. gemahlener Kumin
1 Prise Cayennepfeffer*
¼ Tasse rote Zwiebeln, in feine Scheiben geschnitten*

Die Gurke schälen, entkernen, raspeln und 10 Minuten ruhen lassen. Tofu, Zitronensaft (falls verwendet), Knoblauch, Salz, Koriander, Kumin und Cayennepfeffer in den Mixer geben und zu einer glatten Konsistenz vermixen. Die geraspelte Gurke auspressen und die austretende Flüssigkeit entfernen. Zusammen mit der Zwiebel (falls verwendet) in eine mittelgroße Schüssel geben und die Tofumischung unterrühren. 2–3 Stunden im Kühlschrank kalt werden lassen.

Pro Portion (¼ Tasse): 32 Kalorien, 3 g Protein, 3 g Kohlehydrate, 1 g Fett, 70 mg Natrium.

ZUCCHINI-PESTO

ergibt ca. ½ Tasse

Pesto ist eine köstliche Beigabe zu gedämpftem Gemüse.

2 kleine Zucchini oder anderer Gemüsekürbis
1 mittelgroße Knoblauchzehe
2 gut gefüllte Tassen frisches Basilikum
2 TeeI. Olivenöl
¼ TeeI. Salz

Die Zucchini in 2,5 cm große Stücke schneiden (insgesamt ca. 2 Tassen). Ungefähr 5 Minuten über kochendem Wasser dämpfen. Sie sollen noch bißfest sein.

Knoblauch und Basilikum in eine Küchenmaschine mit Metallmessern geben und fein hacken. Zucchini, Öl und Salz hinzufügen. In mehreren kurzen Durchläufen zerkleinern, bis alles feingehackt ist.

Pro Portion (1 Eßl.): 15 Kalorien, 0 g Protein, 1 g Kohlehydrate, 1 g Fett, 70 mg Natrium.

SCHWARZE-BOHNEN-SOSSE

für 6 Personen

Diese Soße läßt sich schnell zubereiten, und sie schmeckt ausgezeichnet zu Brokkoli, Kartoffeln oder Nudeln.

420 g schwarze Bohnen aus der Dose
 einschließlich der Flüssigkeit
½ Tasse geröstete rote Paprika*
2 Eßl. Zitronensaft*
2 Eßl. Tahin
½ Teel. Chilipulver*
¼ Teel. gemahlener Kumin
¼ Teel. gemahlener Koriander
¼ Tasse gehackte frische Korianderblätter

Alle Zutaten in einer Küchenmaschine oder im Mixer zu einer glatten Soße pürieren.

Pro Portion (¼ Tasse): 94 Kalorien, 5 g Protein, 14 g Kohlehydrate, 2 g Fett, 110 mg Natrium.

SCHNELLE KICHERERBSENSOSSE

ergibt 2½ Tassen

Diese Soße paßt gut zu Kartoffeln oder zu gekochtem grünem Gemüse. Wenn Sie keine Zwiebel verwenden, können Sie die Wassermenge auf ungefähr ¼ Tasse reduzieren.

1 Teel. geröstetes Sesamöl*
1 mittelgroße Zwiebel, kleingehackt*
1¼ Tasse Wasser, portionsweise zugefügt
420 g Kichererbsen mit der Flüssigkeit
¼ Teel. Geflügelgewürz
2 Teel. Sojasoße oder Menge nach Geschmack*

In einer mittelgroßen Pfanne das Öl erhitzen (falls verwendet), Zwiebeln (falls verwendet) und ¼ Tasse Wasser hinzufügen. Bei starker Hitze kochen und häufig umrühren, bis die gesamte Flüssigkeit verdampft ist. Eine weitere Vierteltasse Wasser hinzugeben und kochen lassen, bis auch dieses Wasser verdampft und die Zwiebel leicht gebräunt ist. Anschließend erneut eine Vierteltasse Wasser hinzufügen und am Pfannenboden haftende Zwiebelstücke lösen.

Die Zwiebeln, die Kichererbsen samt ihrer Flüssigkeit sowie das Geflügelgewürz und ½ Tasse Wasser in einen Mixer geben. Zu einer glatten Konsistenz vermixen. Wird eine dünnflüssigere Soße gewünscht, zusätzliches Wasser hinzufügen. Die Mischung anschließend wieder in die Pfanne geben, die Sojasoße (falls verwendet) hinzufügen, das Ganze langsam erhitzen und gelegentlich umrühren, bis die Soße heiß ist.

Pro Portion (¹/₄ Tasse): 82 Kalorien, 4 g Protein, 14 g Kohlehydrate, 1 g Fett, 109 mg Natrium.

BROKKOLICREMESUPPE

ergibt ca. 8 Tassen

2 mittelgroße Kartoffeln, saubergebürstet und in Würfel geschnitten
2 mittelgroße Selleriestangen, in Scheiben geschnitten
6 Tassen Brokkoliröschen
2 Tassen Wasser
3 Tassen Reismilch pur
1½ Teel. getrocknetes Basilikum
½ Teel. getrockneter Estragon
¾ Teel. Salz
¼ Teel. schwarzer Pfeffer
3–4 Eßl. Sesamgewürz (S. 291)

Kartoffel-, Sellerie-, Brokkolistücke und Wasser in einen großen Topf geben und zum Kochen bringen. Im geschlossenen Topf bei mittlerer Hitze etwa 10 Minuten köcheln lassen oder so lange, bis Sie die Kartoffelstücke mit einem scharfen Messer leicht durchschneiden können (sie dürfen jedoch nicht zu weich werden).

Ungefähr 3 Tassen von dem Gemüse in einen Mixer geben, 2 Tassen Reismilch, Ba-

silikum, Estragon, Salz und Pfeffer hinzufügen und ca. 60 Sekunden lang mixen, bis eine cremige Masse entsteht. Das Gemisch in einen sauberen Topf geben.

Anschließend das restliche Gemüse zusammen mit der Kochflüssigkeit und der verbliebenen Reismilch in den Mixer geben und nach Belieben zu einer glatten oder einer etwas gröberen Konsistenz vermixen, so daß noch Stücke erhalten bleiben. Die zweite Portion des Gemischs zu der ersten gießen und das Sesamgewürz unterrühren. Das Ganze unter häufigem Umrühren vorsichtig erhitzen, bis es dampft.

Pro Portion (1 Tasse): 142 Kalorien, 3 g Protein, 27 g Kohlehydrate, 2 g Fett, 316 mg Natrium.

GERSTENSUPPE MIT PILZEN

ergibt ca. 3 Tassen

Diese Suppe können Sie innerhalb weniger Minuten zubereiten, wenn Sie gekochte Gerste vorrätig haben.

2 Tassen Reismilch pur
2 Eßl. Gerstenmehl*
1 Tasse gekochte Gerste (siehe S. 264)*
100 g Pilze aus der Dose einschließlich der Flüssigkeit
je ¼ Teel. Knoblauchpulver und Salz
je eine Prise getrockneter Majoran, Salbei, Thymian und Dill

Reismilch und Gerstenmehl in einen Mixer

geben, ein paar Sekunden lang auf höchster Stufe mixen, dann die gekochte Gerste hinzufügen und erneut ungefähr 10 Sekunden auf höchster Stufe mixen, bis die Gerste grob zerkleinert ist.

Nun die Pilze mit ihrer Flüssigkeit hinzufügen und so lange mixen, bis die Pilze grob gehackt sind.

Das Gemisch in einen mittelgroßen Topf geben und alle verbliebenen Zutaten hinzufügen. Unter häufigem Umrühren bei mittlerer Hitze ca. 5 Minuten kochen oder so lange, bis die Suppe heiß und leicht angedickt ist.

Pro Portion (1 Tasse): 159 Kalorien, 3 g Protein, 34 g Kohlehydrate, 1 g Fett, 299 mg Natrium.

SOMMERLICHER GEMÜSEEINTOPF

ergibt ca. 8 Tassen

2 Teel. Olivenöl*
2 mittelgroße Zwiebeln, gehackt*
3 mittelgroße Auberginen, in 0,5 cm dicke Scheiben geschnitten*
1 mittelgroße grüne Paprika, gewürfelt*
5 mittelgroße Knoblauchzehen, feingehackt
350 g geröstete rote Paprika aus dem Glas einschließlich der Flüssigkeit*
3 kleine Zucchini, in Scheiben geschnitten
2 Tassen gehacktes frisches Basilikum
420 g kleine weiße Bohnen aus der Dose einschließlich der Flüssigkeit
½ Teel. Salz
¼ Teel. schwarzer Pfeffer

In einem großen Topf das Öl erhitzen und die gehackten Zwiebeln (falls verwendet) hinzufügen. Unter häufigem Umrühren etwa 5 Minuten bei mittlerer Hitze sautieren. (Eine kleine Menge Wasser hinzufügen, wenn die Zwiebeln am Boden des Topfes haften.) Aubergine und Paprika (falls verwendet) und Knoblauch hinzufügen, den Topf schließen und ca. 5 Minuten unter gelegentlichem Umrühren kochen lassen, bis die Aubergine weich zu werden beginnt. Die gerösteten Paprika (falls verwendet) grob hacken und zusammen mit ihrer Flüssigkeit in den Topf geben. Anschließend Zucchini und Basilikum hinzufügen. Den Topf verschließen und bei mittlerer Hitze unter gelegentlichem Umrühren ca. 3 Minuten lang kochen lassen bzw. so lange, bis das Gemüse weich ist. Dann die Bohnen mit ihrer Flüssigkeit, Salz und schwarzen Pfeffer hinzufügen. Den Topf wieder zudecken und den Inhalt noch einmal ungefähr 3 Minuten kochen, bis die Zucchini weich sind.

Pro Portion (1 Tasse): 121 Kalorien, 4 g Protein, 22 g Kohlehydrate, 1 g Fett, 254 mg Natrium.

Anmerkung: Wenn Sie kein Öl verwenden wollen, können Sie das Gemüse in ¼ Tasse Wasser oder Gemüsebrühe sautieren.

Kasha mit Kohl

ergibt ca. 2¼ Tassen

1 Teel. Olivenöl*
½ Tasse Kasha oder Buchweizengrütze
2 Tassen feingehackter Kohl
1 Tasse Wasser
¼ Teel. Salz

In einem großen Topf das Öl erhitzen und den Topf schwenken, bis das Öl den gesamten Boden bedeckt. Kasha und Kohl hineingeben, bei mittlerer Hitze und unter häufigem Umrühren etwa 1 Minute lang sautieren. Dann Wasser und Salz hinzufügen und umrühren. Wenn das Wasser kocht, die Hitze verringern, so daß die Flüssigkeit nur noch leicht köchelt. Den Topf verschließen und ca. 10 Minuten kochen lassen, bis die gesamte Flüssigkeit absorbiert ist.

Pro Portion (½ Tasse): 72 Kalorien, 1 g Protein, 13 g Kohlehydrate, 1 g Fett, 89 mg Natrium.

Anmerkung: Wenn kein Öl verwendet wird, das Kasha 2–3 Minuten lang in einer trockenen Pfanne rösten, bevor die übrigen Zutaten hinzugefügt werden.

Wunderbarer Winterkürbis

ergibt 4 Tassen

Zu den Winterkürbissen zählen die Riesen- oder Speisekürbisse und die Moschuskürbisse, die eine härtere Schale besitzen als die Sommer- oder Gemüsekürbisse. Trotz ihres Namens sind Winterkürbisse im allgemeinen das ganze Jahr über erhältlich. Wenn Sie die verschiedenen Arten dieser köstlichen Kürbisse noch nie probiert haben, werden Sie von ihrem angenehmen Geschmack überrascht sein. Bereiten Sie sie zunächst nach dem folgenden einfachen Rezept zu.

1 mittelgroßer Winterkürbis
½ Tasse Wasser
2 Teel. Sojasoße*
2 Eßl. Ahornsirup

Den Kürbis halbieren, Kerne und Schale entfernen und in 2,5 cm große Würfel schneiden (sollte ca. 4 Tassen ergeben).

Die Kürbiswürfel zusammen mit dem Wasser in einen großen Topf geben, Sojasoße (falls verwendet) und Ahornsirup hinzufügen, den Topf zudecken und bei mittlerer Hitze 15–20 Minuten köcheln lassen, bis der Kürbis weich, aber noch nicht zerfallen ist (Gabelprobe).

Pro Portion (½ Tasse): 52 Kalorien, 1 g Protein, 11 g Kohlehydrate, 0 g Fett, 78 mg Natrium.

Brokkoli mit Tahinsosse

ergibt 2 Portionen

2 große Brokkoli
1 EBl. Tahin
1 EBl. Balsamessig
1 Prise Salz

Die Stengel vom Brokkoli abschneiden, mit einem scharfen Messer schälen und in ca. 1 cm dicke Stücke schneiden. Die Röschen in mundgerechte Stücke zerteilen. Die Brokkolistücke in einen Dämpfeinsatz legen und über kochendem Wasser ca. 5 Minuten dämpfen bzw. so lange, bis das Gemüse hellgrün und weich ist.

Unterdessen in einer kleinen Schale Tahin, Essig und Salz vermischen und nur so viel Wasser hinzufügen, daß eine dicke Soße entsteht. Den gedämpften Brokkoli in eine mittelgroße Schüssel legen und die Soße darauf verteilen.

Pro Portion: 86 Kalorien, 4 g Protein, 9 g Kohlehydrate, 4 g Fett, 60 mg Natrium.

Yamswurzel-Creme

ergibt ca. 4 Tassen

2 große Yamswurzeln
1 EBl. Tahin

Die Yamswurzeln sauberbürsten, in ca. 5 cm große Stücke schneiden und ungefähr 25 Minuten dämpfen, bis sie so weich sind, daß sie sich mit einer Gabel leicht einstechen lassen. Beiseite stellen und abkühlen lassen.

Die Schale, falls gewünscht, entfernen und die Yamswurzel in einem Mixer pürieren. Tahin hinzufügen und das Ganze zu einer glatten Masse pürieren. Das Püree in eine mikrowellenfeste Form geben und vor dem Servieren 2–3 Minuten erhitzen, bis die Masse durch und durch warm ist.

Pro Portion (¹/₂ Tasse): 105 Kalorien, 1 g Protein, 20 g Kohlehydrate, 1 g Fett, 8 mg Natrium.

Gemüse aus dem Ofen

ergibt 8 bis 10 Tassen

Was ist es doch für ein glücklicher Zufall, daß eine der einfachsten Arten, Gemüse zuzubereiten, gleichzeitig auch eine der köstlichsten ist. Sie können das auf diese Art zubereitete Gemüse als Beilage verwenden oder zusammen mit Pasta, Reis oder Polenta eine schmackhafte Mahlzeit daraus zaubern. ➤

3 mittelgroße Zucchini

1 große rote Zwiebel*

1 große rote Paprika, entkernt*

2 Tassen kleine, feste Pilze

1 Teel. Knoblauchgranulat

1 Teel. italienisches Kräutergewürz

1 Teel. Chilipulver*

¼ Teel. Salz

¼ Teel. schwarzer Pfeffer

2 Teel. geröstetes Sesamöl*

8 große Knoblauchzehen, feingehackt

4 Tassen kochendes Wasser

1 Tasse Hirse

½ Teel. Salz

3 Tassen gehackter Blumenkohl

1 mittelgroße Zwiebel, gehackt*

420 g Kichererbsen aus der Dose mit der Flüssigkeit

2 Teel. Sojasoße*

¼ Teel. Geflügelgewürz

Den Ofen auf 250° C vorheizen.

Die Zucchini in 2,5 cm große Stücke schneiden. Mit den Zwiebeln und der Paprika (falls verwendet) ebenso verfahren. Die Gemüsestücke in eine große Schüssel legen. Die Pilze putzen und ebenfalls in die Schüssel legen. Die restlichen Zutaten darüberstreuen und vorsichtig untermischen.

Den Boden von 1 oder 2 Backformen mit den Gemüsestücken bedecken. Etwa 10 Minuten backen, bis sich das Gemüse leicht mit einer Gabel einstechen läßt.

Pro Portion (½ Tasse): 32 Kalorien, 1 g Protein, 6 g Kohlehydrate, 0 g Fett, 93 mg Natrium.

HIRSE MIT KICHERERBSENSOSSE NACH HAUSMACHERART

ergibt ca. 8 Tassen

Wenn Sie von wehmütigen Erinnerungen an Kartoffelpüree geplagt werden, sollten Sie einmal dieses köstliche Hirsegericht mit Kichererbsensoße (siehe S. 271) ausprobieren.

1 Teelöffel des Öls (falls verwendet) in einem großen Topf erhitzen, Knoblauch und ¼ Tasse Wasser hinzufügen und ca. 30 Sekunden kochen lassen.

Die Hirse hinzugeben und erneut 2 Minuten kochen lassen. Dann 2½ Tassen kochendes Wasser unterrühren und Salz hinzufügen. Das Ganze 10 Minuten köcheln lassen.

Den Blumenkohl hinzufügen und alles weitere 15 Minuten im verschlossenen Topf kochen lassen bzw. so lange, bis die Hirse weich und das Wasser vollständig absorbiert ist. (Währenddessen gelegentlich umrühren und auch gegebenenfalls ein wenig Wasser hinzufügen, um ein Ansetzen zu verhindern.)

Zubereitung der Soße: Das restliche Öl (falls verwendet) in einer mittelgroßen Pfanne erhitzen, und die Zwiebel (falls verwendet) sowie ¼ Tasse Wasser hinzufügen. Bei starker Hitze unter häufigem Umrühren ca. 5 Minuten sautieren, bis die gesamte Flüssigkeit verdampft ist. Dann wieder

¼ Tasse Wasser hinzufügen und erneut 5 Minuten sautieren, bis auch diese Flüssigkeit verdampft und die Zwiebel leicht gebräunt ist. Eine weitere Vierteltasse Wasser hinzufügen und die am Boden haftenden Zwiebelstücke ablösen. Anschließend die Zwiebelstücke und die Kochflüssigkeit in einen Mixer geben.

Die Kichererbsen samt ihrer Flüssigkeit, die Sojasoße (falls verwendet), das Geflügelgewürz und ½ Tasse Wasser ebenfalls in den Mixer geben und zu einer glatten Masse pürieren. Die Soße gegebenenfalls mit etwas Wasser verdünnen und wieder in die Pfanne geben. Unter gelegentlichem Umrühren erhitzen, bis sie heiß ist.

Die gekochte Hirse auf Teller verteilen und großzügig mit der Soße übergießen.

Variante: Quinoa läßt sich auf diese Weise ebenfalls sehr schmackhaft zubereiten. Falls Sie dies wollen, brauchen Sie anstelle der Hirse lediglich eine Tasse gründlich gewaschenes Quinoa zu verwenden. Ansonsten können Sie wie oben beschrieben vorgehen, wobei sich die gesamte Kochzeit allerdings um ca. 15 Minuten verringert.

Pro Portion (1 Tasse): 249 Kalorien, 7 g Protein, 47 g Kohlehydrate, 3 g Fett, 351 mg Natrium.

ROTE KARTOFFELN MIT GRÜNKOHL

Ergibt ca. 8 Tassen

4 mittelgroße rote Kartoffeln*
1 mittelgroßer Grünkohl
1 Teel. geröstetes Sesamöl* oder ½ Tasse Wasser
1 mittelgroße Zwiebel, in dünne Scheiben geschnitten*
2 mittelgroße Knoblauchzehen, feingehackt
½ Teel. schwarzer Pfeffer
½ Teel. Paprikapulver*
2 Eßl. Wasser
5 Teel. Sojasoße*

Die Kartoffeln bürsten, in ca. 1 cm große Würfel schneiden und über kochendem Wasser ungefähr 10 Minuten dämpfen bzw. so lange, bis sie sich leicht mit einer Gabel einstechen lassen. Mit kaltem Wasser abschrecken, das Wasser abgießen und den Topf beiseite stellen.

Den Kohl waschen, die harten Stengel entfernen und die Blätter in kleine Stücke zerschneiden oder zerreißen.

Öl oder Wasser in einer großen antihaftbeschichteten Pfanne erhitzen, die Zwiebel (falls verwendet) und den Knoblauch hinzufügen und das Ganze ungefähr 5 Minuten sautieren, bis das Gemüse weich ist.

Kartoffelwürfel, Pfeffer und Paprikapulver (falls verwendet) hinzufügen und erneut ca. 5 Minuten braten lassen, bis die Kartoffeln leicht gebräunt sind. (Wenden Sie dabei das Gemisch hin und wieder vorsichtig mit einem Pfannenheber.)

Den Kohl über die Kartoffelmischung streuen, mit 2 Eßlöffeln Wasser und Soja-soße (falls verwendet) besprenkeln, die Pfanne zudecken und unter gelegentlichem Umwenden etwa 7 Minuten schmoren las-sen, bis der Kohl gar ist.

Pro Portion (1 Tasse): 116 Kalorien, 3 g Protein, 25 g Kohlehydrate, 1 g Fett, 147 mg Natrium.

BROKKOLI MIT KASHA UND SCHWARZE-BOHNEN-SOSSE

ergibt ca. 8 Tassen

Ein Fest für den Gaumen!

1 großer Brokkoli
4 Tassen kochendes Wasser
2 Tassen Kasha (oder Buchweizengrütze, wenn Sie einen milderen Geschmack bevorzugen)
½ Teel. Salz
420 g schwarze Bohnen aus der Dose ohne Flüssigkeit
½ Tasse geröstete rote Paprika*
2 Eßl. Zitronensaft*
2 Eßl. Tahin
½ Teel. Chili-Pulver*
¼ Teel. gemahlener Kumin
¼ Teel. gemahlener Koriander
¼ Tasse frische Korianderblätter, gehackt

Die Stengel vom Brokkoli entfernen, mit einem scharfen Messer schälen und in 1 cm große Stücke schneiden. Die Röschen in mundgerechte Stücke zerteilen. Beiseite stellen.

Kasha, Salz und Wasser in einen großen Topf geben und etwa 10 Minuten köcheln lassen oder so lange, bis die gesamte Flüssig-keit von dem Getreide aufgesogen worden ist.

Während das Kasha kocht, alle verblie-benen Zutaten vermischen und in einem Mixer pürieren.

Kurz bevor alles andere fertig ist, den Brokkoli ca. 5 Minuten über kochendem Wasser dämpfen, bis er hellgrün und weich, aber noch bißfest ist.

Großzügige Portionen Kasha auf die Tel-ler verteilen, den gedämpften Brokkoli dar-aufgeben und mit der Schwarze-Bohnen-Soße übergießen.

Pro Portion (1 Tasse): 133 Kalorien, 6 g Protein, 21 g Kohlehydrate, 2 g Fett, 373 mg Natrium.

ZUCCHINI-HASCHEE AUS DER PFANNE

für 8 Personen

Dieses herzhafte Haschee wird aus fettfreien vegetarischen Hamburgern zubereitet, die in Naturkostläden und auch in manchen Supermärkten verkauft werden.

225 g glutenfreie Nudeln (aus Quinoa, Reis usw.)
½ Tasse Wasser
1 mittelgroße Zwiebel, feingehackt
1½ Tassen in Scheiben geschnittene Pilze

1 mittelgroße Selleriestange, in dünne Scheiben geschnitten
2 mittelgroße Zucchini, gewürfelt
3 vegetarische Hamburger, gehackt*
420 g Kichererbsen aus der Dose einschließlich der Flüssigkeit
½ Teel. Salz

Die Nudeln nach den Angaben auf der Pakkung kochen, das Kochwasser abgießen und die Nudeln abschrecken.

In einer großen Pfanne Wasser zum Kochen bringen, Zwiebeln (falls verwendet) und Knoblauch hinzufügen und bei starker Hitze ca. 3 Minuten sautieren, bis die Zwiebelstücke weich sind. Dann Pilze und Sellerie hinzufügen und unter häufigem Umrühren erneut ca. 5 Minuten sautieren, bis die Pilze leicht gebräunt sind. Wenn das Gemüse am Boden ansetzt, eine kleine Menge Wasser zufügen, die Zucchini und die in Stücke geschnittenen vegetarischen Hamburger (falls verwendet) dazugeben, unter häufigem Umrühren ca. 3 Minuten sautieren, bis die Zucchini weich, aber noch bißfest sind.

Die Kichererbsen mit ihrer Flüssigkeit in einem Mixer pürieren und zusammen mit den Nudeln und dem Salz zu der Gemüsemischung geben. Unter häufigem Umrühren vorsichtig erhitzen, bis alles heiß ist.

Pro Portion: 206 Kalorien, 10 g Protein, 39 g Kohlehydrate, 1 g Fett, 385 mg Natrium.

SPINAT-GERSTE-BOULETTEN

ergibt 10 Stück

Servieren Sie diese weichen Bouletten mit Kichererbsensoße (S. 271) und einem grünen Salat.

2 EßI. Sonnenblumenkerne
1 kleine Zwiebel*
2 mittelgroße Knoblauchzehen
1 kleine Karotte
2 Tassen frische Pilze
300 g Tiefkühlspinat
2 Tassen gekochte Gerste (S. 264)
2 EßI. Tahin
½–1 Teel. Salz
Pflanzenölspray für den Pfannenboden

Die Sonnenblumenkerne in der Küchenmaschine zerkleinern, Zwiebeln (falls verwendet), Knoblauch, Karotten und Pilze hinzufügen. Alles gründlich zerkleinern, anschließend die restlichen Zutaten zufügen und noch einmal 1 Minute mixen bzw. so lange, bis eine glatte Masse entsteht.

Eine große antihaftbeschichtete Pfanne erhitzen und den Boden mit Pflanzenölspray einsprühen. Die sehr weiche Gerstenmischung zu Bouletten formen. Diese auf beiden Seiten bei mittlerer Hitze ca. 3 Minuten backen, bis sie goldbraun sind.

Pro Küchlein: 71 Kalorien, 3 g Protein, 13 g Kohlehydrate, 2 g Fett, 245 mg Natrium.

Vegetarischer falscher Hase

ergibt 10 Scheiben

½ Tasse Kürbiskerne oder Sonnenblumenkerne
1 mittelgroße Zwiebel, geviertelt*
1 mittelgroße Karotte, in 2,5 cm große Stücke geschnitten
1 mittelgroße grüne Paprika, in große Stücke geschnitten*
1 Tasse Pilze, in Scheiben geschnitten
2 Tassen Immerguter brauner Reis (S. 245)
1 Tasse Haferkleie*
2 Eßl. Pfeilwurzelmehl
1 Teel. Agar-Agar-Pulver (nach Wunsch, fungiert als
    Bindemitttel)
1½ Eßl. in einer Steinmühle gemahlene Senfkörner
1 Eßl. Hefeflocken (nach Wunsch)
¼ Teel. getrockneter Thymian
je ⅛ Teel. getrockneter Salbei und Majoran
⅛ Teel. schwarzer Pfeffer
½ Teel. Salz
Pflanzenölspray für den Pfannenboden
Barbecue-Soße oder Ketchup zum Garnieren

Den Ofen auf 180° C vorheizen.

Die Kürbiskerne in einem Mixer zerkleinern, Zwiebel (falls verwendet), Karotte, Paprika und Pilze hinzufügen und so lange mixen, bis alles völlig zerkleinert ist.

Das Gemisch in eine große Schüssel geben, die restlichen Zutaten außer der Barbecue-Soße hinzufügen und alles gut miteinander verrühren. Eine ovale Form (ca. 12 × 22 cm) leicht mit Pflanzenölspray einsprühen, die Mischung hineingeben, in die Form drücken und die Barbecue-Soße darübergießen. 50 Minuten im Ofen backen lassen und vor dem Servieren 10 Minuten stehen lassen.

Variante: Wenn Sie statt eines vegetarischen falschen Hasen vegetarische Frikadellen herstellen wollen, müssen Sie Bouletten von ca. 7 cm Durchmesser und 1 cm Höhe formen und diese in einer großen, mit Pflanzenölspray eingesprühten Pfanne ca. 4 Minuten auf beiden Seiten anbraten bzw. so lange, bis sie leicht gebräunt sind.

Pro Scheibe: 141 Kalorien, 4 g Protein, 20 g Kohlehydrate, 5 g Fett, 141 mg Natrium.

Linsenburger

ergibt 8 Burger von ca. 8 cm ∅

1 kleine Zwiebel, gehackt*
½ Tasse brauner Rundkornreis
½ Tasse Linsen
¾ Teel. Salz
2 Tassen Wasser
1 kleine Karotte
1 mittelgroße Selleriestange
2 Teel. in einer Steinmühle gemahlene Senfkörner
1 Teel. Knoblauchpulver
Pflanzenölspray für die Pfanne

Zwiebel (falls verwendet), Reis, Linsen, Salz und Wasser in einen mittelgroßen Topf geben, zum Köcheln bringen und im geschlossenen Topf etwa 50 Minuten kochen, bis Reis und Linsen gar sind und das gesamte Wasser absorbiert worden ist.

Karotte und Sellerie fein hacken (eine Küchenmaschine erleichtert dies), und das noch warme Linsen-Reis-Gemisch zusammen mit den noch verbliebenen Zutaten dazugeben. Alles gut miteinander verrühren und völlig abkühlen lassen. (Sie können die Bouletten schon formen, wenn die Mischung noch warm ist, doch ist dies im abgekühlten Zustand erheblich leichter.)

Aus der Masse 5–8 cm große Bouletten formen. Eine große, antihaftbeschichtete Pfanne mit Pflanzenölspray einsprühen. Die Bouletten bei mittlerer Hitze auf beiden Seiten je 4 Minuten braten bzw. so lange, bis sie leicht gebräunt sind.

Pro Linsenburger: 85 Kalorien, 3 g Protein, 17 g Kohlehydrate, 0 g Fett, 223 mg Natrium.

KARTOFFELBOOTE

für 4 Personen

Diese Kartoffelboote schmecken so köstlich, daß sie pur gegessen werden können, aber Sie können auch Schwarze Bohnen-Soße (S. 271) oder Kichererbsensoße (S. 271) dazu reichen.

4 mittelgroße mehlig kochende Kartoffeln*
2 mittelgroße Brokkoli (ungefähr 1 Pfund)
1 Eßl. Tahin
1 Eßl. Zitronensaft*

½ Teel. Knoblauchpulver
¼ Teel. Salz
⅛ Teel. schwarzer Pfeffer
Schwarze-Bohnen-Soße oder Schnelle Kichererbsensoße
  (nach Wunsch)

Die Kartoffeln unter Wasser sauberbürsten und anschließend etwa 30 Minuten dünsten, bis sie sich mit einer Gabel leicht einstechen lassen.

Die Brokkoliröschen abschneiden oder abbrechen, die Stengel mit einem scharfen Messer schälen und in ca. 1 cm dicke Scheiben schneiden. Die Gemüsestücke ungefähr 5 Minuten über kochendem Wasser dämpfen, bis sie hellgrün und weich, aber noch bißfest sind. Dann in einem Mixer mit einer Metallklinge fein hacken.

Wenn die Kartoffeln so weit abgekühlt sind, daß man sie anfassen kann, vorsichtig halbieren und so aushöhlen, daß ein ca. 0,5 cm dicker Rand stehen bleibt. Das ausgelöste Innere zusammen mit Tahin, Zitronensaft (falls verwendet), Knoblauch, Salz und Pfeffer im Mixer zu einer glatten Masse pürieren.

Das Püree mit einem großen Löffel in die ausgehöhlten Kartoffelhälften häufen. Schwarze-Bohnen-Soße (falls verwendet) darüber gießen.

Pro Kartoffel: 273 Kalorien, 6 g Protein, 57 g Kohlehydrate, 2 g Fett, 183 mg Natrium.

Tamale-Pastete aus schwarzen Bohnen

ergibt 8 Portionen

¾ Tasse Wasser
1 mittelgroße Zwiebel, gehackt*
2 mittelgroße Knoblauchzehen, feingehackt
1 kleine Paprika, feingewürfelt*
½ Tasse Saft von passierten Tomaten oder Tomatensoße*
ca. 850 g schwarze Bohnen aus der Dose
    einschließlich der Flüssigkeit
110 g grüne Peperoni aus der Dose, gewürfelt*
½ Teel. gemahlener Kumin
½ Tasse Sojamilch oder Reismilch (Wenn Soja bei Ihnen
    Störungen verursacht, sollten Sie Reismilch benutzen)
2 Teel. Essig
1 Eßl. Olivenöl*
1 Tasse Maismehl*
¼ Teel. Salz
½ Teel. Natron

In einer großen Pfanne ½ Tasse des Wassers zum Kochen bringen und Zwiebel (falls verwendet), Knoblauch und Pfeffer (falls verwendet) hinzufügen. Bei starker Hitze – unter häufigem Umrühren – etwa 5 Minuten kochen lassen, bis das gesamte Wasser verdampft ist. Das restliche Wasser hinzufügen und am Pfannenboden haftende Zwiebelstückchen lösen. Tomaten (falls verwendet), Bohnen mit ihrer Flüssigkeit, Peperoni (falls verwendet) und Kumin dazugeben und unter gelegentlichem Umrühren 15 Minuten lang kochen.
Den Ofen auf 180° C vorheizen.

In einer mittelgroßen Schüssel Milch, Essig und Öl (falls verwendet) verrühren. In einer kleinen Schüssel Maismehl, Salz und Natron vermischen, zu der Milchmischung geben. Gründlich verrühren (es entsteht eine ziemlich steife und bröckelige Masse).
Die Bohnenmischung in eine ca. 22 × 22 cm große Backform geben und die Maismehlmischung gleichmäßig darauf verteilen. Etwa 25 Minuten backen lassen, bis der Teig eine Kruste gebildet hat und die Bohnenmischung heiß ist und Blasen wirft.
Pro Portion: 147 Kalorien, 6 g Protein, 25 g Kohlehydrate, 3 g Fett, 256 mg Natrium.

Einfacher Augenbohneneintopf

ergibt 6 Tassen

Dieses leicht zuzubereitende Gericht ist eine reine Gaumenfreude.

1½ Tassen getrocknete Augenbohnen
6 Tassen kaltes Wasser
2 Teel. Olivenöl*
2 mittelgroße Zwiebeln, gehackt*
4 mittelgroße Knoblauchzehen, feingehackt
2 mittelgroße Stangen Sellerie, in Scheiben geschnitten
½ Tasse ungekochter brauner Reis (Rundkorn)
1 mittelgroßer Bund Korianderblätter, gehackt
¼–½ Teel. Chili-Flocken*
4 Tassen Wasser
1 Teel. Salz (oder weniger, je nach Geschmack)
Sesamsalz zum Garnieren (S. 291)

Die Bohnen am Vortag waschen und über Nacht in einer großen Schüssel in 6 Tassen Wasser einweichen lassen.

In einem großen Topf Öl (falls verwendet) erhitzen und Zwiebel (falls verwendet), Knoblauch und Sellerie hinzufügen. Bei starker Hitze unter häufigem Umrühren etwa 3 Minuten sautieren, bis die Zwiebel weich ist. Ein oder zwei Teelöffel Wasser hinzufügen, wenn die Mischung dickflüssig zu werden beginnt.

Die Bohnen abgießen und zusammen mit dem Reis, den Korianderblättern, den Chili-Flocken (falls verwendet) und 4 Tassen Wasser zu den anderen Zutaten in den Topf geben. Im geschlossenen Topf etwa 45 Minuten lang kochen, bis Bohnen und Reis weich sind. Mit einem Teelöffel Salz abschmecken.

Zum Servieren: Den Eintopf in Suppenschalen füllen und mit Sesamsalz bestreuen.

Variante: Mit geschmortem Grün- oder Schnittkohl (S. 250), der am Schluß großzügig über das Bohnengericht verteilt wird, ergibt dieser Eintopf eine vollständige Mahlzeit.

Pro Portion (1 Tasse): 192 Kalorien, 8 g Protein, 34 g Kohlehydrate, 2 g Fett, 374 mg Natrium.

Anmerkung: Wenn Öl bei Ihnen Störungen auslöst, sollten Sie die Zwiebel, den Knoblauch und den Sellerie 5 Minuten lang in $\frac{1}{2}$ Tasse Wasser sautieren.

SCHWARZE-BOHNEN-CHILI FÜR GANZ EILIGE

ergibt 6 Tassen

Dieses Gericht läßt sich sehr gut am Vortag zubereiten, da Chili am zweiten Tag ohnehin besser schmeckt.

½ Tasse Wasser
1 mittelgroße Zwiebel, gehackt*
2 mittelgroße Knoblauchzehen, feingehackt
1 kleine Paprika, fein gewürfelt*
½ Tasse passierte Tomaten oder Tomatensoße*
ca. 850 g schwarze Bohnen aus der Dose einschließlich der Flüssigkeit
110 g Peperoni aus der Dose, gewürfelt *
1 Teel. gemahlener Kumin

Das Wasser in einer großen Pfanne oder in einem großen Topf zum Kochen bringen, Zwiebel (falls verwendet), Knoblauch und Pfeffer (falls verwendet) hinzufügen und bei starker Hitze unter häufigem Umrühren ca. 5 Minuten sautieren, bis die Zwiebel glasig geworden ist. Dann die restlichen Zutaten hinzufügen und unter gelegentlichem Umrühren ca. 15 Minuten köcheln lassen, bis sich die verschiedenen Aromen miteinander verbunden haben.

Pro Portion (1 Tasse): 94 Kalorien, 6 g Protein, 17 g Kohlehydrate, 0 g Fett, 188 mg Natrium.

PFANNENGEGRILLTE PORTOBELLO-PILZE

ergibt 4 Portionen

Servieren Sie zu diesem Gericht braunen Reis mit Wildreis (S. 245) und geschmorten Grün- oder Schnittkohl (S. 250).

4 große Portobello-Pilze, ersatzweise große Champignons
2 Teel. Olivenöl*
2 Eßl. Rotwein*
2 Eßl. Sojasoße*
1 Eßl. Balsamessig
2 mittelgroße Knoblauchzehen, feingehackt

Die Pilze säubern und die Stiele an der Unterseite der Hüte abschneiden. Die restlichen Zutaten in eine große Pfanne geben und vermischen. Erhitzen, bis die Mischung zu brodeln beginnt. Die Pilze mit der Oberseite nach unten hineinlegen und die Temperatur auf mittlere Hitze absenken. Die Pfanne mit einem Deckel schließen und den Inhalt etwa 3 Minuten schmoren lassen, bis die Außenseite der Pilze braun geworden ist. (Wenn die Pfanne trocken wird, 2–3 Eßlöffel Wasser dazugeben.) Die Pilze umdrehen und noch einmal ca. 5 Minuten schmoren, bis sie sich leicht mit einem scharfen Messer einstechen lassen. Noch heiß servieren.

Pro Pilz: 75 Kalorien, 4,5 g Protein, 12 g Kohlehydrate, 1 g Fett, 310 mg Natrium.

SCHNELLE BOHNEN-BURRITOS

ergibt 4 Burritos

Burritos lassen sich schnell zubereiten, und sie sind sehr schmackhaft und ideal zum Mitnehmen, weil man sie sowohl warm als auch kalt essen kann.

4 Weizenmehl-Tortillas (möglichst ohne Fett)*
420 g fettfrei gekochte Pintobohnen aus der Dose, erhitzt
1 Tasse geschnittener Romana-Salat
1 mittelgroße Tomate, in Scheiben geschnitten*
2 mittelgroße Frühlingszwiebeln, in Scheiben geschnitten*
¼ mittelgroße Avocado, in Scheiben geschnitten (nach Wunsch)
½ Tasse Salsa*

Eine Tortilla in einer großen, nicht eingefetteten Pfanne erhitzen, bis sie warm und weich geworden ist. Etwa ½ Tasse Bohnen auf die Mitte der Tortilla häufen und darauf etwas Salat verteilen. Tomaten, Zwiebeln (falls verwendet) und Salsa (falls verwendet) daraufgeben. Das hintere Ende zur Mitte hin einschlagen und die Tortilla um die Füllung rollen. Mit den übrigen Tortillas ebenso verfahren.

Pro Burrito: 234 Kalorien, 10 g Protein, 40 g Kohlehydrate, 3 g Fett, 280 mg Natrium.

Anmerkung: Wenn Sie noch nahrhaftere Burritos zubereiten wollen, können Sie pro Burrito ½ Tasse Immerguten braunen Reis (S. 245) hinzufügen.

Reis und Bohnen mit grünem Gemüse

ergibt 8 Portionen

Wenn Sie gerne einfache Hausmannskost essen, wird Ihnen diese Kombination gewürzter Pinto-Bohnen mit braunem Reis und kurz gedünstetem Grünkohl sicher gut schmecken.

Bohnen
1½ Tassen getrocknete Pinto-Bohnen
6 Tassen kaltes Wasser
4 Tassen Wasser
4 große Knoblauchzehen, feingehackt
1½ Teel. ungemahlener Kumin
   (oder 1 Teel. gemahlener Kumin)
¾ Teel. Salz

Die Bohnen waschen und in einem großen Topf über Nacht in 6 Tassen Wasser einweichen lassen. Am nächsten Morgen das Wasser abgießen und die Bohnen erneut waschen, anschließend in einen großen Topf mit 4 Tassen Wasser geben und Knoblauch und Kumin hinzufügen. Etwa 1 Stunde oder so lange, bis die Bohnen weich sind, köcheln lassen und am Schluß mit Salz abschmecken.

Reis
4 Tassen Wasser
1 Tasse brauner Reis
½ Teel. Salz

Das Wasser in einem großen Topf zum Kochen bringen. Reis und Salz hinzufügen. Den Topf zudecken und den Reis etwa 40 Minuten oder so lange, bis er gar ist, köcheln lassen. Das überschüssige Wasser abgießen.

Gemüse
1 mittelgroßer Bund Grün- oder Schnittkohl
   (6–8 Tassen kleingehackt)
½ Tasse Wasser
2 Teel. Balsamessig
¼ Teel. Salz
2–3 mittelgroße Knoblauchzehen, feingehackt

Den Kohl waschen, die harten Stengel entfernen und die Blätter in ca. 1 cm breite Streifen schneiden. In einem großen Topf Wasser zum Kochen bringen. Essig, Salz und Knoblauch hinzufügen und 1 Minute lang kochen lassen. Das Gemüse hineingeben, den Topf abdecken und bei mittlerer Hitze 3–5 Minuten oder so lange, bis der Kohl gar ist, kochen.

Anrichten: Eine große Portion Reis auf jeden Teller geben und eine Portion Bohnen mit ihrer Kochflüssigkeit darauf verteilen. Den Kohl entweder darauf oder daneben anrichten.

Pro Portion (1½ Tassen): 233 Kalorien, 9 g Protein, 46 g Kohlehydrate, 1 g Fett, 432 mg Natrium.

BROKKOLI-BURRITOS

ergibt 6 Burritos

Der König des Gemüses erfährt in diesem Rezept eine wahrhaft standesgemäße Behandlung!

1 mittelgroßer Brokkoli (ca. 2 Tassen)
420 g Kichererbsen aus der Dose ohne Flüssigkeit
½ Tasse geröstete rote Paprika*
2 EßI. Tahin
3 EßI. Zitronensaft*
6 Weizenmehl-Tortillas
6 EßI. Salsa (oder Menge nach Geschmack)*

Den Brokkoli in mundgerechte Röschen zerteilen. Die Stengel schälen und in ca. 1 cm dicke Scheiben schneiden. Den Brokkoli über kochendem Wasser ungefähr 5 Minuten dämpfen, bis er hellgrün und gar, aber noch bißfest ist.

Die Bohnen zusammen mit den Paprika (falls verwendet), Tahin und Zitronensaft (falls verwendet) in einen Mixer geben und zu einer glatten Masse pürieren.

Eine große Pfanne erhitzen. Ungefähr ¼ Tasse des Bohnenpürees auf eine Tortilla streichen und diese mit dem Belag nach oben in die Pfanne legen. Die Tortilla ca. 2 Minuten lang erhitzen, bis sie warm und weich geworden ist.

Auf die Mittellinie der Tortilla eine Reihe Brokkolistücke legen und diese mit Salsa (falls verwendet) besprenkeln. Dann das

entferntere Ende nach innen klappen und die Tortilla um die Brokkolistücke rollen. Mit den übrigen Tortillas ebenso verfahren.

Pro Burrito: 244 Kalorien, 9 g Protein, 39 g Kohlehydrate, 5 g Fett, 130 mg Natrium.

NORI-ROLLEN

ergibt 3 Rollen

Vegetarische Sushi oder Nori-Rollen leisten ebensogute Dienste als Mahlzeit zu Hause wie auch als Zwischenmahlzeit für unterwegs, weil sie sich problemlos ins Büro oder überallhin mitnehmen lassen.

3 Tassen Wasser
1 Tasse brauner Reis (Rundkorn)
¼ Teel. Salz
¼ Tasse gewürzter Reisessig
4 Blätter Nori-Algen
1 Tasse geriebene Karotte
1 Tasse geriebene Gurke
1 Tasse kleingehackter gebackener Tofu (nach Wunsch)*
¼ mittelgroße Avocado, in dünne Scheiben geschnitten (nach Wunsch)
¼ Tasse (ungefähr) eingelegter Ingwer

Wasser, Reis und Salz in einen großen Topf geben und im geschlossenen Topf ungefähr 1 Stunde köcheln lassen, bis der Reis ganz weich ist und das gesamte Wasser aufgesogen hat. Anschließend abkühlen lassen.

Den Essig unterrühren und erneut beiseite stellen.

Füllen der Rollen: Ein Nori-Algen-Blatt auf eine Sushi-Matte aus Bambus legen. Ungefähr 1 Tasse Reis in einer dünnen, gleichmäßigen Schicht auf dem Nori-Blatt so verteilen, daß ein etwa 2,5 cm breiter Streifen am oberen Rand unbedeckt bleibt.

Jeweils ¼ Tasse Karotten, Gurken und Tofu (falls verwendet) in Form eines Mittelstreifens über die ganze Länge der Reisfläche anordnen. Darauf Avocadostücke und eingelegte Ingwerscheiben legen.

Formen der Rolle: Die Füllung mit den Fingerspitzen festhalten, und gleichzeitig mit dem Daumen den unteren Rand der Matte so anheben, daß der untere Rand des Nori-Blatts den oberen Rand des Reisbelags berührt. Den oberen, nicht mit Reis bedeckten Rand des Nori-Blatts benutzen, um die Rolle zu verschließen. Formen Sie mit beiden Hände vorsichtig die Rolle, und legen Sie sie dann mit dem Saum nach unten hin, damit sie sich fest schließen kann.

Mit einem scharfen, angefeuchteten Messer die Rolle in mundgerechte Stücke schneiden, wobei das Messer nach jedem Schnitt gereinigt werden muß.

Pro Rolle (mit Tofu und Avocado) 318 Kalorien, 13 g Protein, 49 g Kohlehydrate, 7 g Fett, 452 mg Natrium; pro Rolle (ohne Tofu und Avocado) 207 Kalorien, 4 g Protein, 46 g Kohlehydrate, 1 g Fett, 324 mg Natrium.

SCHNELLES GEMÜSE-CURRY

ergibt 4 Portionen

Dieses leckere, farblich sehr ansprechende Curry ist blitzschnell zubereitet. Besonders gut schmeckt es zu braunem Basmati-Reis.

½ Tasse Wasser
1 Eßl. Sojasoße*
1 mittelgroße Zwiebel, gehackt*
3 mittelgroße Knoblauchzehen, feingehackt
2 Tassen in Scheiben geschnittene Pilze
2 mittelgroße Karotten, in diagonale Scheiben geschnitten
2 mittelgroße Selleriestangen, in diagonale Scheiben geschnitten
½ Pfund fester Tofu, in 1 cm große Würfel geschnitten*
1 mittelgroße rote Paprika, in Würfel geschnitten*
2 Tassen Grünkohl, feingehackt
2 Teel. Curry-Pulver
1 Eßl. Erdnußbutter*
1 Eßl. gewürzter Reisessig

In einer großen Pfanne oder Kasserolle Wasser und Sojasoße (falls verwendet) zum Kochen bringen, und Zwiebel (falls verwendet) und Knoblauch hinzufügen. Etwa 5 Minuten unter gelegentlichem Umrühren kochen lassen, bis die Karotten anfangen, weich zu werden.

Dann Tofu, Paprika und Kohl vorsichtig unterrühren. Den Topf schließen und unter gelegentlichem Umrühren ca. 5 Minuten lang kochen, bis der Kohl gar ist.

In einer kleinen Schüssel Erdnußbutter

(falls verwendet) und Essig vermischen und unter die Gemüsemischung rühren.

Pro Portion: 168 Kalorien, 10 g Protein, 22 g Kohlehydrate, 4 g Fett, 292 mg Natrium.

ERDBEERCREME

ergibt ca. 2 Tassen

Diese kalte, dicke Creme ergibt zusammen mit Vollkorn-Zerealien oder Muffins ein köstliches und sättigendes Frühstück. Kaufen Sie für die Zubereitung entweder tiefgekühlte Erdbeeren, oder frieren Sie selbst frische Erdbeeren ein. Wenn Sie Bananen einfrieren wollen, müssen Sie sie schälen, sie in Stücke zerteilen und einen luftdichten Behälter locker damit füllen.

1 Tasse gefrorene Erdbeeren
1 mittelgroße gefrorene Banane, in 2,5 cm lange Stücke geschnitten*
½–1 Tasse Vanille-Reismilch

Alle Zutaten in einen Mixer geben und auf höchster Stufe zu einer glatten Konsistenz vermixen. (Sie müssen den Mixer dabei hin und wieder ausschalten und die noch nicht zerkleinerten Früchte mit einem Spatel in die Mitte schieben, damit wirklich alles gleichmäßig püriert wird.)

Pro Portion (1 Tasse): 105 Kalorien, 1 g Protein, 23 g Kohlehydrate, 1 g Fett, 24 mg Natrium.

BANANENKUCHEN

für 9 Personen

2 Tassen Vollkornweizenmehl für Gebäck*
2 Teel. Natron
½ Teel. Salz
1 Tasse Weizenkeime*
4 reife mittelgroße Bananen, zerdrückt (ca. 2½ Tassen)*
½ Tasse Zucker
¾ Tasse Sojamilch oder Reismilch (falls Soja bei Ihnen Störungen verursacht, sollten Sie Reismilch verwenden)
1 Teel. echtes Vanillepulver
⅓ Tasse Trauben oder Datteln
Pflanzenölspray für die Backform

Den Ofen auf 180° C vorheizen.

In einer mittelgroßen Schüssel Vollkornmehl, Natron, Salz und Weizenkeime vermischen. In einer großen Schüssel die Bananen zerdrücken und zuerst den Zucker, dann Sojamilch und Vanille unterrühren. Anschließend die Mehlmischung zusammen mit den Rosinen hinzufügen und alles gut miteinander verrühren. Eine Backform von ca. 22 × 22 cm Größe mit Pflanzenölspray einsprühen und mit dem Teig auskleiden. Etwa 55 Minuten backen lassen oder so lange, bis Sie mit einem Zahnstocher in die Mitte des Kuchens hineinstechen können, ohne daß Teig daran hängenbleibt.

Pro Portion: 220 Kalorien, 5 g Protein, 47 g Kohlehydrate, 1 g Fett, 301 mg Natrium.

HAFERPLÄTZCHEN

ergibt ca. 12 Plätzchen von 10 cm ∅

⅓ Tasse Reismilch pur oder Vanille-Reismilch
⅓ Tasse Ahornsirup
4 Teel. Apfelcidre-Essig
2 Teel. echtes Vanillepulver
1 Tasse Haferflocken*
1 Tasse Gerstenmehl*
1 Teel. Zimt
1 Teel. Backpulver
¼ Teel. Natron
¼ Teel. Salz
½ Tasse Rosinen, grobgehackt
½ Tasse gehackte Walnüsse*
Pflanzenölspray für das Backblech

Den Backofen auf 180° C vorheizen.

In einer kleinen Schale oder einem Meßbecher Reismilch, Sirup, Essig und Vanille mischen.

In einer großen Schale Haferflocken, Gerstenmehl, Zimt, Backpulver, Natron und Salz mischen. Das Reismilchgemisch sowie die Rosinen und Walnüsse dazugeben und alles noch einmal gründlich miteinander vermischen.

Ein Backblech sparsam mit Pflanzenölspray einsprühen, jeweils gut gehäufte Eßlöffel Teig auf dem Blech verteilen und mit dem Rücken des Eßlöffels leicht abflachen. 15 bis 20 Minuten backen lassen oder so lange, bis die Oberfläche leicht gebräunt ist.

Pro Plätzchen: 240 Kalorien, 5 g Protein, 47 g Kohlenhydrate, 4 g Fett, 354 mg Natrium.

PFIRSICH-TÖRTCHEN

ergibt 6 Portionen

1 Partie Gersten-Scones (S. 261)*
3 mittelgroße frische Pfirsiche oder Nektarinen, in Scheiben
    geschnitten

Die Scones halbieren und mit Pfirsichscheiben belegen.

Pro Portion: 240 Kalorien, 5 g Protein, 47 g Kohlenhydrate, 4 g Fett, 354 mg Natrium.

ERDBEER-TÖRTCHEN

ergibt 6 Portionen

1 Partie Gersten-Scones (S. 261)*
3 Tassen frische Erdbeeren, in Scheiben geschnitten

Die Scones halbieren und mit Erdbeerscheiben belegen.

Pro Portion: 244 Kalorien, 5 g Protein, 44 g Kohlenhydrate, 4 g Fett, 355 mg Natrium.

FRUCHTCREME

für 4 Personen

2 Tassen Boysenbeeren-Apfelsaft oder ähnlichen Saft
300 g fester Seiden-Tofu (Silken Tofu)*
¼ Tasse und 1 EßI. Ahornsirup
1½ Teel. Agar-Agar
1 EßI. Pfeilwurzelmehl
2 EßI. Zitronensaft*
2 EßI. Apfeldicksaft
1½ Teel. echtes Vanillepulver
¼ Teel. Salz

Saft und Tofu in einem Mixer zu einer glatten Masse vermixen. Diese in einen mittelgroßen Topf geben, Sirup, Agar-Agar und
Pfeilwurzelmehl hinzugeben und unter
häufigem Umrühren etwa 5 Minuten köcheln lassen, bis die Flüssigkeit leicht angedickt ist. Dann vom Herd nehmen und die
restlichen Zutaten unterrühren. Die Masse
in vier Dessertschälchen gießen und im
Kühlschrank kalt werden lassen.
*Pro Portion: 179 Kalorien, 5 g Protein, 35 g
Kohlehydrate, 2 g Fett, 175 mg Natrium.*

SOMMERLICHE FRUCHTPASTETE

ergibt 9 Portionen

3 Tassen frische Pfirsiche, in Scheiben geschnitten
   (nach Wunsch ohne Haut)
3 Tassen frische Erdbeeren

¾ Tasse Apfeldicksaft
1 Teel. Pfeilwurzelmehl
¼ Tasse Reismilch pur oder Vanille-Reismilch
2 EßI. Ahornsirup
1 EßI. Sonnenblumen- oder Rapsöl
2 Teel. Essig
1 Tasse und 3 EßI. Gerstenmehl*
¼ Teel. Natron
1 Teel. Backpulver
¼ Teel. Salz
Gerstenmehl zum Bestäuben

Den Backofen auf 180° C vorheizen.

In einem großen Topf Pfirsiche, Erdbeeren, Apfeldicksaft und Pfeilwurzelmehl vermischen und ca. 5 Minuten lang köcheln
lassen, bis die Früchte weich, aber noch
nicht zerfallen sind und die Flüssigkeit
leicht angedickt ist. Die Mischung in eine
ca. 22 × 22 cm große Backform geben.

In einer kleinen Schüssel Reismilch, Sirup, Öl und Essig vermischen und beiseite
stellen.

In einer mittelgroßen Schüssel Gerstenmehl, Natron, Backpulver und Salz vermischen, dann die Reismilchmischung hinzufügen und so lange rühren, bis ein Teigball
entstanden ist. Den Teig auf eine glatte Flä-
che legen, die vorher mit Gerstenmehl be-
stäubt worden ist. Mit den Händen oder
mit einer Teigrolle den Teig zu einer ca. 0,7
cm dicken Teigplatte formen. Die Früchte
mit der Teigplatte abdecken (dies ist am einfachsten, wenn Sie den Teig in mehrere
Stücke zerschneiden). Etwa 30 Minuten

backen lassen oder so lange, bis der Teig fest und hellbraun geworden ist.

Pro Portion: 213 Kalorien, 4 g Protein, 41 g Kohlehydrate, 3 g Fett, 241 mg Natrium.

MAISPUDDING

ergibt 3 Tassen

½ Tasse Maismehl oder Masa-Harina*
2 Tassen Wasser
420 g Mais aus der Dose einschließlich der Flüssigkeit*
⅓ Tasse Ahornsirup
¼ Teel. Salz
¼ Teel. Zimt
¼ Teel. Ingwer

In einem mittelgroßen Topf Maismehl und Wasser zu einer glatten Masse verrühren.

Den Mais mit seiner Flüssigkeit in einem Mixer pürieren. Das Püree zu dem Maismehl geben und beides miteinander verrühren. Zum Köcheln bringen und unter ständigem Umrühren 10 Minuten leicht kochen lassen bzw. so lange, bis die Masse andickt. Dann die restlichen Zutaten unterrühren und den Pudding in Dessertschalen verteilen. Warm oder kalt servieren.

Pro Portion (½ Tasse): 164 Kalorien, 3 g Protein, 36 g Kohlehydrate, 1 g Fett, 104 mg Natrium.

SESAMSALZ

ergibt ½ Tasse

Sesamsalz ist ein köstliches Gewürz, das man auf gekochtes Gemüse, Salate, Suppen und gebackene Kartoffeln streuen kann. Ungeschälter Sesam wird in Naturkostläden, Reformhäusern und in manchen Supermärkten verkauft.

½ Tasse ungeschälter Sesam
½ Teel. Salz

Sesam in einer kleinen trockenen Pfanne bei mittlerer Hitze rösten; ca. 5 Minuten lang ständig umrühren, bis die Samen zu springen anfangen und leicht gebräunt sind. Den Sesam dann in einen Mixer geben, Salz hinzufügen und ca. 30 Sekunden lang zu Pulver vermahlen,

Pro Teelöffel: 54 Kalorien, 1,5 g Protein, 2,5 g Kohlehydrate, 4 g Fett, 134 mg Natrium.

SESAMGEWÜRZ

ergibt ½ Tasse

Durch den Zusatz von Hefeflocken erhält Sesamsalz (siehe das vorige Rezept) einen käseähnlichen Geschmack.   ➤

¼ Tasse Sesamsalz (siehe voriges Rezept)
1 EßI. Hefeflocken

In einer kleinen Schüssel Sesamsalz und
Hefeflocken vermischen; das Gewürz in ei-
nem luftdichten Behälter aufbewahren.
   Pro Eßlöffel: 58 Kalorien, 2 g Protein, 3 g
Kohlehydrate, 4 g Fett, 137 mg Natrium.

Backpulver-Alternativen

Die meisten Backpulverfabrikate werden
aus Maisstärke hergestellt, einige wenige aus
Kartoffelstärke. Im folgenden werden zwei
Rezepte vorgestellt: ein maisstärkefreies
Backpulver und eines, das nicht nur ohne
Maisstärke, sondern auch ohne Kartoffelstärke hergestellt wird. Beide erfüllen ihre
Funktion gleich gut.
   Backpulver muß absolut trocken aufbewahrt werden; deshalb sollten Sie es stets in
einem luftdichten Behälter lagern. Wenn
Sie es schon vor einiger Zeit gekauft haben,
sollten Sie prüfen, ob es immer noch aktiv
ist: Vermischen Sie einen oder zwei Teelöffel
davon mit einer kleinen Menge Wasser.
Wenn es anfängt, kräftig Blasen zu werfen,
können Sie es weiter verwenden.

BACKPULVER OHNE MAISSTÄRKE

ergibt 1 Tasse

½ Tasse Weinsteinpulver
¼ Tasse Natron
¼ Tasse Kartoffelstärke oder Kartoffelmehl

Alle Zutaten in einer kleinen Schüssel mischen und das Gemisch dreimal durchsie-
ben. In einem luftdichten Behälter aufbewahren.
   Pro Teelöffel: 3 Kalorien, 0 g Protein, 1 g
Kohlehydrate, 0 g Fett, 205 mg Natrium.

BACKPULVER OHNE MAIS- UND KARTOFFELSTÄRKE

ergibt ca. 1 Tasse

½ Tasse Weinsteinpulver
¼ Tasse Natron
¼ Tasse Pfeilwurzelmehl

Alle Zutaten in einer kleinen Schüssel vermischen und anschließend dreimal durch-
sieben. In einem luftdichten Behälter aufbewahren.
   Pro Teelöffel: 3 Kalorien, 0 g Protein, 1 g
Kohlehydrate, 0 g Fett, 205 mg Natrium.

Zutaten, die Sie vielleicht noch nicht kennen

Die meisten Zutaten für die Rezepte in diesem Buch sind in vielen Lebensmittelgeschäften erhältlich. Einige weniger bekannte werden nachfolgend näher erläutert.

Agar-Agar Eine Meeresalge, die man zum Andicken und Gelieren verwenden kann, wenn man Gelatine vermeiden will, weil diese ein Abfallprodukt der Tierschlachtung ist. Agar-Agar ist in Naturkostgeschäften und asiatischen Lebensmittelgeschäften erhältlich.

Apfeldicksaft ist ein auf ein Fünftel seines ursprünglichen Volumens konzentrierter Apfelsaft, der als Süßmittel ausgezeichnete Dienste leistet. Er ist in Naturkostgeschäften und Reformhäusern erhältlich.

Backpulver kann Mais- oder Kartoffelstärke enthalten. Dies sollte anhand der Angaben auf dem Etikett überprüft werden. Ein Rezept zur Herstellung von Backpulver, das weder Mais- noch Kartoffelstärke enthält, finden Sie auf Seite 292.

Backpflaumenpüree (auch Backpflaumenbutter genannt) kann bei Backwaren anstelle von Fett (Eiern und einem Teil oder des gesamten Öls) verwendet werden.

Balsamessig (Aceto Balsamico) Ein mild schmeckender Weinessig, der Salatsoßen und Marinaden einen köstlichen Geschmack gibt. In vielen Lebensmittelgeschäften erhältlich.

Basmatireis Ein Langkornreis mit einem speziellen Geschmack, der sowohl pur als auch in Risottos köstlich schmeckt.

Brauner Reis (Naturreis, Vollkornreis) hat einen volleren Geschmack als weißer Reis und enthält mehr Nährstoffe. Langkornreis hat gewöhnlich eine etwas weichere Konsistenz als Rundkornreis.

Buchweizengrütze Nicht geröstete ganze Buchweizenkerne, die beim Kochen schnell gar werden und einen sehr milden Geschmack haben. Kann zum Frühstück ebenso wie als Beilage gegessen werden. Buchweizen hat weder etwas mit Weizen zu tun, noch ist er überhaupt ein echtes Getreide, und er enthält kein Gluten.

Chili-Flocken werden aus zerbröselten getrockneten Chilis hergestellt. Sie sind in Supermärkten in der Abteilung für Gewürze oder für mexikanische Lebensmittel erhältlich.

Fruchtaufstriche (und Fruchtkompotts) ohne Zuckerzusatz werden ausschließlich aus Früchten und Fruchtsaft hergestellt.

Geflügelgewürz ist eine Mischung aus getrocknetem Majoran, Salbei und Thymian und wird in Supermärkten verkauft.

Gerstenmehl Ein Mehl, das bei vielen Arten von Gebäck anstelle von Weizen benutzt werden kann. Enthält Gluten.

Glutenfreie Nudeln werden aus Reis, Mais, Buchweizen, Topinambur oder anderen Getreidearten, die kein Gluten enthalten, hergestellt.

Grüne Peperoni sind als Konserven wie auch frisch erhältlich. Wenn sie frisch sind, sollten Sie die Haut entfernen, indem Sie die Peperoni in einem Ofen oder Grill rösten und dann die Haut abreiben.

Hefeflocken werden speziell zur Gewährleistung einer ausreichenden Versorgung mit wichtigen Nährstoffen wie Proteinen und einigen B-Vitaminen hergestellt. Einige Fabrikate enthalten außerdem auch Vitamin B$_{12}$. Hefeflocken werden in Reformhäusern und Naturkostgeschäften angeboten. Keinesfalls mit Backhefe zu verwechseln!

Italienisches Kräutergewürz ist eine Fertigmischung aus getrockneten typisch italienischen Kräutern.

Jicama oder Yamsbohne ist ein Knollengemüse, das aus Mittel- und Südamerika stammt und heute auch in Asien verbreitet ist. Roh in Salaten gegessen verleiht es diesen eine erfrischende und leicht süße Note.

Karobpulver ähnelt in seinem Aussehen Kakao und wird oft als Schokoladenersatz verwendet, hat aber tatsächlich einen völlig anderen, nichtsdestoweniger reizvollen Geschmack. Karob ist nicht so bitter wie Schokolade und braucht deshalb auch nicht so stark gesüßt zu werden wie letztere.

Kasha ist gerösteter Buchweizen. Durch das Rösten wird der typische Buchweizengeschmack verstärkt.

Kichererbsenmehl hat einen angenehmen,

leicht süßen Geschmack und eignet sich ausgezeichnet zum Backen von Tortillas und flachen Brotsorten. Wird in Naturkostgeschäften verkauft.

Knoblauchgranulat ist die granulierte Form von Knoblauchpulver, wobei die Körner sich in Flüssigkeit wieder auflösen.

Masa harina ist Maismehl, das mit Kalk und Wasser behandelt wird, um den Geschmack zu verstärken und den Kalziumgehalt zu erhöhen. Wird gewöhnlich zur Herstellung von Mais-Tortillas verwendet.

Mochi ist ein japanisches Produkt aus süßem Vollkornreis, das als Nachtisch sehr beliebt ist und in manchen Naturkostgeschäften verkauft wird.

Nori-Algen werden – zu dünnen Blättern gepreßt – zum Einwickeln von Sushis benutzt. In Naturkostläden und Geschäften für asiatische Lebensmittel erhältlich.

Pfeilwurzelmehl (Arrowroot) Ein natürliches Bindemittel, das wie Maisstärke aussieht und in vielen Fällen auch an deren Stelle benutzt werden kann. In Naturkostgeschäften erhältlich.

Pflanzenölspray ist cholesterinfreies Rapsöl (Canola-Öl) in einer Spraydose, wodurch sparsamste Dosierung ermöglicht wird. In Geschäften für amerikanische Lebensmittel erhältlich (gesehen in der «American Food»-Abteilung bei Karstadt).

Quinoa sieht aus wie ein Getreide und wird auch so zubereitet, gehört aber tatsächlich zur Familie der Rübengewächse. Aufgrund seiner leichten, lockeren Konsistenz eignet sich Quinoa ausgezeichnet zur Verwendung als Beilage oder in Salaten.

Reisbrot Hefebrot, das aus Reismehl hergestellt wird. Wird in manchen Naturkostgeschäften verkauft. Schauen Sie sich unbedingt auf dem Etikett an, welche Zutaten verwendet worden sind.

Reisessig, gewürzt Milder Essig, der mit Zucker und Salz gewürzt ist. Eignet sich hervorragend für Salatsoßen und als Würzmittel für gekochtes Gemüse. Ist in Geschäften für asiatische Lebensmittel zu finden.

Reismilch ist ein Getränk, das aus teilfermentiertem Reis hergestellt wird. Kann zu Frühstückszerealien und in den meisten Rezepten anstelle von Milch verwendet werden. Reismilch ist auch in verschiedenen Geschmacksvarianten erhältlich, beispielsweise mit Vanille- und Schokoladengeschmack. Manchen Produkten dieser Art wird außerdem Kalzium und Vitamin D zugesetzt. Reismilch gibt es in Reformhäusern und Naturkostgeschäften.

Rote Paprika, geröstet, geben vielen Gerichten Würze und Farbe. Sie können die Paprika entweder selbst im Ofen rösten, sie aber manchmal auch in der Würzmittelabteilung von Geschäften in der Nähe des in Essig eingelegten Gemüses finden.

Salatmischung Eine gebrauchsfertige Mischung von Salat, Spinat und anderen Salatzutaten gibt es in manchen Supermärkten zu kaufen, was eine enorme Arbeitsersparnis sein kann.

Seiden-Tofu (Silken Tofu) ist ein weicher, delikater Tofu, der sich besonders zur Zubereitung von Soßen, Cremesuppen und Dips eignet. Er wird oft in einer speziellen Verpackung verkauft, wodurch er bis zu einem Jahr haltbar ist. Ist in Geschäften für asiatische Lebensmittel erhältlich.

Sojasoße wird aus Sojabohnen, Salz, Wasser und manchmal Weizen hergestellt. Wird zum Salzen und Würzen von Speisen verwendet. *Tamari*, eine natürlich fermentierte Variante, wird in Naturkostgeschäften verkauft und gewöhnlich ohne Weizen hergestellt – was aber sicherheitshalber stets anhand des Etiketts überprüft werden sollte. In Supermärkten verkaufte Sojasoßen enthalten oft Karamelfarbstoff, der aus Mais gewonnen wird, und sie können sogar Maissirup enthalten. Es gibt auch Sojasoßen mit einem geringeren Salzgehalt als üblich. Vergleichen Sie die Etiketten verschiedener Produkte miteinander, um herauszufinden, welches am wenigsten Salz enthält.

Tahin ist ein Mus aus Sesamsaat, das in der Küche des mittleren Ostens häufig verwendet wird. Tahin wird sowohl aus unbehandelten als auch aus gerösteten Sesamsaaten hergestellt, wobei die geröstete Variante einen etwas nussigeren Geschmack hat.

Tamari ist eine natürlich fermentierte und gewöhnlich weizenfreie Sojasoße. Überprüfen Sie auf dem Etikett, ob eine bestimmte Marke tatsächlich weizenfrei ist.

Tofu wird aus Sojabohnen hergestellt und aufgrund seines hohen Eiweißgehalts in der vegetarischen Ernährung als Fleischersatz verwendet.

Vegetarische Hamburger sind manchmal fettfrei und haben in manchen Fällen einen an Fleisch erinnernden Geschmack sowie auch eine fleischähnliche Konsistenz. Sie sind in Reformhäusern und manchmal auch in Naturkostgeschäften erhältlich und werden dort gewöhnlich in einer Kühltruhe aufbewahrt.

Vollkornweizenmehl für Gebäck wird aus dem weicheren Frühlingsweizen hergestellt. Enthält Weizenkleie und Weizenkeime und gibt dem Gebäck eine luftigere Konsistenz als das normale Vollkornweizenmehl. Ist in Naturkostgeschäften erhältlich.

Die richtigen Maßeinheiten

Umrechnungstabelle

Umrechnung traditioneller angelsächsischer Maß-einheiten in metrische Maßeinheiten

Amerikanische Köche benutzen als Standardmeßbecher die 8 Flüssigunzen enthaltende «Tasse» (*Cup*) und einen Eßlöffel, von dem genau 15 Stück den Inhalt einer «Tasse» ergeben. Die Messung nach Tassen macht es sehr schwierig, Gewichtsäquivalente anzugeben, da eine Tasse Butter ein erheblich höheres Gewicht hat als eine Tasse Mehl. Die leichteste Art, in Rezepten mit dem Maß der Tasse umzugehen, besteht darin, sich am Volumen statt am Gewicht zu orientieren. Somit ergibt sich die folgende Gleichung:

1 Tasse = 240 ml = 8 Flüssigunzen
½ Tasse = 120 ml = 4 Flüssigunzen

Mittlerweile gibt es auch in deutschsprachigen Ländern amerikanische Cup-Meß-becher zu kaufen.

Hohlmaße

Flüssigunzen	USA	GB	Milliliter
	1 Teel.	1 Teel.	5
¼	2 Teel.	1 Dessertlöffel	10
½	1 Eßl.	1 Eßl.	14
1	2 Eßl.	2 Eßl.	28
2	¼ Tasse (Cup)	4 Eßl.	56
4	½ Tasse		110
5		¼ Pint oder 1 Gill	140
6	¾ Tasse		170
8	1 Tasse		225
9			250, ¼ Liter
10	1¼ Tasse	½ Pint	280
12	1½ Tasse		340
15		¾ Pint	420
16	2 Tassen		450
18	2¼ Tassen		500, ½ Liter
20	2½ Tassen	1 Pint	560
24	3 Tassen oder 1½ Pints		675
25		1¼ Pints	700
27	3½ Tassen		750, ¾ Liter
30	3¾ Tassen	1½ Pints	840
32	4 Tassen oder 2 Pints oder 1 Quart		900
35		1¾ Pints	980
36	4½ Tassen		1000, 1 Liter
40	5 Tassen	2 Pints oder 1 Quart	1120

Gewichte

| USA und Großbritannien | | | metrisch |
Unzen	Pfund	Gramm	Kilogramm
1		28	
2		56	
3 ½		100	
4	¼	112	
5		140	
6		168	
8	½	225	
9		250	¼
12	¾	340	
16	1	450	

Äquivalente für die Backofen-Temperatur

° Fahrenheit	° Celsius	Gasofeneinstellung	Beschreibung
225	110	¼	
250	130	½	
275	140	1	sehr niedrig
300	150	2	
325	170	3	niedrig
350	180	4	mäßig
375	190	5	
400	200	6	mittlere Hitze
425	220	7	
450	230	8	heiß
475	240	9	sehr heiß
500	250	10	starke Hitze

Jedes Bratgericht kann auch im Grill des Backofens zubereitet werden, allerdings nicht mit Hochtemperaturgrills.

Dank

Ich schulde vielen Menschen, die dieses Buch ermöglicht haben, Dank.

Patti Breitmans klare Vision, ihre unermüdliche Unterstützung und ihre große Begabung als Literaturagentin hat das Projekt vom Entwurfsstadium bis zum erfolgreichen Abschluß verständnisvoll und sachkundig begleitet.

Peter Guzzardis Fähigkeiten als Herausgeber und die für ihn typische einzigartige Kombination von Enthusiasmus und Objektivität hat mir das Schreiben zu einem wahren Vergnügen gemacht.

Jennifer Raymond hat wundervolle Menüs und Rezepte beigesteuert und den Teilnehmern unserer Forschungsprojekte außerdem ihre Fähigkeiten als Kochlehrerin zur Verfügung gestellt, wodurch das Leben vieler dieser Menschen entscheidend verändert wurde.

Auch Dr. Andrew Nicholson, dem Leiter der Forschungsprojekte des Ärztekomitees für verantwortliche Medizin, das eine neue und wesentlich verbesserte diätetische Behandlung von Diabetes entwickelt hat, möchte ich für seine Unterstützung danken.

Dr. Anthony Scialli von der Abteilung für Geburtshilfe und Gynäkologie des Medizinischen Ausbildungsinstituts an der Georgetown University hat uns bei der Anwendung unserer Forschungsergebnisse auf Menstruationsschmerzen seine Fachkenntnisse zur Verfügung gestellt.

Dr. Gabe Mirkin, Diana Rich und Pat Mill haben es uns großzügig gestattet, für unsere Untersuchungen ihre hervorragenden ernährungswissenschaftlichen Ausbildungseinrichtungen zu nutzen.

Dr. Donna Hurlock, Lisa Talev, Miyun Park, Neva Davis, Kathy Savory, Steven Ragland und Cathy DeLuca haben lange Abende geopfert, um unsere Forschungsbemühungen sachkundig zu begleiten, und Tony Perfetto und Quest Diagnostics haben uns geholfen, die Schwierigkeiten wissenschaftlicher Arbeit zu meistern.

Alle Teilnehmer unserer Forschungsprojekte haben ungeheuer viel Zeit und Mühe darauf verwandt, sich Untersuchungen, wissenschaftlichen Interviews und Labortests zu unterziehen, und dadurch die Durchführung unserer Studien erst ermöglicht.

Dr. David Perlmutter, ein weiser und erfahrener Arzt, hat uns viele hilfreiche Erkenntnisse über die Möglichkeiten der diätetischen Behandlung von Migräne zur Verfügung gestellt.

Dr. Richard Wurtman vom Massachusetts Institute of Technology; Dr. Robert Zurier von der rheumatologischen Abteilung des Medizinischen Zentrums der University of Massachusetts; David Eisenberg von *Health from the Sun*, einem in Sunapee, New Hampshire, ansässigen Hersteller von Nahrungsergänzungsstoffen; Dr. C. Peter N. Watson und Dr. med. Dr. phil. Eduardo Siguel haben großzügig meine zahlreichen Fragen über Details von Untersuchungsergebnissen beantwortet.

Ellen Moore, Bruce Burdick und Claire Musickant haben mir freundlicherweise gestattet, in diesem Buch ihre persönlichen Erfahrungen zu veröffentlichen, um anderen Menschen Mut zu machen, sich ebenfalls mit dem enormen Einfluß der Ernährung auf die Gesundheit zu beschäftigen.

Dean Buchanan, ein Apotheker aus Bethesda, Maryland, hat uns sein unschätzbares Wissen über die erstaunliche Effektivität einer Behandlung mit pflanzlichen Mitteln zur Verfügung gestellt.

Rezeptregister